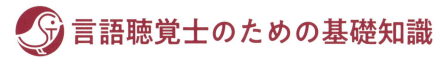

言語聴覚士のための基礎知識

小児科学・発達障害学 第3版

編集
宮尾益知　医療法人社団益友会・理事長／どんぐり発達クリニック・院長
小沢　浩　島田療育センターはちおうじ・所長

執筆〔執筆順〕

宮尾益知	医療法人社団益友会・理事長／どんぐり発達クリニック・院長	真部　淳	北海道大学大学院医学研究院小児科学教室・教授
麻生誠二郎	麻生小児科医院・副院長	仲本なつ恵	目白大学保健医療学部作業療法学科・教授
平澤恭子	東京女子医科大学小児科・臨床教授	米山　明	心身障害児総合医療療育センター外来療育部・部長
伊藤裕司	国立成育医療研究センター周産期・母性診療センター・副センター長／新生児科・診療部長	安藤亜希	心身障害児総合医療療育センター小児科・小児精神科
高田展行	千葉市立海浜病院小児科・部長	木村育美	心身障害児総合医療療育センター小児科・小児精神科
余谷暢之	国立成育医療研究センター総合診療部緩和ケア科・診療部長	濱口　弘	東京都立東大和療育センター・副院長
庄司健介	国立成育医療研究センター小児内科系専門診療部感染症科・医長	森　優子	前 健康科学大学・教授
前川貴伸	国立成育医療研究センター総合診療部総合診療科・診療部長	佐藤裕子	国立成育医療研究センターリハビリテーション科・言語聴覚療法主任
内木康博	国立成育医療研究センター小児内科系専門診療部内分泌・代謝科・医長	田附松代	どんぐり発達クリニック
今井庸子	日赤医療センター附属乳児院・施設長	小沢　浩	島田療育センターはちおうじ・所長
日比由美子	日比クリニック	千村　浩	代宮山やまびこクリニック・院長
服部元史	東京女子医科大学医学部腎臓小児科・教授		

医学書院

言語聴覚士のための基礎知識　小児科学・発達障害学			
発　行	2004年 4月 1日	第1版第1刷	
	2008年 1月 6日	第1版第4刷	
	2009年 9月 1日	第2版第1刷	
	2019年 1月 1日	第2版第9刷	
	2019年10月 1日	第3版第1刷©	
	2023年12月 1日	第3版第5刷	
編　集	宮尾益知・小沢　浩		
発行者	株式会社　医学書院		
	代表取締役　金原　俊		
	〒113-8719　東京都文京区本郷1-28-23		
	電話　03-3817-5600(社内案内)		
印刷・製本	双文社印刷		

本書の複製権・翻訳権・上映権・譲渡権・貸与権・公衆送信権(送信可能化権を含む)は株式会社医学書院が保有します．

ISBN978-4-260-03815-7

本書を無断で複製する行為(複写，スキャン，デジタルデータ化など)は，「私的使用のための複製」など著作権法上の限られた例外を除き禁じられています．大学，病院，診療所，企業などにおいて，業務上使用する目的(診療，研究活動を含む)で上記の行為を行うことは，その使用範囲が内部的であっても，私的使用には該当せず，違法です．また私的使用に該当する場合であっても，代行業者等の第三者に依頼して上記の行為を行うことは違法となります．

JCOPY 〈出版者著作権管理機構　委託出版物〉
本書の無断複製は著作権法上での例外を除き禁じられています．複製される場合は，そのつど事前に，出版者著作権管理機構(電話 03-5244-5088, FAX 03-5244-5089, info@jcopy.or.jp)の許諾を得てください．

第3版
序にかえて

　まず，この時点で第3版をお届けできることを何よりの喜びとしてご報告します．

　幸いにも初版と第2版は新しい形での言語聴覚士に対する小児科教科書として，またレベルの高い教科書としてみなさまに好評裏に迎えていただいてきたことを，喜びとしておりました．第3版の企画は数年前より出ていましたが，時代の変化に則した内容にと考えたことから内容と執筆者の大幅な変更となり，第2版を刊行してから本第3版の出版までに10年の年月が経ってしまいました．誠に申し訳ないことと思っています．

　初版を企画した当時は，本書の対象読者である言語聴覚士が正式な国家資格として認められた1997年，さらに国家試験が始まった1998年から間もない頃でありました．ちょうどこの頃は，子どもの成長・発達，すなわち身体からこころの問題に注目が集まるようになり，こころの問題も，愛着に重きを置いた考え方から「発達障害」を基盤として，認知障害の立場から子どもの行動を考えるようになった時期でもありました．すなわち，社会生活などに適応しにくい子どもたちは，愛着障害の結果の不安によるという考え方から，認知のゆがみによると考えられるように認識が変わりました．こうして「発達障害」の概念は，医学から教育に，そして社会へと広がっていきました．そして，子どものサポートシステムの見直しがされていきました．

　第2版では，言語聴覚士の存在が小児科領域において必要不可欠であると認識され始めた時期でした．子どもが社会で健全に生きていくためにはコミュニケーション，言語が必要不可欠であり，言語リハビリテーションで改善しうるとの認識も広がっていきました．そのため，身体的な疾患が主であっても言語聴覚士の必要性が増してきました．身体疾患のある小児に対してもより理解ができることをめざし，最新の知識を加えていきました．発達障害児学についても，初版の記述に最新の知見を付加しました．

第3版を発行する現在は，小児が社会的存在としてますます認識されるようになり，小児期における疾患が成人にまで継続する認識の高まりとともに，将来を見通した治療を行わなければならなくなってきています．身体疾患についても最新の知識を加えました．発達障害に関しても，2013年の障害者総合支援法の改正，障害者差別解消法の制定，障害者雇用促進法の改正など，重要な法案が通過しました．私たちは，これからの未来をになう子どもたちにどのような支援を，今行わなければならないのかという課題と，またきちんと考えることのできる言語聴覚士を育てるという意図を，幸いにして執筆者同士が共有することができ，初版，第2版以上に良い本とすることができました．

　読者の方々は，子どもに対する熱い思いと最新の知識を，との思いから始まった本書を熟読し，巣立たれたときに自分を変えてくれた存在として思い出していただければ幸いです．

　　　2019年9月吉日

宮尾 益知

小沢 　浩

初版 序にかえて

　平成9年，言語聴覚士が国家認定の職域として法制化され，翌10年に初回の国家試験が行われ，新しく言語聴覚士が誕生した．

　私自身は，卒後，大学病院にて小児科学，小児神経学の研鑽を行い，その後療育に興味を持ち昭和53年から整肢療護園(心身障害総合医療療育センター)に勤務した．そのときの，子どもを総合的に多職種が診ていくという経験が，とても新鮮に感じられた．このとき以降，小児疾患，特に神経疾患は，長期間にわたって多職種の専門家(理学療法士，作業療法士，言語聴覚士など)が，お互いにかかわりを持ちながら診ていくべきであるという認識に変わった．これからは小児科医，小児神経科医，リハビリテーション認定医が，指導しながら療育を行うのではなく，理学療法士，作業療法士，そして言語聴覚士と同じ土俵で，同じ言語で疾患を持った子どもの幸福のために協力していくという時代である．特に言語聴覚士は，これからの時代，大変に重要な職種である．すなわち，摂食・嚥下障害，難聴，失語症，吃音に加え，発達障害としての注意欠陥／多動性障害，学習障害，広汎性発達障害など多様な疾患に対応していかなければいけないため，多くの知識と各疾患ごとの具体的な治療に精通していることが求められている．

　最近さまざまな分野で問題化し，早急な対応が求められる子どもの行動やこころの問題，特に軽度発達障害を認知の障害として捉えながらアプローチしていくという素養を持っている言語聴覚士の存在は，世間からも大いに期待されているところである．以上の点から，この本は，旧来の小児科学の延長としての観点にとどまらず，脳科学から見た子どもの行動とこころを理解し，具体的な治療が行える言語聴覚士の養成を目指して編集した．しかし，まだまだ子どもの疾患，特に行動やこころの問題は十分に解明されているわけではない．わかりにくい点，不十分な点は編者の責任であり，お許しいただきたいところである．

これから新しく育たれる言語聴覚士の方に，そしてさまざまな疾患を持つ子どものために．

2004 年 3 月

編集代表
宮尾 益知

目　次

第1章　小児科学 …… 1

1 小児科学とは……（宮尾益知）　2

2 小児の発達・成長……（麻生誠二郎）　3
Ⓐ 小児の発達　3
1. 発達の概念　3
2. 健常（正常）発達　5
3. 発達評価　12
Ⓑ 小児の成長　16

3 小児保健……（麻生誠二郎）　16
Ⓐ 育児　17
1. 食事・栄養　17
2. 睡眠　17
3. 入浴　18
4. 室内環境　18
5. 抱っことおんぶ　18
6. 遊び　18
Ⓑ 乳幼児健診　19
Ⓒ 事故　19
Ⓓ 予防接種　22
Ⓔ 児童虐待　24

4 小児疾患の診断法……（麻生誠二郎）　25
Ⓐ 小児疾患の診断法　25

Ⓑ 問診（病歴聴取）　26
1. 主訴　26
2. 現病歴　26
3. 既往歴　27
4. 家族歴　27
Ⓒ 診察法　27
1. 全身状態の診察　27
2. 局所の診察　27
Ⓓ 臨床検査　28
1. 検体検査　29
2. 生理機能検査　29
3. 画像検査　29
Ⓔ 主要症状による鑑別診断　29
1. 発熱　29
2. 腹痛，嘔吐，下痢，血便　29
3. 咳，鼻汁，喘鳴　29
4. けいれん　30

5 遺伝疾患と先天異常……（平澤恭子）　31
Ⓐ 遺伝疾患の分類と頻度　31
1. 単一遺伝子病　31
2. 染色体異常症　33
3. 隣接遺伝子症候群　33
4. 多因子遺伝病　33

Ⓑ 主な染色体異常症 ………………… 34
1. 常染色体異常症 ………………… 34
2. 性染色体異常症 ………………… 35
Ⓒ 先天奇形 ……………………………… 35
1. 先天異常とその発生 …………… 35
2. 形態異常の分類 ………………… 36
3. 小奇形の臨床的意義 …………… 36
4. 主な奇形症候群 ………………… 37
Ⓓ 先天代謝異常 ………………………… 39
1. アミノ酸代謝異常症 …………… 40
2. 有機酸代謝異常 ………………… 41
3. 脂質代謝異常 …………………… 41
4. ミトコンドリア病 ……………… 41
5. 糖質代謝異常 …………………… 42
6. ライソゾーム病 ………………… 43
7. ペルオキシゾーム病 …………… 44
8. 金属代謝異常症 ………………… 45
9. プリンピリミジン代謝異常 …… 45

6 新生児疾患 ………………（伊藤裕司） 46
Ⓐ 新生児とは，周産期とは …………… 46
Ⓑ 新生児の分類と用語 ………………… 46
Ⓒ ハイリスク新生児 …………………… 49
Ⓓ 新生児の生理と適応 ………………… 49
1. 胎児期・新生児期の感覚系の発達 …… 50
Ⓔ 低出生体重児，早産児 ……………… 51
1. 早産児にみられる問題点 ……… 51
2. 低血糖 …………………………… 52
3. 未熟児貧血 ……………………… 52
4. 未熟児骨減少症（未熟児くる病）… 52
5. 未熟児網膜症 …………………… 52
Ⓕ 新生児仮死 …………………………… 53
Ⓖ 中枢神経系の障害 …………………… 54
1. 低酸素性虚血性脳症（HIE）…… 54
2. 脳室周囲白質軟化症（PVL）…… 56
3. 脳室内出血 ……………………… 57
4. くも膜下出血と硬膜下血腫 …… 58
5. 核黄疸 …………………………… 58
Ⓗ 呼吸器疾患 …………………………… 59
1. 呼吸窮迫症候群 ………………… 59
2. 新生児一過性多呼吸 …………… 59
3. 無呼吸発作 ……………………… 59
Ⓘ 循環器疾患 …………………………… 60
1. 動脈管開存症（PDA）…………… 60
Ⓙ 新生児感染症 ………………………… 60
1. TORCH 症候群 ………………… 60
2. 垂直感染 ………………………… 61
3. 水平感染 ………………………… 61

7 神経・骨・筋肉疾患 ………（平澤恭子） 62
Ⓐ 神経系 ………………………………… 62
1. 神経皮膚症候群 ………………… 62
2. 中枢神経系の奇形 ……………… 63
3. けいれん疾患 …………………… 65
4. 血管障害 ………………………… 68
5. 変性疾患 ………………………… 69
6. 小脳性疾患 ……………………… 70
7. 脊髄性疾患 ……………………… 70
8. 末梢神経疾患 …………………… 70
9. 感染症 …………………………… 71
10. 小児の脳腫瘍 …………………… 72
11. 頭痛 ……………………………… 72
Ⓑ 骨・運動器 …………………………… 72
末梢神経と筋肉系 …………………… 72
1. フロッピーインファント ……… 72
2. 炎症 ……………………………… 73
3. 筋ジストロフィー ……………… 74
4. 先天性ミオパチー ……………… 75
5. 重症筋無力症 …………………… 75
6. ミトコンドリア脳筋症 ………… 75
骨系統疾患 …………………………… 76
1. 骨形成不全症 …………………… 76
2. 軟骨形成不全症 ………………… 76
3. エーラス-ダンロス（Ehlers-Danlos）症候群 …………………… 76
4. 先天性多発性関節拘縮症 ……… 76
5. 骨髄炎 …………………………… 76
6. くる病 …………………………… 77

8 循環器疾患 ……………………（高田展行） 77
Ⓐ 正常な血行動態・心構造 …………………… 77
Ⓑ 循環器疾患に伴う症状 ……………………… 78
1. 心不全に伴う諸症状 ………………………… 78
2. チアノーゼ …………………………………… 78
3. ショック ……………………………………… 78
Ⓒ 循環器疾患を診断するための検査 ………… 79
1. 心電図 ………………………………………… 79
2. 胸部X線写真 ………………………………… 80
3. 心臓超音波検査 ……………………………… 80
4. 心臓カテーテル検査 ………………………… 82
5. CT, MRI ……………………………………… 82
Ⓓ 先天性心疾患 ………………………………… 82
1. 心室中隔欠損 ………………………………… 82
2. 心房中隔欠損 ………………………………… 83
3. 動脈管開存 …………………………………… 84
4. ファロー（Fallot）四徴症 …………………… 85
5. そのほかの心奇形 …………………………… 85
Ⓔ 後天性心疾患 ………………………………… 85
1. 川崎病 ………………………………………… 85
2. 心筋炎 ………………………………………… 87
3. 心筋症 ………………………………………… 87
4. 弁膜症 ………………………………………… 87
Ⓕ 不整脈 ………………………………………… 87

9 呼吸器疾患 ……………………（余谷暢之） 88
Ⓐ 小児呼吸器の病態生理学的特徴 …………… 88
1. 容量が小さい ………………………………… 88
2. 未熟性 ………………………………………… 88
3. 構造の違い …………………………………… 88
Ⓑ 解剖別の呼吸器疾患 ………………………… 89
1. 鼻腔・副鼻腔 ………………………………… 89
2. 咽頭 …………………………………………… 89
3. 喉頭 …………………………………………… 90
4. 気管・気管支 ………………………………… 92
5. 肺胞 …………………………………………… 93

10 感染症 …………………………（庄司健介） 95
Ⓐ はじめに ……………………………………… 95
Ⓑ 感染経路別対策 ……………………………… 95
1. 空気感染対策 ………………………………… 95
2. 飛沫感染対策 ………………………………… 96
3. 接触感染対策 ………………………………… 96
4. 標準予防策 …………………………………… 96
Ⓒ 学校感染症 …………………………………… 97
Ⓓ 予防接種 ……………………………………… 97
Ⓔ 疾患各論 ……………………………………… 97
1. 先天性感染症 ………………………………… 100
2. 中枢神経感染症 ……………………………… 100
3. その他の重要な感染症 ……………………… 101

11 消化器疾患 ……………………（前川貴伸） 101
Ⓐ 消化器の正常な機能 ………………………… 102
1. 口腔 …………………………………………… 102
2. 食道 …………………………………………… 102
3. 胃 ……………………………………………… 102
4. 十二指腸・小腸・大腸 ……………………… 103
5. 摂食・嚥下機能 ……………………………… 103
6. 排便 …………………………………………… 103
Ⓑ 消化器疾患の主要な症候 …………………… 104
1. 腹痛 …………………………………………… 104
2. 嘔吐 …………………………………………… 104
3. 下痢・血便 …………………………………… 105
Ⓒ 消化器疾患 …………………………………… 105
1. 口腔疾患 ……………………………………… 105
2. 食道疾患 ……………………………………… 106
3. 胃・腸疾患 …………………………………… 108
4. 肝胆膵疾患 …………………………………… 113

12 内分泌・代謝疾患 ……………（内木康博） 115
Ⓐ 内分泌疾患 …………………………………… 115
1. 下垂体疾患 …………………………………… 116
2. 甲状腺・副甲状腺疾患 ……………………… 117
3. 副腎疾患 ……………………………………… 118
4. 性腺疾患 ……………………………………… 118

Ⓑ 代謝性疾患 …………………………… 118
1. 糖代謝異常 ………………………… 118
2. 骨代謝異常 ………………………… 119
3. 先天代謝異常 ……………………… 121

13 免疫・アレルギー疾患・膠原病
………………………………（今井庸子）121

Ⓐ 免疫疾患 ……………………………… 121
1. 免疫 ………………………………… 121
2. 免疫グロブリン …………………… 122
3. 免疫学的検査 ……………………… 122
4. 先天性免疫不全症各論 …………… 123

Ⓑ アレルギー総論 ……………………… 123
1. アレルギーの定義 ………………… 123
2. クームス（Coombs）によるアレルギーの分類 ……………………………… 124
3. ヘルパーT細胞の働き …………… 124

Ⓒ アレルギーの診断 …………………… 124
1. *in vitro* test ……………………… 125
2. *in vivo* test ……………………… 125

Ⓓ アレルギー性疾患各論 ……………… 125
1. 気管支喘息 ………………………… 125
2. アレルギー性鼻炎 ………………… 126
3. アトピー性皮膚炎 ………………… 126
4. 食物アレルギー …………………… 126

Ⓔ 膠原病・自己免疫疾患 ……………… 127
1. 自己免疫疾患 ……………………… 127
2. 臓器特異的自己免疫疾患 ………… 127
3. 全身性自己免疫疾患（膠原病）…… 127

14 腎・泌尿器・生殖器疾患
……………………（日比由美子・服部元史）129

Ⓐ 基本的知識 …………………………… 129
1. 腎・泌尿器の役割 ………………… 129
2. 腎の構造 …………………………… 129
3. 尿を作るしくみ …………………… 130
4. ホルモンの産生と分泌 …………… 131
5. 排尿のしくみ ……………………… 131
6. 生殖器の構造 ……………………… 132

Ⓑ 症候 …………………………………… 132
1. 蛋白尿 ……………………………… 132
2. 血尿 ………………………………… 133
3. 白血球尿（膿尿），細菌尿 ………… 133
4. 尿糖 ………………………………… 133
5. 尿量の異常 ………………………… 133
6. 排尿障害 …………………………… 133
7. 浮腫 ………………………………… 134
8. 高血圧 ……………………………… 134

Ⓒ 検査 …………………………………… 134
1. 尿検査 ……………………………… 134
2. 腎機能検査 ………………………… 135
3. 超音波検査 ………………………… 135
4. X線検査 …………………………… 135
5. 核医学検査 ………………………… 135
6. 腎生検 ……………………………… 135
7. 膀胱鏡 ……………………………… 136

Ⓓ 糸球体疾患 …………………………… 136
1. 急性腎炎症候群 …………………… 136
2. 急速進行性腎炎症候群 …………… 137
3. 無症候性蛋白尿・血尿 …………… 137
4. 慢性腎炎症候群 …………………… 137
5. ネフローゼ症候群 ………………… 137

Ⓔ 全身性疾患に伴う腎障害 …………… 138
1. 紫斑病性腎炎 ……………………… 138
2. ループス腎炎 ……………………… 138
3. 溶血性尿毒症症候群 ……………… 138

Ⓕ 遺伝性腎疾患 ………………………… 139
1. アルポート（Alport）症候群 ……… 139
2. 良性家族性血尿 …………………… 139

Ⓖ 尿細管・間質性疾患 ………………… 139
1. 尿細管機能障害 …………………… 139
2. 尿細管間質性腎炎 ………………… 139

Ⓗ 腎不全 ………………………………… 139
1. 急性腎不全/急性腎障害（AKI）… 140
2. 慢性腎不全/慢性腎臓病（CKD）… 140

Ⓘ 腫瘍 …………………………………… 141
1. ウィルムス（Wilms）腫瘍 ………… 141

- Ⓙ 尿路感染症 …………………………… 141
  - 1. 出血性膀胱炎 ……………………… 142
- Ⓚ 腎・尿路の先天異常 ………………… 142
  - 1. 多発性囊胞腎 ……………………… 142
  - 2. 馬蹄腎 ……………………………… 142
  - 3. 先天性水腎症 ……………………… 142
  - 4. 重複腎盂・尿管 …………………… 143
  - 5. 尿管異所性開口 …………………… 143
  - 6. 尿管瘤 ……………………………… 143
  - 7. 膀胱尿管逆流 ……………………… 143
- Ⓛ 生殖器疾患 …………………………… 143
  - 1. 停留精巣 …………………………… 143
  - 2. 精巣水腫 …………………………… 144
  - 3. 精巣捻転 …………………………… 144
  - 4. 尿道下裂 …………………………… 145
  - 5. 包茎 ………………………………… 145
  - 6. 亀頭包皮炎 ………………………… 145

15 血液疾患・悪性腫瘍 ………（真部 淳） 145
- Ⓐ 貧血 …………………………………… 145
  - 1. 低形成性貧血 ……………………… 145
  - 2. 失血・出血による貧血 …………… 145
  - 3. 溶血性貧血 ………………………… 145
- Ⓑ 出血性疾患 …………………………… 146
  - 1. 先天性疾患 ………………………… 146
  - 2. 後天性疾患 ………………………… 146
- Ⓒ 白血病 ………………………………… 146
  - 1. 急性リンパ球性白血病（ALL） …… 146
  - 2. 急性骨髄性白血病（AML） ………… 147
- Ⓓ 悪性腫瘍 ……………………………… 148
  - 1. 脳腫瘍 ……………………………… 148
  - 2. 神経芽腫 …………………………… 149

- 3. 悪性リンパ腫 ……………………… 149
- 4. 網膜芽細胞腫 ……………………… 151
- 5. 腎腫瘍 ……………………………… 151
- 6. 骨腫瘍 ……………………………… 151
- 7. 横紋筋肉腫 ………………………… 151

16 心身症・神経症 …………（仲本なつ恵） 152
- Ⓐ 子どもの心身症 ……………………… 152
- Ⓑ 各論 …………………………………… 152
  - 1. 循環器系 …………………………… 152
  - 2. 呼吸器系 …………………………… 153
  - 3. 消化器系 …………………………… 154
  - 4. 泌尿器系 …………………………… 154
  - 5. 神経系 ……………………………… 155
  - 6. 摂食障害 …………………………… 156

17 眼科・耳鼻科系疾患 ……（仲本なつ恵） 157
- Ⓐ 眼科系疾患 …………………………… 157
  - 1. 先天性障害 ………………………… 157
  - 2. 未熟児網膜症（ROP） ……………… 157
  - 3. 感染症 ……………………………… 157
  - 4. 弱視 ………………………………… 157
  - 5. 斜視 ………………………………… 158
- Ⓑ 耳鼻科系疾患 ………………………… 158
  - 1. 先天性障害 ………………………… 158
  - 2. 感染症など ………………………… 158
  - 3. 鼻出血 ……………………………… 159
  - 4. 口蓋扁桃肥大 ……………………… 159
  - 5. 咽頭扁桃（アデノイド）腺様増殖症 … 159
  - 6. 喉頭軟弱症 ………………………… 159
  - 7. 声帯結節 …………………………… 159
  - 8. 異物 ………………………………… 159

第2章 障害児学 ... 161

1 障害児を取り巻く環境と障害児学
　　　　　　　　　　　　　（米山　明）162
- Ⓐ はじめに ... 162
- Ⓑ 障害児にかかわる多様な専門職 ... 162
- Ⓒ 言語聴覚士が関わる小児（耳鼻咽喉科を含む）の疾病や障害とその周辺 ... 163
- Ⓓ 支援対象となる障害児の数 ... 166
- Ⓔ 障害児支援に関連する保健，福祉，教育などの法制度や支援体制の概略 ... 166
  1. 障害児福祉の法律・制度の変遷 ... 167
- Ⓕ 障害児の治療と支援：「療育」は「医学モデル」から「生活・社会モデル」へ ... 168
- Ⓖ これからの障害児学と障害児支援 ... 169
- Ⓗ 診断と告知について ... 171
  1. 診断について ... 171
  2. 告知について ... 171

2 運動機能とその障害──脳性麻痺を中心に
　　　　　　　　　　　　　（米山　明）173
- Ⓐ 脳（中枢神経系）の局在と成長・発達 ... 173
  1. ヒトの脳の発生 ... 173
  2. 大脳皮質の局在・成長の順序 ... 173
- Ⓑ 運動機能（ヒトの随意運動） ... 173
- Ⓒ 運動障害 ... 174
- Ⓓ 脳性麻痺 ... 174
  1. 概要 ... 174
  2. 定義 ... 177
  3. 原因 ... 177
  4. 症状 ... 177
  5. 治療 ... 180

3 知的障害 ... （安藤亜希）182
- Ⓐ はじめに ... 182
- Ⓑ 原因と発症時期 ... 182
- Ⓒ 知能検査と重症度 ... 183
- Ⓓ 鑑別 ... 184

- Ⓔ 合併症 ... 184
  1. 運動機能障害 ... 184
  2. てんかん ... 184
  3. 行動・情緒の問題 ... 184
  4. 感覚過敏・感覚鈍麻 ... 185
- Ⓕ 対応・治療 ... 185

4 言語障害 ... （木村育美）186
- Ⓐ はじめに ... 186
  1. ことばの発達の障害の背景となる疾患・障害群 ... 186
  2. ことばの出る前の準備となる発達段階 ... 187
- Ⓑ ことばの障害の診断・原因 ... 187
- Ⓒ ことばの障害への対応の実際 ... 189
  1. 聴覚の異常がある場合 ... 189
  2. 口腔機能の異常 ... 189
  3. 構音の不明瞭（器質的・機能的な原因による発声の問題） ... 189
  4. 障害が重く言語の表出に困難がある場合 ... 190
  5. 認知の偏りや相互伝達系の未熟などによる場合 ... 190

5 感覚器障害 ... （木村育美）190
- Ⓐ 視覚障害 ... 190
  1. はじめに ... 190
  2. 視覚障害の原因・診断 ... 191
  3. 視覚障害への対応 ... 192
- Ⓑ 聴覚障害 ... 192
  1. はじめに ... 192
  2. 聴覚障害の原因・診断 ... 195
  3. 聴覚障害への対応 ... 196

6 重複障害児 ... （濱口　弘）198
- Ⓐ 定義（狭義と広義） ... 198
- Ⓑ 特別支援学校における重複障害の状況 ... 199
- Ⓒ 重複障害のタイプ ... 199

1. 知的障害＋聴覚障害 ……………………… 200
2. 知的障害＋視覚障害 ……………………… 201
3. 聴覚障害＋視覚障害＋(知的障害) ……… 202

7 重症心身障害児 ……………（濱口　弘）203
- **Ⓐ** 概念・定義 ………………………………… 203
- **Ⓑ** 歴史 ………………………………………… 204
- **Ⓒ** 大島分類 …………………………………… 204
- **Ⓓ** 超重症児・準超重症児 …………………… 204
- **Ⓔ** 原因 ………………………………………… 205

- **Ⓕ** 発生頻度と死亡原因 ……………………… 206
- **Ⓖ** 合併症 ……………………………………… 206
  1. 一次症状 ……………………………… 206
  2. 二次的合併症 ………………………… 209

8 障害と認識されにくい「困難」など
……………………………（木村育美）211
- **Ⓐ** "問題行動"が主訴にあがっているとき
  ……………………………………………… 212
- **Ⓑ** 親子関係，家庭環境が気になるとき …… 212

第3章　発達障害学 ……………………………………………………………… 213

1 発達障害の概念の変遷と診断 （宮尾益知）214
- **Ⓐ** 発達障害とは何か ………………………… 214
  1. はじめに ……………………………… 214
- **Ⓑ** 自閉スペクトラム症(ASD) ……………… 215
  1. 概念と診断 …………………………… 215
  2. 臨床的診断 …………………………… 217
  3. 療育方法 ……………………………… 219
- **Ⓒ** 注意欠如・多動症(ADHD) ……………… 219
  1. 概念 …………………………………… 219
  2. 診断 …………………………………… 219
  3. 検査 …………………………………… 220
  4. 治療 …………………………………… 220
- **Ⓓ** 限局性学習症(SLD) ……………………… 220
  1. 概念 …………………………………… 220
  2. 症状 …………………………………… 221
  3. 検査 …………………………………… 221
- **Ⓔ** 発達性協調運動症 ………………………… 221
  1. 症状 …………………………………… 221
  2. 診察 …………………………………… 222
  3. 検査 …………………………………… 222
- **Ⓕ** チック症 …………………………………… 222
  1. 概念 …………………………………… 222
  2. 症状 …………………………………… 222
  3. 診断 …………………………………… 222
- **Ⓖ** 発達障害を認知プロセスから …………… 222

  1. 認知プロセスの観点から ……………… 222
  2. 発達障害認知の観点から ……………… 223
  3. ワーキングメモリー(WM) …………… 223
  4. デフォルト・モード・ネットワーク
     (DMN) ………………………………… 223

2 発達障害の評価とその実施法 …………… 224
- **Ⓐ** 発達障害の評価に用いる診断・検査と
  発達障害児への対応 …………（森　優子）224
  1. 発達評価に用いる検査 ……………… 224
  2. 発達障害の評価までの流れ ………… 233
  3. 保護者・患者への説明と対応方針の設定 ‥ 235
  4. 関連諸機関の役割と連携 …………… 236
- **Ⓑ** 言語聴覚士としての対応 ……（佐藤裕子）237
  1. 症例提示 ……………………………… 237
  2. 情報収集 ……………………………… 237
  3. インテーク面接 ……………………… 238
  4. アセスメント(評価) ………………… 239
  5. 治療計画の立案 ……………………… 240
  6. 訓練と短期ゴール見直し …………… 241
  7. まとめ ………………………………… 241
- **Ⓒ** 多職種連携 …………………（田附松代）243
  1. 多職種連携とは ……………………… 243
  2. 多職種連携が求められる背景 ……… 243
  3. STと多職種連携 ……………………… 243

第4章 診療の現場から ……………………………………………………（小沢　浩）249

- Ⓐ はじめに …………………………… 250
- Ⓑ 診察の実際 ………………………… 250
  - 1. 待合室 ………………………… 250
- 2. 診察室 ……………………………… 250
- 3. 子どもとのかかわり方 …………… 250
- 4. 親とのかかわり方 ………………… 251

第5章 小児を取り巻く環境 ……………………………………………（千村　浩）253

- Ⓐ はじめに …………………………… 254
- Ⓑ 婚姻・出産の状況 ………………… 254
- Ⓒ 出産・子育てを巡る意識など …… 256
- Ⓓ 子育て男性の長時間労働 ………… 256
- Ⓔ 男性の家事・育児時間 …………… 257
- Ⓕ 国際比較 …………………………… 257
- Ⓖ 子ども子育てに関する法律 ……… 258
  - 1. 次世代育成支援対策法 ………… 258
  - 2. 子ども子育て支援制度 ………… 258
  - 3. 政府の推進体制 ………………… 259
- Ⓗ 子ども・子育て会議の設置 ……… 259

付録 …………………………………………………………………………（千村　浩）261

- 関連法規（条文の抜粋とコメント）………… 262
- 身体障害者障害程度等級表 ………………… 276

索引　279

目次 xv

Side Memo 一覧

- 赤ちゃんの味覚の発達（人間は生まれながらにしてグルメ？） 4
- 社会性の発達 12
- VPDとは 22
- 揺さぶられっこ症候群 24
- 五感を駆使した診察 26
- 泣いている子どもの診察 27
- ヒトゲノムとは 33
- 遺伝相談，遺伝カウンセリング 34
- 酵素補充療法 41
- 代謝性疾患に対する遺伝子治療 41
- 神経皮膚症候群と癌抑制遺伝子 62
- 先天性無痛無汗症 69
- 筋疾患と筋生検 74
- 非侵襲性陽圧呼吸 76
- クループ症候群 91
- 急性喉頭蓋炎 92
- 耐性菌は世界的な大問題 95
- 妊娠中の生肉摂取は要注意！ 99
- 便色カード 104
- 小児で脱水になりやすいのはなぜ？ 131
- 夜尿症とは 133
- 小児がん治療と晩期合併症 147
- シナプスとは 173
- 運動野の髄鞘化 173
- 「知的障害＋聴覚障害」のケース紹介 200
- 盲聾児の教育・訓練 202
- ウィング(Wing)の三つ組(みつぐみ) 216
- ことばとコミュニケーション指導の原則 219
- 親子教室の実際 236
- 子ども指導のポイント 240

Topics 一覧

- shuffling baby(いざり児) 12
- 食育ということ 18
- 遺伝医学の基礎 32
- 出生前診断 33
- 染色体部位の記載法 34
- NICU入院時の発達 51
- 脳の発生 63
- 続発性水頭症 64
- 脊髄稽留症候群 64
- 脳出血と被虐待症候群 67
- テンシロンテスト 75
- ミトコンドリアとミトコンドリア病 75
- レニン-アンジオテンシン-アルドステロン系 131
- ナットクラッカー現象 133
- 膠質浸透圧 134
- 糸球体濾過量(GFR) 135
- 急性リンパ球性白血病(ALL) 147
- two hit theory 151
- 象徴機能 188
- LCスケール 188
- LCSA 189
- AAC 189
- 身体障害者障害程度等級 190
- 視覚の発達期(＝感受性期)と弱視 191
- ファミリアリゼーション 192
- 伝音経路 194
- 聴覚障害と発話明瞭度 194
- 骨導補聴器 195
- 補聴器導入検討のめやす時期"6か月"の根拠 196
- 小児人工内耳適応基準(2014) 197
- 点頭てんかん 206
- レノックス-ガストー(Lennox-Gastaut)症候群 207
- 重症心身障害児(者)における認知発達段階別指導 208
- 誤嚥・誤嚥検査 209
- ADHDへの対応の実際 233
- 読字障害・書字障害の評価 234
- ランドー-クレフナー(Landau-Kleffner)症候群 239
- 多職種連携への動き 243
- RAN課題 247
- 校内委員会 247
- 特別支援教育コーディネーター 248

第 1 章

小児科学

1 小児科学とは

(1) 小児科学の対象

小児科学は，小児すなわち心身の発達途上にある発育期（生まれてから15歳あるいは18歳まで）の個体を対象とする．「小児」と「成人」は対比して用いられることが多いが，**「小児」**とは「小さな大人」ではなく，成熟し成人に至るまでの新生児期，乳児期，幼児期，学童期などさまざまな段階を含んでいる概念である．また小児では，各年齢段階において身体的発育，神経・精神的発達が異なるため，健常の判定も年齢によって異なってくる．例えば1歳未満では，意味のある言葉をしゃべることなく，歩行が不可能であっても異常ではない．また，年齢により発症する疾患の種類や症状も異なる．

(2) 子どもの権利

子どもが大切な存在であり，特別な保護を与える必要があるという主張が認められるようになったのは，比較的最近である．1924年の「児童の権利に関するジュネーブ宣言」および1959年の国際連合総会の「児童権利宣言」を受けて，ベルリンの壁崩壊の年である1989年国連総会で**「児童の権利に関する条約」**が次のように採択された．

「児童は，身体的及び精神的に未熟であるため，その出生の前後において，適当な法保護を含む特別な保護および世話を必要とする」，条約締結国は「いかなる差別もなしに，この条約の定める権利を尊重し，及び確保し」，「児童の生存及び発達を可能な最大限の範囲において確保する」ことが定められた．わが国では，「児童福祉法」にその定めがある．

しかし，現代の子どもにはさまざまな問題があり，日本のみならず世界の先進国，また発展途上国においても，すべての子どもが必ずしも幸せであるとはいえない．特に最近は，身体の問題に加え精神的な問題を有することが多くなってきている．

(3) どう診るか

子どもの診察・検査を常に決まった形式で行う必要はない．子どもの自然な遊びの様子，家族との関係なども重要な観察項目である．子どもの発育状態，精神機能，周囲への関心に加え，奇形や不可解な傷や何らかの全身疾患を疑わせる徴候はないか，虐待などの有無を観察する．あらゆる疾患からコミュニケーションや言語発達の障害が起こりうるからである．

(4) 本書のねらい

第一子が生まれるまで直接子どもに接する機会がほとんどなく，社会的関係性の薄い時代に育った母親は，孤立した存在になりやすい．そもそも子育てはきわめてストレスが多いが，**育てにくい子ども**や障害を有する場合などに，こころの準備がなく宣告されて大きく動揺してしまうことも多い．自分の心の中に描いていた子どものイメージから脱却して，真の子どもと直面できるようにならなければいけない．この過程に寄り添いながら，母親をサポートできるだけの知識と経験を積み，可能な限りの努力を行いながら子どものあるがままを母親とともに喜べる言語聴覚士を目指してもらいたい．

2 小児の発達・成長

A 小児の発達

1 発達の概念

発達（development）とは，さまざまな能力が進歩するさまをいう．進歩してより新しい段階に至ることである．発達はスロープではなく"階段状"になっている．

小児期，特に乳幼児期の発達は顕著である．できること，わかることが急速に増える時期である．生まれたばかりの赤ちゃんは自ら移動することはできず，目的をもって手足を動かすことはできず，意味のあることばを発することもなく，意思表示の手段は唯一"泣くこと"である．生存するための能力として，空腹や不快感を"泣くこと"で表現し保護者の養育を受けるのである．その後，わずか1〜2か月の間に笑顔がみられ，クークーと声を出すようになる．6か月ごろには寝返りをし，おもちゃに手を伸ばしてつかむようになる．顔にかかったハンカチをつかんで取るようになる．普段見慣れている人の顔を覚え，見知らぬ人に人見知りをするようになる．その後，ハイハイや伝い歩きで移動し，人の仕草を真似て拍手やバイバイをするようになる．1歳を過ぎるころになると歩行ができるようになるし，片言をしゃべるようになるのである．こうして自らできることが増え，人とかかわるための能力が芽生えてくる．

できること，わかることが増えるためにはさまざまな能力が進歩する必要がある．"物を手で取る"という行動を例にとってみる．6か月の赤ちゃんは，おもちゃに手を伸ばしてわしづかみにする．"おもちゃを見て，おもちゃに興味をもって，手を伸ばしてつかむ"のである．まずは目の前の景色が**感覚神経**を経て視覚情報として**中枢神経**に至り，おもちゃを周囲の景色から区別して認識し，おもちゃに興味をもち，「手を伸ばしてつかめ」という指令が**運動神経**を通じて筋肉に伝わるのである．狙いを定め正確につかむには，自分とおもちゃまでの距離および手の長さがわかっていなければいけない．

7〜8か月になると床に落ちている小さなものを指でつまんで拾えるようになる．小さな物が認識できるようになったからであり，指を器用に使えるようになったからである．情報の入力システムとしての**感覚器の発達**により，細かい情報がより多く入力され，同時に出力システムとしての**運動器の発達**によってより細かい複雑な動作ができるようになる．また，**神経の成熟**により神経伝導速度が増し情報の伝わるスピードが早くなり，繰り返し失敗することにより最も効率的な方法を見つけ反応が素早くなり動作がスムーズになる．

認知，感情（情緒），記憶など，**脳内での情報処理システム**は，発達においてきわめて重要なシステムである．情報処理システムの発達は神経組織の形態学的，機能的発達に負うところが多い．神経系の発達と運動の発達の関連については図1-1に示す**ドーマン−デラカート（Doman−Delacato）の理論**がわかりやすい．新生児は脊髄，延髄レベルの発達（魚類相当）である．生後4か月ごろは延髄，橋レベルの発達（両生類相当）であり腹臥位で手足を動かし，10か月ごろには中脳レベルの発達（は虫類相当）で這うことができるようになる．12か月ごろになると大脳皮質（大脳表面）レベルの発達となり歩行が可能な霊長類の段階になる．

神経系の発達には，シナプスを介した神経回路の形成や神経線維の**髄鞘形成（myelination）**が重要な役割をする．髄鞘形成とは，神経線維の周囲が**髄鞘（myelin）**というリポ蛋白物質で覆われる

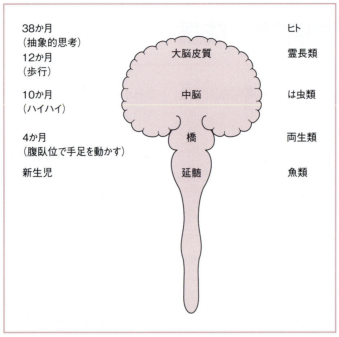

図 1-1 神経の発達と運動の発達
〔Doman-Delacato theory より〕

ことである．髄鞘形成により神経伝達速度が増すことにより発達が進んでいく．図 1-2 に髄鞘形成の順序を示す．髄鞘形成は胎児期から始まり脊髄から皮質へと進んでいく．髄鞘形成については機能画像装置の進歩により生体での観察が可能になった．生後 1 か月では視床と体性感覚路の髄鞘化がみられ自己の身体感覚がまず成熟する[1]．その後に後方の感覚野から前方の前頭葉に髄鞘化が進んでいき，ことばの表出，概念形成へとつながる．

神経系の発達とともに脳重量や頭囲が増大する．出生時の脳重量は 350 g 前後である．成人の脳重量は男性が約 1,350 g，女性が約 1,250 g であるから出生時脳重量は成人の約 30％である．脳重量は生後 6 か月で約 2 倍，1 歳で 3 倍近くとなり，その後増加率は鈍るが 7〜8 歳で成人の約 95％に達する．

Side Memo 1　赤ちゃんの味覚の発達（人間は生まれながらにしてグルメ？）

新生児には味覚があるのだろうか？　この問題については生井*が解説している．それによると，新生児にショ糖などの甘味溶液を与えると表情が緩み吸啜運動（乳を吸うような口の動き）が認められる．酢などの酸味の溶液を与えると口をすぼめ鼻にシワを寄せる．苦味のキニーネ溶液では口をへの字に曲げて舌を突き出す．このことから，人間では生まれながらにして味の区別がつくと考えられている．ただし塩味については別である．

新生児に食塩水を与えても表情に変化はない．成人にみられるような食塩濃度による嗜好性は 4 歳ぐらいまではみられないという．

食塩が生体にとって必須なものであるだけに，他の味覚と異なる発達をすることは興味深い．

＊生井明浩：新生児・乳児の感覚機能の発達—味覚．周産期医学 2002；32：483-486

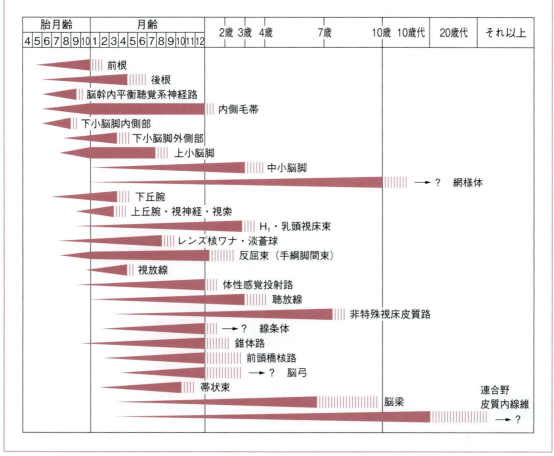

図 1-2 中枢神経系の髄鞘形成の発達
〔奈良隆寛：人の発達科学—神経系の発達と発達神経解剖学（解説／特集）．BME 12：23，1998 より〕

2 健常（正常）発達

　何をもって健常（正常）発達とするかは，実は難しい．ひとつの考え方として，成人したときに日常生活，社会生活に適応し自立していれば"健常に発達した"状態であるといえる．発達過程にある小児ではおのおのの月齢や年齢によりできること，わかることのレベルが異なる．おのおのの月齢や年齢において平均的な発達レベル（±2 SD）に達していれば，「将来的に日常生活，社会生活に適応し自立できるだろう」ということで"健常発達"と評価される．

　発達は運動の発達，知覚の発達，言語の発達，社会性の発達，探索・操作の発達，生活習慣の発達，などに分類して考えると理解しやすい．**運動**は移動運動（粗大運動，全体運動）と手の運動（微細運動）に細分する．**言語**は発語と言語理解に細分する．**知覚**では聴覚，視覚が重要である．

　表1-1，表1-2（➡6～9頁）に各分野の年齢ごとの正常発達（平均的な発達）の状態を示す．

1）運動発達

　運動発達は一般的に頭部から尾部へ，体幹近位から遠位の順に発達する．頸定（首がすわる），座位保持（おすわり），立位，歩行，手足の巧緻運動の順に発達する．

　運動は**移動運動**（粗大運動，全体運動）と**手の運動**（微細運動）とに分化する．

表1-1　0〜6歳までの正常発達

	運動機能	知覚	言語	探索・操作	社会性・生活習慣
生下時〜1か月	筋緊張やや亢進する 背臥位で頭を横に向ける 腹臥位で時に頭をあげる 刺激に対し全身運動で反応する 触れたものをしっかり握っている	動く物体に視線を向ける 急激な雑音に驚く 苦い水より甘い水を好む 睫毛に触れると目をつぶる 有害刺激に対する反応緩慢	啼泣、咳、くしゃみ、しゃっくりに伴って音を出す しゃがれ声を出す	触れたものを握っている	快いときに、一人笑いをする 空腹・不快時に泣く 空腹時に抱くと頭を乳のほうに向けて欲しがる
2か月目	頭を横に向けた臥位が優勢 腹臥位で数秒間頭をあげる 刺激に対する運動なお全身性 入浴時激しくいやがる 手を握り激しく動く	閃光に目を閉じる 急激な雑音に驚く 苦い水より甘い水を好む 鼻孔をくすぐるといやがる 有害刺激に対する反応緩慢	喃語を言う 単純な母音を発音し始める	手を口にもっていってしゃぶる	あやすと顔をみて笑う あやすと泣きやむが人が離れると泣く
3か月目	背臥位で頭を中央位に保つ 上体を起こすと頭がややぐらぐら 肩関節の運動範囲増大 手を軽く握るか開いている 玩具をしばらく手にもつ 全身性運動反応減退	固定した物体をみつめる 人の顔をみつめる 自分のもつ玩具をみつめようとする あやされるのをよろこぶ 甘味、中味、苦みを区別する 刺された足だけを動かす	喃語を言う 母音を長く発音する	ガラガラなど少しの間握っている	そばを歩く人を目で追う 声を立てて笑う 気に入らないときは、むずかって怒る
4か月目	首が座る 指を動かす、かく 玩具を手を出してつかむ 立たせると下肢を突っ張って体重の一部を支える 四肢を独立に動かす 筋緊張は正常	両眼視やや可能 頭を音の方向に向う 薄い甘味と無味を区別する 痛刺激に対する反応潜伏時間がさらに短縮 後から触られて頭をふりむく	調子をつけて喃語を言う 母音の発声がさらに上手になる	ガラガラを振ったり、なめたりして遊ぶ 哺乳時に母親の着物などをひっ張ったり触ったりする	「イナイ、イナイ、バア」をしてあやすと笑う 気にいらないことがあるとそっくりかえる さかさから飲むことができる
5〜6か月目	背臥位で頭をあげる 手を握って引き起こすと自ら肩に力を入れる 寝返りする 腹臥位で頭と胸を上げる、跳躍をよろこぶ 立たせると体重の一部を支える わしづかみをする	直径8mmの白円板をみる 音の方向を大体見当つける なれた声となれない声を区別する 食物を区別する 痛刺激に対する反応潜伏時間がさらに短縮	「ムー」の音を言い始める 人、玩具などにむかって喃語で話しかける	体のそばにある玩具に手を伸ばしてつかむ いろいろな物を両手で口にもっていく ガラガラを一方の手から他方の手にもちかえる ボタンなど小さい物に注意を向けている	母親と他の人との区別がつく 哺乳びん、食物をみると、うれしそうにする ビスケットなどを自分でもって食べる

（つづく）

表1-1 0～6歳までの正常発達（つづき）

	運動機能	知覚	言語	探索・操作	社会性・生活習慣
7～8か月目	這い始める 支えられずにすわる 支えられて短時間立つ	直径6mmの白円板をみる 両眼視優勢 時計の音をきく 食物の好き嫌いを生ず 触れられた部分をみつめる	多音節語「バ」「マ」節をはっきりいう	両手にもっている物を打ち合わす 床に落ちている小さな物を注意して拾う 物を何度も繰り返し落とす	要求があると、声を出して大人の注意をひく 人見知りをする 食卓をかきまわす
9～10か月目	巧みに這う つかまり立ちをする 物を人さし指でつつく	直径5mmの白円板をみる 3cmの距離の時計音をきく 両眼視優勢 食物の好き嫌いあり	「マ、マ」「ダ、ダ」	引き出しをあけていろいろな物を引き出す 戸をあけることがわかる	大人のまねをし始める バイバイと手を振る 「マンマ」といって食事の催促をする
11～12か月目	伝い歩きをする 短時間一人立ちする 上手につままむ	直径4mmの白円板をみる 音楽にききいる 遠所の音を方向づける 6cmの距離の時計音をきく つままれた身体部分を指さす 嫌いな臭いをいやがる	2～3の命令を理解する 片言（1～3語）をいう	鉛筆でめちゃくちゃがきをする 求められると物を手渡す 2個の立体物を合わせる	哺乳びん、コップなどを自分でもって飲む
13～15か月目	両足を開いて不安定に歩く 片手をもって階段をのぼる 食物の小片を口にはこぶ	赤色を好む 触れられた部位をより正確に認定する	有意語3～6語「ワンワン」「デンシャ」などを理解する わけのわからぬおしゃべりをする	水いたずらを好む 小さな物を、コップなどに入れたり出したりして遊ぶ	子どものなかにまじっていると、1人でき げんよく遊ぶ 自分でさじをもち、すくって食べようとする
16～18か月目	ぎこちなく歩く 椅子や寝台にのぼる 利き方の分化がみられる	3mmの円板をみつめる 8cmの距離の時計音をきく	有意語6語以上 おしゃべりをよくする	積木を2つ3つ重ねる コップからコップに水などを移す 机、椅子などの下にもぐったり、箱の中に入ったりして遊ぶ	父母のしぐさをまねする 食物以外は口に入れなくなる "おしっこ"したあと、「チーチー」といって知らせる
19～21か月目	手すりにつかまって階段をのぼる まねて後ろ向きに歩く あまりころばずに歩く 大きなボールをける	形を区別する 完全に輻輳する きき なれたメロディーを歌う	有意語12語以上 2語の接続を始める わけのわからぬおしゃべりが少なくなる	鉛筆などで曲線をかく いろいろな物を紙、布などに包んで遊ぶ	他の子どもが母親の膝にあがると、怒って押しのけたりする 子どものあとを、くっついて歩く ストローでよく飲める 靴をぬぐ

（つづく）

表1-1 0〜6歳までの正常発達(つづき)

	運動機能	知覚	言語	探索・操作	社会性・生活習慣
22〜24か月目	ころばずに歩く 1人で階段をのぼる 柵をのぼろうとする 本の頁を1枚ずつめくる	直径2〜3mmの白円板をみる 9cmの距離の時計音をきく 痛刺激に対する反応潜状時間は新生児期の50%以下に短縮 痛刺激の部位を正確に認定する	2語文,3語文を話し始める 「私」「君」と同義語を言い始める	積木を横に2つ3つ並べる ままごと道具をいっぱい並べて遊ぶ	子ども同士で追いかけっこをする 大便を教える 靴をはく
2 1/2歳	両足で跳躍する 爪先き歩きができる			はさみを使って,紙,布を切る 積木を8つ重ねる	"おしっこ"の前に教える(だいたい昼間はならさない) 衣服の着脱を,1人したがる
3歳	階段を一段ずつ交互にのぼる 階段を各段ごとに足を揃えてくだる 数秒間片足立ちする三輪車にのる		従属文(寒いからおべべ着る)など話す	積木でトンネルをつくる 鉛筆,クレヨンで丸をかく のりをつけて,はりつける	友達とけんかをすると,いいつけにくる ほとんどこぼさないで,1人で食べられる 夜のおむつがいらなくなる
4歳	片足でけんけんをしてとぶ でんぐりがえしをする		みたり,きいたりしたことを母親,先生,友達に話をしてきかせる	まねをして正方形をかく はさみでかんたんな形を切りぬく	自分が負けるとくやしがる 友だちを自分の家にさそってくる 顔を洗っている
5歳	スキップが正しくできる ジャングルジムのいちばん上までのぼる		かんたんなしりとりをしようとする ひらがなで自分の名前を書く	思ったものを自分でかく かんたんな折紙をおる	じゃんけんの勝ち負けがわかる いけないことを他の子どもに注意する 1人で大便所へいける
6歳	補助輪つきの自転車にのる なわとびがらんこのりして高くこげる		ひらがなをほとんど全部読む 道順の説明ができる	まねをして菱形をかく 地図をみることに興味をもつ	小さい子や弱い子の面倒をみる 組織だった遊びを数人の子どもで遊ぶ 自分で洋服の脱着をする

〔高津忠夫(編):小児科学 第5版, pp26-27, 医学書院, 1974 より〕

表1-2　遠城寺式・乳幼児分析的発達検査表(九大小児科改訂版)

暦年齢	生年月日	年月日生	診断					
4:8			スキップができる	飛行機を自分で折る	ひとりで着衣ができる	砂場で二人以上で協力して一つの山を作る	文章の復唱　(2/3) 子どもが二人でブランコに乗っています 山の上に大きな月が出ました きのうお母さんと買い物に行きました	左右がわかる
4:4			ブランコに立ちのりしてこぐ	はずむボールをつかむ	信号を見て正しく道路をわたる	ジャンケンで勝負をきめる	四数詞の復唱　(2/3) 5-2-4-9 6-8-3-5 7-3-2-8	数の概念がわかる(5まで)
4:0			片足で数歩とぶ	紙を直線にそって切る	入浴時,ある程度自分で体を洗う	母親にことわって友達の家に遊びに行く	両親の姓名,住所を言う	用途による物の(5/5)指示 (本,鉛筆,時計いす,電灯)
3:8			幅とび(両足をそろえて前にとぶ)	十字をかく	鼻をかむ	友達と順番にものを使う(ブランコなど)	文章の復唱　(2/3) きれいな花が咲いています 飛行機は空を飛びます じょうずに歌をうたいます	数の概念がわかる(3まで)
3:4								
3:0			でんぐりかえしをする	ボタンをはめる	顔をひとりで洗う	「こうしていい？」と許可を求める	同年齢の子どもと会話ができる	高い,低いがわかる
2:9								

1:0			座った位置から立ちあがる	なぐり書きする	スプーンで食べようとする	父や母の後追いをする	ことばを1～2語正しくまねる	要求を理解する(1/3) おいで ちょうだい ねんね
0:11			つたい歩きをする	おもちゃの車を手で走らせる	コップを自分で持って飲む	人見知りをする	音声をまねようとする	「バイバイ」や「さよなら」のことばに反応する
0:10			つかまって立ちあがる	びんのふたを,あけたりしめたりする	泣かずに欲求を示す	身ぶりをまねする(イナイイナイバーなど)	さかんにおしゃべりをする(喃語)	「いけません」と言うと,ちょっと手をひっこめる
0:9			ものにつかまって立っている	おもちゃのたいこをたたく	コップなどを両手で口に持っていく	おもちゃをとられると不快を示す	ダ,ダ,チャなどの音声が出る	
0:8			ひとりで座って遊ぶ	親指と人さし指でつまもうとする	顔をふこうとするといやがる	鏡を見て笑いかけたり話しかけたりする	マ,バ,パなどの音声が出る	
0:7			腹ばいで体をまわす	おもちゃを一方の手から他方に持ちかえる	コップから飲む	親しみと怒った顔がわかる	おもちゃなどに向かって声を出す	親の話し方で感情をききわける(禁止など)
0:6			寝がえりをする	手を出してものをつかむ	ビスケットやクッキーなどを自分で食べる	鏡に映った自分の顔に反応する	人に向って声を出す	
0:5			横向きに寝かせると寝がえりをする	ガラガラを振る	おもちゃを見ると動きが活発になる	人を見ると笑いかける	キャーキャーいう	母の声と他の人の声をききわける
0:4			首がすわる	おもちゃをつかんでいる	スプーンから飲むことができる	あやされると声を出して笑う	声を出して笑う	
0:3			あおむけにして体をおこしたとき頭を保つ	頬にふれたものを取ろうとして手を動かす	顔に布をかけられて不快を示す(アー,ウァなど)	人の声がする方に向く	泣かずに声を出す	人の声でしずまる
0:2			腹ばいで頭をちょっとあげる	手を口に持っていってしゃぶる	満腹になると乳首を舌でおし出したり顔をそむけたりする	人の顔をじいっと見つめる	いろいろな泣き声を出す	
0:1			あおむけにときどき左右に首の向きをかえる	手にふれたものをつかむ	空腹時に抱くと顔を乳の方に向ける	泣いているとき抱きあげるとしずまる	元気な声で泣く	大きな声に反応する
0:0		暦年齢／移動運動／手の運動／基本的習慣／対人関係／発語／言語理解	移動運動	手の運動	基本的習慣	対人関係	発語	言語理解
			運動		社会性		言語	

〔遠城寺宗徳：遠城寺式乳幼児分析的発達検査表,慶應義塾大学出版会,1977より〕

新生児から1～2か月では**原始反射**の影響が強く反射的な動きである．手は握っていることが多い．

3～4か月で**頸定**がみられる．頸部の立ち直り反応が発達するからである．手に触れた玩具をつかみ，おもちゃをもたせるとつかむ．

5～6か月では，坐らせると手を前についておすわりができるようになる．体幹の立ち直り反応が発達するからである．**寝返り**をするようになる（なかには寝返りをしない乳児がいるが，寝返りをしないというだけで異常ではない）．手をのばして玩具を**つかむ**．

7～8か月では，**ハイハイ**が始まる．支えられずに**座位保持**ができる．支えると足底を床につけ下肢を突っ張って立つことができる．もっている物を**打ち合わせ**ることができるし，落とすことができる．落とすことができるのは，手を意図して開くことができるようになるからである．

9～10か月ではハイハイが上手になり，**つかまり立ち**をするようになる．**物を指でつまむ**ようになる．

10～11か月では**伝い歩き**ができ，短時間1人で立つ．びんのふたを開けたり閉めたりする．12～14か月で**一人歩き**をする．その後，走る，ジャンプをする，階段を上る，ケンケンをするなど，運動機能が発達していく．

運動機能の発達は知覚や知能の発達との関連が深い．5～6か月になると**手をのばしおもちゃを手に取る**ようになるが，この動作により運動面のみでなく視覚（おもちゃが見えている）や知能（おもちゃに興味がある）の評価も可能になる．

運動発達の遅れをきたす障害としては脳性麻痺，神経筋疾患などがある．また，知的障害でも運動発達の遅れがみられる．

2）知覚の発達

(1) 聴覚の発達

中耳および内耳は生下時に完成しているが中枢聴覚伝導路は出生後も発達する．聴覚には音が聞こえるか，音の強弱や高低を区別できるか，といった聴力の問題と，聞こえた音や音のつながりの性質，意味が理解できるか，という聴覚情報処理，聴覚認知の問題がある．声色で人を区別する，ことばを理解する，声の調子で他者の感情を読み取るなどである．

聴覚は胎生期（胎生25～26週）からすでに認められる．新生児の聴力は成人に比し30 dB程度劣っており，4歳でほぼ成人並みになるといわれている．聴覚と言語発達は密接に関連しているので，聴覚障害を早期に発見することは重要である．表1-3に，音に対する行動（**聴性行動反応**）からみた聴覚の発達を示す．

(2) 視覚の発達

視覚にはどの程度細かいものが見えるか，遠くが見えるか，どの範囲が見えるか，早く動くものが見えるか，といった視力の問題と，見たものや風景の性質，意味が理解できるか，という視覚情報処理，視覚認知の問題がある．色，形の区別，奥行きや傾きの認識，顔の区別，表情の読み取り，などがある．

視力の発達については研究者によって差があるが，新生児の視力は0.01～0.05，3か月では0.3，6か月で0.2，1歳で0.3，5歳までに1.0に達するとの報告や，新生児で0.02～0.05，6か月で0.04くらい，1歳で0.1くらい，2歳で0.3くらい，3歳で1.0くらいとの報告もある．

3）言語発達

言語は**発語**と**言語理解**に細分する．言語はコミュニケーションの道具であるので対人関係の発達と関連し，また，知能の発達とも関連する．

泣くこと，声を出して笑うことが発語のスタートである．その後，アー，ウーなどの主に喉を使った発声となる．マ，パなどの口唇を使った発声，ダ，チャなどの舌を使った発声ができるようになる．10か月ころになり音声をまねするようになると発声が意味のある発語に変わってくる．

言語理解は音色による人の区別に始まり，バイ

表 1-3 田中・進藤の聴性行動反応の発達

月齢	番号	項目
0か月児	1	突然の音にビクッとする(モロー反射)
	2	突然の音に眼瞼がギュッと閉じる(眼瞼反射)
	3	眠っているときに突然大きな音がすると眼瞼が開く(覚醒反射)
1か月児	4	突然の音にビクッとして手足を伸ばす
	5	眠っていて突然の音に目を覚ますか,または泣き出す
	6	目が開いているときに急に大きな音がすると眼瞼が閉じる
	7	泣いているとき,または動いているとき声をかけると,泣き止むかまたは動作を止める
	8	近くで声をかける(またはガラガラを鳴らす)とゆっくり顔を向けることがある
2か月児	9	眠っていて,急に鋭い音がすると,ピクッと手足を動かしたりまばたきする
	10	眠っていて,子どもの騒ぐ声や,くしゃみ,時計の音,掃除機などの音に眼を覚ます
	11	話しかけると,アーとかウーと声を出して喜ぶ(またはニコニコする)
3か月児	12	眠っていて突然音がすると眼瞼をピクッとさせたり,指を動かすが,全身がビクッとなることはほとんどない
	13	ラジオの音,テレビのスイッチの音,コマーシャルなどに顔(または眼)を向けることがある
	14	怒った声や,やさしい声,歌,音楽などに不安そうな表情をしたり,喜んだり,またはいやがったりする
4か月児	15	日常のいろいろな音(玩具,テレビの音,楽器音,戸の開閉など)に関心を示す(振り向く)
	16	名を呼ぶとゆっくりではあるが顔を向ける
	17	人の声(特に聞き慣れた母親の声)に振り向く
	18	不意の音や聞きなれない音,珍しい音に,はっきり顔を向ける
5か月児	19	耳もとに目覚まし時計を近づけると,コチコチいう音に振り向く
	20	父母や人の声,録音された自分の声など,よく聞き分ける
	21	突然の大きな音や声に,びっくりしてしがみついたり,泣き出したりする
6か月児	22	話しかけたり歌をうたってやると,じっと顔を見ている
	23	声をかけると意図的にサッと振り向く
	24	テレビやラジオの音に敏感に振り向く
7か月児	25	となりの部屋のもの音や,外の動物のなき声などに振り向く
	26	話しかけたり歌をうたってやると,じっと口もとを見つめ,時に声を出して答える
	27	テレビのコマーシャルや,番組のテーマ音楽の変わり目にパッと向く
	28	叱った声(メッ! コラッ! など)や,近くで鳴る突然の音に驚く(または泣き出す)
8か月児	29	動物のなき声をまねるとキャッキャッ言って喜ぶ
	30	機嫌よく声を出しているとき,まねてやると,またそれをまねて声を出す
	31	ダメッ! コラッ! などというと,手を引っ込めたり,泣き出したりする
	32	耳もとに小さな音(時計のコチコチ音など)を近づけると振り向く
9か月児	33	外のいろいろな音(車の音,雨の音,飛行機の音など)に関心を示す(音の方にはってゆく,または見回す)
	34	「オイデ」,「バイバイ」などの人のことば(身振りを入れずにことばだけで命じて)に応じて行動する
	35	隣りの部屋でもの音をたてたり,遠くから名を呼ぶとはってくる
	36	音楽や,歌をうたってやると,手足を動かして喜ぶ
	37	ちょっとしたもの音や,ちょっとでも変わった音がするとハッと向く
10か月児	38	「ママ」,「マンマ」または「ネンネ」など,人のことばをまねていう
	39	気づかれぬようにして,そっと近づいて,ささやき声で名前を呼ぶと振り向く
11か月児	40	音楽のリズムに合わせて身体を動かす
	41	「……チョウダイ」というと,そのものを手渡す
	42	「……ドコ?」と聞くと,そちらを見る
12~15か月児	43	となりの部屋でもの音がすると,不思議がって,耳を傾けたり,あるいは合図して教える
	44	簡単な言葉によるいいつけや,要求に応じて行動する
	45	目,耳,口,その他の身体部位をたずねると,指をさす

バイ，オイデ，チョウダイ，などの動作に関することば（動詞），ママ，パパなどの名詞，オイシイ，キレイ，などの形容詞の理解へと進む．

発語には個人差がある．発語が遅くとも言語理解が年齢相当で，運動面や社会面が健常範囲であれば，ほとんどの場合は問題なく経過する．

言語発達の遅れをきたす障害に，知的障害と自閉スペクトラム症（ASD）がある．脳性麻痺のなかでも知的障害を合併する場合や不随意運動型脳性麻痺の場合では言語発達が遅れる．注意欠如・多動症（ADHD）も言語発達が遅れることが多く，リズムの障害もきたしやすい．聴覚障害（難聴）や口腔内の構造異常も言語発達の遅れの原因となる．

4）社会性の発達

社会性の発達は人に対してどのような反応を示すかによって評価する．乳児期では，あやすと笑う，人見知りをする，大人のまねをする，などが重要な反応である．

目が合いにくい，人見知りをしないなど社会性の発達に問題がある場合は ASD を疑う．

5）その他

運動の発達には平衡感覚や位置覚が重要である．知覚では聴覚，視覚以外に触覚，嗅覚，味覚がある．認知の発達には感情（情緒）の発達，記憶力の発達などが重要な影響を及ぼす．

3 発達評価

1）発達評価の方法

発達が正常範囲内であるかの代表的な評価法には，通過率をみる方法と，テストにより知能指数や発達指数を計算する方法がある．

通過率とは，ある行動についてある年齢で何％の子どもができるかという基準である．70〜80％の児ができる年齢（月齢）が標準とされ，90％もしくは95％の児ができる年齢（月齢）をリスクラインとする．6か月では98％の児に頸定がみられるので，6か月の時点で頸定がみられなければ発達の遅れがあると判断する．

テストによる方法では，発達の状態が**知能指数**（intelligence quotient；**IQ**）や**発達指数**（developmental quotient；**DQ**）という数字で示される．テストで得られた精神年齢あるいは発達年齢を生活年齢（暦年齢）で割った値に 100 を掛けた数値である．

- 知能指数（IQ）=
  精神年齢/生活年齢（暦年齢）× 100
- 発達指数（DQ）=
  発達年齢/生活年齢（暦年齢）× 100

 Topics 1　shuffling baby（いざり児）

通常であればハイハイを開始する10か月ころから座ったままお尻をずらして前進する，いわゆる"いざり這い"を好んでする乳児がいる．うつぶせの姿勢が嫌いでハイハイをしない．足を床につけようとすると，嫌がって足を上げ，空中で腰を直角に曲げて見えない椅子に坐るような姿勢をとる（sitting on air）．歩行開始は平均より数か月遅れるが，歩行開始後の発達は一般的には順調である．年長になり転びやすい傾向があったり走るのが遅かったり，軽度の問題が残るとの報告もある．

 Side Memo 2　社会性の発達

共同注意と三項関係
9か月頃になると「共同注意」（向かい合っている大人が視線を他に向けると同じ方向を見る）がみられるようになる．それまでの二項関係（自分−モノ，あるいは自分−他人，の関係）から三項関係（自分−モノ−他人，の関係）へと社会性の発達がみられる時期である．

社会的参照
ヒトが新奇な事象や曖昧な事象に対したとき，他者の表情や声を手掛かりにして（参照して）自分の態度を決定することを，社会的参照という（Feinman, 1982）．社会的参照は1歳前後からみられる．例えば，知らない人や物に出会ったとき，母の顔を見て，母が肯定的な表情をしていれば人や物に近づき，否定的な表情をしていれば母から離れない，などである．

表 1-4　知的能力障害（知的発達症）の診断基準

知的能力障害（知的発達症）は，発達期に発症し，概念的，社会的，および実用的な領域における知的機能と適応機能両面の欠陥を含む障害である．以下の3つの基準を満たさなければならない．
A　臨床的評価および個別化，標準化された知能検査によって確かめられる，論理的思考，問題解決，計画，抽象的思考，判断，学校での学習，および経験からの学習など，知的機能の欠陥．
B　個人の自立や社会的責任において発達的および社会文化的な水準を満たすことができなくなるという適応機能の欠陥．継続的な支援がなければ，適応上の欠陥は，家庭，学校，職場，および地域社会といった多岐にわたる環境において，コミュニケーション，社会参加，および自立した生活といった複数の日常生活活動における機能を限定する．
C　知的および適応の欠陥は，発達期の間に発症する．

〔髙橋三郎，大野裕（監訳）：DSM-5精神疾患の診断・統計マニュアル．p33，医学書院，2014より〕

知能指数の平均値は100であり，85～100は正常知能，71～84は境界知能，70以下を知能の遅れとするのが一般的である．知能指数50～70は軽度の遅れ，35～49は中等度の遅れ，20～34は重度の遅れ，19以下は最重度の遅れである

これまでは「知能の遅れ」を知的障害と診断し，知能指数の程度により知的障害の重症度を判定していた．米国精神医学会の診断基準の最新版，DSM-5では，知的障害に関し用語，定義，重症度の判定などで大きな変更がなされた

① 知的障害という用語が知的能力障害あるいは知的発達症に変更された
② 知的能力障害の定義：表 1-4 参照
③ これまで知能指数の程度のみで判定された知的障害の重症度が，知能指数の程度のほか，社会適応能力や生活自立能力のレベルも考慮し判定されるようになった．

2）発達検査法

主な発達検査法を示す〔⇒ 3-2「発達障害の評価とその実施法」の「発達障害の評価に用いる診断・検査と発達障害児への対応」（224頁）も参照〕．

① **遠城寺式乳幼児分析的発達検査法**（表 1-2 ⇒ 9頁）
② **Denver Ⅱ デンバー発達判定法**（記録票を図 1-3 に示す）
③ 津守・稲毛式乳幼児精神発達診断法
④ 田中ビネー知能検査Ⅴ
⑤ 新版K式発達検査2001
⑥ WPPSI-Ⅲ知能検査（WISC知能検査の幼児版）
⑦ WISC-Ⅳ知能検査

3）聴覚の評価

日常生活での音に対する反応や健診で聴力に問題があるかをチェックする．

聴覚検査としては，リスク児に対する新生児期のスクリーニングでは**自動聴性脳幹反応聴覚検査**（**AABR**；30 dB，70 dBのクリック音に対するABR）と，時には**耳音響反射**（otoacoustic emission；**OAE**）を併用する．

乳児期，幼児期の聴覚検査としては，**聴性行動反応聴力検査**（behavioral observation audiometry；**BOA**）でスクリーニングを行い，聴覚障害が疑われる場合は**聴性脳幹反応**（auditory brainstem response；**ABR**）で確認する．

幼児期には**条件詮索反応検査**（conditioned orientation reflex；**COR**）や，**遊戯聴力検査**（play audiometry）が行われる．

4）視覚の評価

3歳未満あるいは発達遅滞児の視力検査としては，**縞視力検査**（縞模様を認知し注視する生理現象を利用）を行う．PL法とTAC法がある．3歳以上ではランドルト環を用いた視力検査ができる．

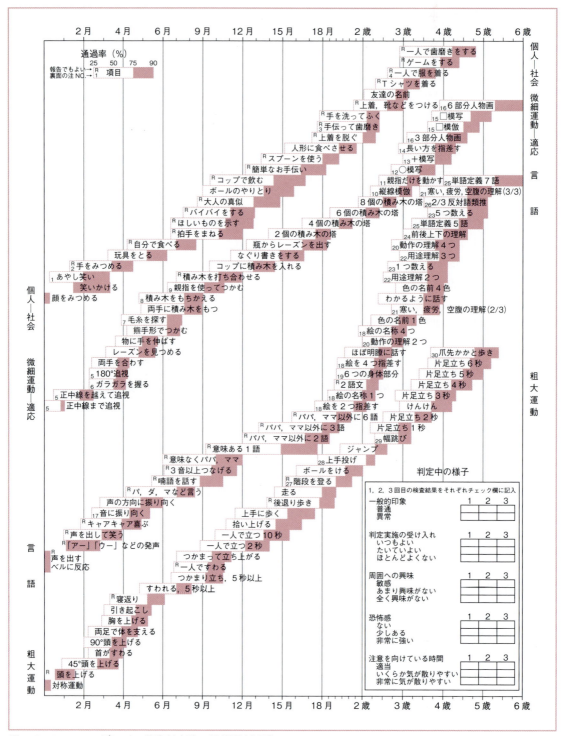

図 1-3 Denver Ⅱ デンバー発達判定法・記録票（表面）
〔(社)日本小児保健協会 2003 W.K. Frankenburg and J.B. Dodds, 1969, 1989, 1990. W.K. Frankenburg, 1978 より〕

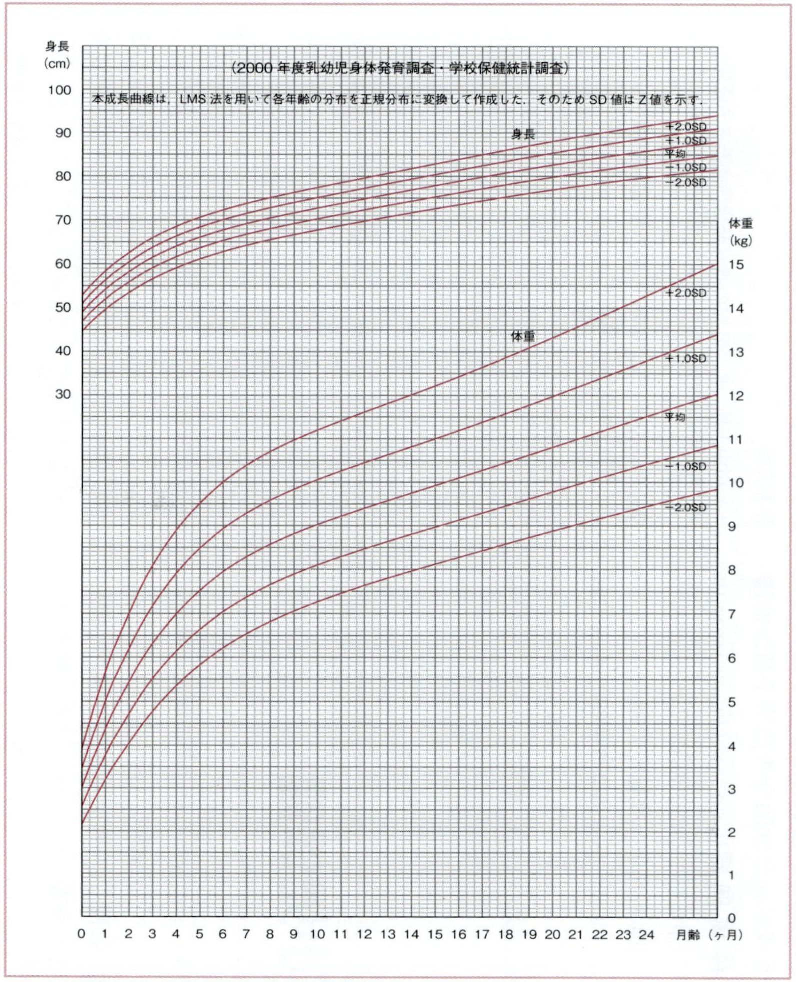

2 小児の発達・成長　15

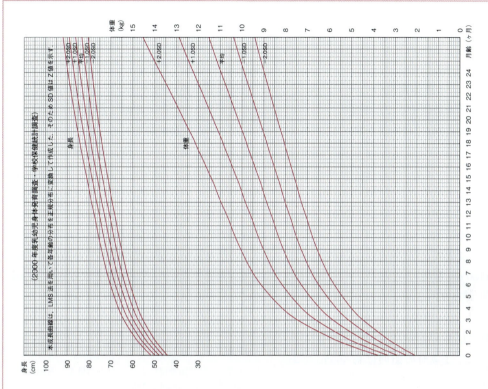

図1-5　横断的標準身長・体重曲線（0〜24ヶ月）女子（SD表示）
(2000年度乳幼児身体発育調査・学校保健統計調査)
著作権：一般社団法人日本小児内分泌学会．著者：加藤則子，磯島豪，村田光範　他：Clin Pediatr Endocrinol 25：71-76, 2016

図1-4　横断的標準身長・体重曲線（0〜24ヶ月）男子（SD表示）
(2000年度乳幼児身体発育調査・学校保健統計調査)
著作権：一般社団法人日本小児内分泌学会．著者：加藤則子，磯島豪，村田光範　他：Clin Pediatr Endocrinol 25：71-76, 2016

B 小児の成長

成長(growth)とは**身体発育**のことで，身長，体重，頭囲の発育を評価することが多い．

体重は0〜3か月では1日あたり30〜40gと著明に増加し3か月時の体重は6kg程度で出生時(約3kg)の約2倍となる．その後体重増加率は徐々に低下し，その後の9か月で約3kg増え，1歳では出生時の約3倍の9kg程度となる．

身長は出生時に約50cmで，1歳で約1.5倍(75cm程度)，4歳で2倍(約100cm程度)，12歳で約3倍(150cm程度)となる．

頭囲は出生時は33〜34cmであり，0〜3か月では1か月に約2cm増加，3〜6か月では1か月に約1cm増加，6〜12か月では1か月に約0.5cm増加する．1歳時の頭囲は約46cmである．

図1-4は厚生労働省および文部科学省のデータをもとに作成された2000年度版男子横断的**標準身長・体重曲線**(Cross-sectional Growth Chart for Boy, 0〜24 month, 2000)である(図1-5は女子)．縦線は計測値，横線が月齢を示している．図の上から身長，体重の発育曲線となっており，身長，体重では5本のラインが記されている．上から+2 SD，+1 SD，平均，−1 SD，−2 SDのラインである．計測値が±2 SDのラインの中に約95％が含まれるので，±2 SDのライン外にある場合は病的状態にある確率が高いと判断される．

身体発育曲線に各自の身長，体重の計測値を，ポイントとなる月齢，年齢ごとにプロットし線で結んだものが**成長曲線**である．成長曲線からさまざまな疾患が見つかる．体重が順調に増えていたのにある時期から急に増えなくなったときは食事摂取がうまくいっていない可能性が高い．乳幼児であれば育児不全(虐待)を，思春期であれば摂食障害(神経性食思不振症)などを考える．−2 SD以下の低身長や身長の増加率が悪い場合は成長ホルモン分泌不全があるかを検査する適応となる．急に身長がのびなくなった場合は脳腫瘍が疑われる．

引用文献

1) 相原正男：認知神経学よりみた心の発達と前頭葉機能．小児科 47：335-345, 2006

参考文献

1) 田中美郷，他：乳児の聴覚発達検査とその臨牀および難聴早期スクリーニングへの応用．Audiology Japan 21：52-71, 1978
2) 前川喜平：改訂3版 小児の神経と発達の診かた．新興医学出版社，2003
3) 宇野 彰(編)：ことばとこころの発達と障害．永井書店，2007

3 小児保健

生まれてきた子どもを心身ともに健康に健全に育てることが，小児保健の目指すところである．"身体の健康"に関して目指すことは時代や地域，文化によって大きな違いはない．"心を健全に育てる"ことに関しては時代や地域，文化，また，保護者の考えるところにより目指すことが違ってくるであろうが，社会に適応できる健全な心を育てるためには乳幼児期に保護者との愛着形成を確立することが肝要であるということには，異論がない．保護者との愛着形成，信頼関係の基盤の上

で他者との協調が可能となり社会に適応できる心が育ってくる.

育児の場の大部分は家庭であり,養育者(保護者)の多くは両親である.核家族化により育児を支える人が両親以外に求められ難い状況では,両親,特に母親の育児負担が過剰となる傾向がある.特に疾患や障害をもった子どもの育児や,養育者が育てにくさを感じている子どもの育児などでは顕著である.

小児保健は医療,教育,行政などが協力して育児を支援する分野である.また,NPO法人の活動,マスコミ情報(育児書,テレビ,インターネットなど)も育児支援で重要な役割を果たしている.

母子保健法により定められた**乳児健康診査(乳児健診)**は保健所や医療機関で行われている.児童福祉法に基づいて多くの児童福祉対策が行われている.保育所や乳児院などでの保育や知的障害児施設,肢体不自由児施設,重症心身障害児施設などでの障害児の保護,治療,日常生活の指導などである.また,児童家庭支援センターでは地域児童の福祉に関する各般の問題につき,児童,家庭,地域住民その他からの相談に応じ,児童相談所やその他の児童福祉施設との連携のもとに必要な助言,指導,援助を行っている.

子どもを事故から守ること,予防接種によって病気を予防することも,小児保健の重要なテーマである.

A 育児

1 食事・栄養

小児期は目覚ましい身体発育のある時期であり,健全な身体発育のためには適度に栄養を摂ることが大切である.また,食習慣は精神発達,情緒の発達にも密に関係する.

授乳や離乳の手順などについては,時代や地域,文化,また個々の家庭の状況により一様ではない.2007(平成19)年3月に厚生労働省によって「授乳・離乳の支援ガイド」が策定された.「授乳・離乳の支援ガイド(2019年改訂版)」の基本的考え方を以下に列記する.

①授乳および離乳を通じた育児支援の視点を重視.親子の個別性を尊重するとともに,近年ではインターネットなどのさまざまな情報があるなかで,慣れない授乳および離乳において生じる不安やトラブルに対し,母親などの気持ちや感情を受けとめ,寄り添いを重視した支援を促進

②妊産婦や子どもにかかわる多機関,多職種の保健医療従事者(医療機関,助産所,保健センターなどの医師,助産師,保健師,管理栄養士など)が授乳および離乳に関する基本的事項を共有し,妊娠中から離乳の完了に至るまで,支援内容が異なることのないよう一貫した支援を推進

母乳育児も重要である.1989年ユニセフとWHOは,母乳育児の重要性を強調して,「母乳育児の保護,促進,そして支援―産科施設の特別な役割」と題する共同声明を発表し,世界のすべての国のすべての産科施設に対して「母乳育児成功のための10ヵ条」を守ることを呼び掛けた.また,ユニセフとWHOは「母乳育児成功のための10ヵ条」を採用し,実践している産科施設を『赤ちゃんにやさしい病院』Baby Friendly Hospital(BFH)に認定している.

2 睡眠

新生児から乳児期早期は昼夜の区別がなく,3～4時間くらいの間隔で睡眠,覚醒,(哺乳,排泄)を繰り返す.生後6か月ごろになると日中は午前と午後の2回の午睡の形をとることが多くなる.1歳を過ぎるころになると午睡の回数や時間が少なくなり,午後1回の午睡となり,そのうち午睡

がなくなり夜だけの睡眠となる.

『夜が明けるとともに起きて活動し日が暮れると活動を中止し夕食をとって,しばらくして眠る』というのがヒト本来の生理的な体のリズムだとすると,19時～20時くらいに就寝し,6時～7時に起きる,というのが生理的な睡眠リズムといえよう.近年"夜ふかし"が問題となっている.神山[1]によるとP＆G社が2004年12月に日本で行った調査では,就床時刻が午後10時以降の子どもたちは46.8％であった.同社の調査は欧州各国でも2004年3～4月に行われ,就床時刻が午後10時以降の子どもたちはスウェーデン27％,英国25％,ドイツとフランスはそれぞれ16％であった."夜ふかし"は生理的ではなく,日中の活動にさまざまな影響を及ぼす.十分な睡眠時間を確保することは育児において重要である.

3 入浴

入浴の目的は皮膚を清潔に保つこと,寒い季節では体を温めることである.また,湯船につかるという日本の入浴形式では,親子が楽しく触れ合う場所にもなる.

湯の温度は体温より少し高めにする.乳児では夏は38～39℃,冬は39～40℃がおおよその基準である.

4 室内環境

まずは安全が保たれることが重要である.

触って危険なものがないか,口に入れて危ないものがないか,など子どもの視線に立って,子どもの周囲に危険なものを置かないようにする.子どもは発達するので活動範囲,手の届く範囲が日々広がっていくことにも注意する.浴槽での事故には特別な注意が必要である.

5 抱っことおんぶ

抱っこ・おんぶは,赤ちゃんをあやすとき,寝かしつけるときに行う育児行動である.また,自分で移動できない子どもを移動させる手段でもある.赤ちゃんの体を安定した状態に保持し,優しく揺すったり,目を合わせ,声をかけ,赤ちゃんが感じている(であろう)不安定な心を和らげ,寝かしつけたりあるいは笑顔を引き出したりする.抱っこ・おんぶという育児行動は体性感覚,視覚,聴覚を駆使した赤ちゃんとのコミュニケーションの始まりでもある."抱っこ"では赤ちゃんと養育者は対面し見つめあうことになる."おんぶ"では赤ちゃんは養育者の肩越しに養育者と同じ物を見ることになる.

6 遊び

子どもは遊びを通じて人とのかかわりを学んでいく.順番を待つこと,役割を演じること,ルールを守ること,などの社会性を育てる.遊びはまた,子どもの才能や創造力を育てる.

Topics 2 食育ということ

2005(平成17)年6月に食育基本法が成立した.子どもの健全な発育,発達において食事の重要性が法律により認識された.

食育基本法の記述によると…『子どもたちが豊かな人間性をはぐくみ,生きる力を身に付けていくためには,何よりも「食」が重要である.今,改めて,食育を,生きるうえでの基本であって,知育,徳育及び体育の基礎となるべきものと位置付けるとともに,さまざまな経験を通じて「食」に関する知識と「食」を選択する力を習得し,健全な食生活を実践することができる人間を育てる食育を推進することが求められている』というように「食」をとらえている.

B 乳幼児健診

乳幼児健診は乳幼児健康診査の略で，乳幼児が順調に成長・発達しているかを調べ，また，病気の予防と早期発見をすることを目的とする．成長や発達の遅れのある子どもには適切な指導，支援をする．

日本では公費で実施される公的健診と私費による私的健診があり，公的には，1歳までの乳児期に2回以上と，1歳6か月児および3歳児の健診を各市町村が主体となって実施することになっている．例えば東京都の場合，3〜4か月，6〜7か月，および9〜10か月の計3回の健診と1歳6か月健診，そして3歳児健診を公費で実施している．

表1-5に各月齢，年齢の健診の際に保護者が母子手帳に記録する事項を示した．これらの事項が，各月齢，年齢での**乳幼児健診のチェックポイント**である．

C 事故

表1-6に示すように，不慮の事故（予防しうる事故）は小児の死亡原因の多くを占めている．年少児では家庭内の事故が多く，年長児では交通事故が多い．

小児に起こりやすい事故と対策については『Safe Kids Japan』のホームページ(http://safekidsjapan.org)に詳しく記述されている．

1) 誤飲

誤飲した物のなかで一番多いのはタバコ，続いて，医薬品，化粧品，洗剤，殺虫剤の順となっている．日本では諸外国に比較し誤飲事故が多いが，多い理由の1つは畳での生活である．畳の上をハイハイして，畳の上や低い台に手を伸ばして誤飲する．『きのうまでできなかったことが，きょうできるようになる』のが赤ちゃんであり，『きのうまで畳の上に置いてあったタバコに手も出さなかったのに，きょうは口に入れてしまう』．予防法は，子どもの口に入る危険な物を手の届かない所へ置くことである．欧米では，乳児健診の時に，口径が32 mm，長さが57 mmのプラスチックの円筒を保護者に渡し，「この中に入るものは赤ちゃんの口の中に入る危険性があるので，1 mより上にあげておく」ように指導している．

2) 気道異物，窒息

ピーナッツなどの乾いた豆類は気道異物の原因となる．口の中に入れた状態で転倒し泣いたり驚いたりして息を吸い込んだ拍子に気管に入ってしまう．口の中に食べ物が入った状態で歩き回らない，などの注意が必要である．

コンニャクゼリーが喉に詰まり，窒息して死亡する例が報告されている．詰まりやすい大きさのものや，噛んでも噛み切れないような食べ物は，5歳になるまでは避けたほうが安全である．

3) 溺水

0歳と1歳の溺死の8割は浴槽で溺れている．3歳以上になると浴槽で溺れて死ぬことは少なくなり，年齢が長ずると，川，湖，海での溺死が多くなる．

洗い場からの浴槽の縁の高さが50 cm未満の浴槽で，残し湯をしている場合は溺水の可能性が高くなる．

4) 転倒・転落

乳幼児は平衡感覚が十分発達していないため転びやすい．また，体幹に比べて頭が大きくて重く，重心の位置が高いこと，子どもの視野は大人に比べて狭いことも転びやすい原因である．

転倒・転落の防止には環境の整備が大切である．つまずかないように，歩行する平面の段差をなくす，じゅうたんや流しの下にマットを敷かない，

表1-5 乳幼児健診のチェックポイント

1か月健診　　　　　　　保護者の記録（1か月頃）
- 裸にすると手足をよく動かしますか．　　　はい　いいえ
- お乳をよく飲みますか．　　　　　　　　　はい　いいえ
- 大きな音にビクッと手足を伸ばしたり，
  泣き出すことがありますか．　　　　　　　はい　いいえ
- おへそは乾いていますか．　　　　　　　　はい　いいえ
  （ジクジクしているときは医師にみてもらいましょう）
- うすい黄色，クリーム色，灰白色の便が
  続いていますか．　　　　　　　　　　　　はい　いいえ
- 子育てについて困難を感じることはありますか．
  　　　　　　　　　　　いいえ　はい　何ともいえない
- 育児の心配，かかった病気，感想などを自由に記入しましょう．

3～4か月健診　　　　　　　保護者の記録（3～4か月頃）
- 首がすわりましたか．　　　　　　　　　　はい　いいえ
  　　　　　　　　　　　（すわった時期：　　月　　日頃）
- あやすとよく笑いますか．　　　　　　　　はい　いいえ
- 目つきや眼の動きがおかしいのではないかと
  気になりますか．　　　　　　　　　　　　いいえ　はい
- 見えない方向から声をかけてみると，
  そちらのほうを見ようとしますか．　　　　はい　いいえ
- 外気浴をしていますか．　　　　　　　　　はい　いいえ
  （天気のよい日に薄着で散歩するなどしてあげましょう）
- 薄めた果汁やスープを飲ませていますか．　はい　いいえ
  （5か月頃から離乳が始められます）
- 子育てについて困難を感じることはありますか．
  　　　　　　　　　　　いいえ　はい　何ともいえない
- 育児の心配，かかった病気，感想などを自由に記入しましょう．

6～7か月健診　　　　　　　保護者の記録（6～7か月頃）
- 寝返りをしますか．　　　　　　　　　　　はい　いいえ
- おすわりをしますか．（7か月頃）　　　　　はい　いいえ
  　（支えなくてもすわれるようになった時：　　月　　日頃）
- からだのそばにあるおもちゃに手をのばして
  つかみますか．　　　　　　　　　　　　　はい　いいえ
- 家族といっしょにいるとき，話しかけるような
  声を出しますか．　　　　　　　　　　　　はい　いいえ
- テレビやラジオの音がしはじめると，
  すぐそちらを見ますか．　　　　　　　　　はい　いいえ
- 離乳食を喜んで食べていますか．　　　　　はい　いいえ
  （そろそろ離乳食を2回にすすめ，食品の種類をふやしてい
  きましょう．7か月頃から舌でつぶせる固さにします）
- ひとみが白くみえたり，黄緑色に光って
  見えたりすることがありますか．　　　　　いいえ　はい
- 育児の心配，かかった病気，感想などを自由に記入しましょう．

9～10か月健診　　　　　　保護者の記録（9～10か月頃）
- ハイハイをしますか．　　　　　　　　　　はい　いいえ
  　　　　　　　（できるようになった時：　　月　　日頃）
- つかまり立ちができますか．　　　　　　　はい　いいえ
  　　　　　　　（できるようになった時：　　月　　日頃）
- 指で，小さいものをつまみますか．　　　　はい　いいえ
  （タバコや豆などの異物誤飲に注意しましょう）
- 機嫌よく一人遊びができますか．　　　　　はい　いいえ
- 離乳は順調にすすんでいますか．　　　　　はい　いいえ
  （離乳食を3回にすすめましょう．9か月頃から歯ぐきでつ
  ぶせる固さにします）
- そっと近づいて，ささやき声で呼びかけると
  振り向きますか．　　　　　　　　　　　　はい　いいえ
- 後追いをしますか．　　　　　　　　　　　はい　いいえ
- 歯の生え方，形，色，歯肉などについて，
  気になることがありますか．　　　　　　　いいえ　はい
- 子育てについて困難を感じることはありますか．
  　　　　　　　　　　　いいえ　はい　何ともいえない
- 育児の心配，かかった病気，感想などを自由に記入しましょう．

1歳健診　　　　　　　　　保護者の記録（1歳の頃）
- 伝い歩きをしますか．　　　　　　　　　　はい　いいえ
  　　　　　　　（できるようになった時：　　月　　日頃）
- バイバイ，コンニチハなどの身振りをしますか．　はい　いいえ
- テレビなどの音楽に合わせて，からだを
  楽しそうに動かしますか．　　　　　　　　はい　いいえ
- 大人の言う簡単なことば（おいで，ちょうだい
  など）がわかりますか．　　　　　　　　　はい　いいえ
- 相手になって遊んでやると喜びますか．　　はい　いいえ
- 食事を3回，喜んで食べていますか．　　　はい　いいえ
  （食欲をなくさぬよう，また，むし歯予防のために，砂糖の
  多い飲食物を控えましょう）
- どんな遊びが好きですか．（遊びの例：　　　　　）
- 育児の心配，かかった病気，感想などを自由に記入しましょう．

1歳6か月健診　　　　　　保護者の記録（1歳6か月頃）
- 1人で上手に歩きますか．　　　　　　　　はい　いいえ
  　（一人歩きができるようになった時：　　歳　　月頃）
- ママ，ブーブなど意味のあることばを
  いくつか話しますか．　　　　　　　　　　はい　いいえ
- 自分でコップをもって水を飲めますか．　　はい　いいえ
- 哺乳ビンを使っていますか．　　　　　　　いいえ　はい
  （哺乳ビンを使って飲むのは，むし歯予防などのためにやめ
  るようにしましょう）
- 食事やおやつの時間はだいたい決まって
  いますか．　　　　　　　　　　　　　　　はい　いいえ
- 保護者が歯の仕上げみがきをしてあげて
  いますか．　　　　　　　　　　　　　　　はい　いいえ
- 相手になって遊んでやると喜びますか．
- 極端にまぶしがったり，眼の動きがおかしいの
  ではないかと気になりますか．　　　　　　いいえ　はい
- うしろから名前を呼んだとき，振り向きますか．　はい　いいえ
- どんな遊びが好きですか．（遊びの例：　　　　　）
- 子育てについて困難を感じることはありますか．
  　　　　　　　　　　　いいえ　はい　何ともいえない
- 育児の心配，かかった病気，感想などを自由に記入しましょう．

（つづく）

表 1-5　乳幼児健診のチェックポイント（つづき）

2 歳健診　保護者の記録（2 歳の頃）
- 走ることができますか．　はい　いいえ
- スプーンを使って自分で食べますか．　はい　いいえ
- 積木で塔のようなものを作ったり，横に並べて電車などにみたてて遊ぶことをしますか．　はい　いいえ
- テレビや大人の身振りのまねをしますか．　はい　いいえ
- 2 語文（ワンワンキタ，マンマチョウダイ）などをいいますか．　はい　いいえ
- 肉や繊維のある野菜を食べますか．　はい　いいえ
- 歯みがきの練習をはじめていますか．　はい　いいえ
- 保護者が歯の仕上げみがきをしてあげていますか．　はい　いいえ
- どんな遊びが好きですか．（遊びの例：　　　）
- 育児の心配，かかった病気，感想などを自由に記入しましょう．

3 歳健診　保護者の記録（3 歳の頃）
- 手を使わずに 1 人で階段をのぼれますか．　はい　いいえ
- クレヨンなどで丸（円）を書きますか．　はい　いいえ
- 衣服の着脱を 1 人でしたがりますか．　はい　いいえ
- 自分の名前がいえますか．　はい　いいえ
- 歯みがきや手洗いをしていますか．　はい　いいえ
- 保護者が歯の仕上げみがきをしてあげていますか．　はい　いいえ
- いつも指しゃぶりをしていますか．　いいえ　はい
- よくかんで食べる習慣はありますか．　はい　いいえ
- 斜視はありますか．　いいえ　はい
- 物を見るときに目を細めたり，極端に近づけて見たりしますか．　いいえ　はい
- 耳の聞こえが悪いのではないかと気になりますか．　いいえ　はい
- ままごと，怪獣ごっこなど，ごっこ遊びができますか．　はい　いいえ
- 遊び友だちがいますか．　はい　いいえ
- 子育てについて困難を感じることはありますか．　いいえ　はい　何ともいえない
- 育児の心配，かかった病気，感想などを自由に記入しましょう．

4 歳健診　保護者の記録（4 歳の頃）
- 階段を 2，3 段の高さからとびおりたりしますか．　はい　いいえ
- 片足でケンケンをしてとびますか．　はい　いいえ
- 自分の経験したことをお母さんやお父さんに話しますか．　はい　いいえ
- お手本を見て十字が描けますか．　はい　いいえ
- はさみを上手に使えますか．　はい　いいえ
- 衣服の着脱ができますか．　はい　いいえ
- 友だちと，ごっこ遊びをしますか．　はい　いいえ
- 歯みがき，口すすぎ，手洗いをしますか．　はい　いいえ
- 保護者が歯の仕上げみがきをしてあげていますか．　はい　いいえ
- いつも指しゃぶりをしていますか．　いいえ　はい
- 食べ物の好き嫌いはありますか．　いいえ　はい
  （嫌いなものの例：　　　）
- おしっこを 1 人でしますか．　はい　いいえ
- 育児の心配，かかった病気，感想などを自由に記入しましょう．

5 歳健診　保護者の記録（5 歳の頃）
- でんぐりがえしができますか．　はい　いいえ
- 思い出して絵を書くことができますか．　はい　いいえ
- 色（赤，黄，緑，青）がわかりますか．　はい　いいえ
- はっきりした発音で話ができますか．　はい　いいえ
- はさみを上手に使えますか．　はい　いいえ
- 大便を 1 人でしますか．　はい　いいえ
- 幼稚園，保育所などの集団生活になじみ，楽しく過ごしていますか．　はい　いいえ
- 動物や花をかわいがったり，他人を思いやる気持ちをもっているようですか．　はい　いいえ
- 家族と一緒に食事を食べていますか．　はい　いいえ
- 保護者が歯の仕上げみがきをしてあげていますか．　はい　いいえ
- いつも指しゃぶりをしていますか．　いいえ　はい
- お話を読んであげるとその内容がわかるようになりましたか．　はい　いいえ
- 育児の心配，かかった病気，感想などを自由に記入しましょう．

表 1-6　年齢別死因順位

年齢	第 1 位	第 2 位	第 3 位
0	先天奇形等	呼吸障害等	不慮の事故
1～4	先天奇形等	不慮の事故	悪性新生物
5～9	悪性新生物	不慮の事故	先天奇形等
10～14	自殺	悪性新生物	不慮の事故

〔2017 年人口動態統計〕

床に電気コードや新聞紙を放置しない，などに気をつける．すなわち乳幼児が主に生活する空間には，なるべくものを置かないようにする．

高い場所には子どもが近づくことができないようにし，ベランダには踏み台となるようなものは置かないようにする．

D 予防接種

予防接種とは，ウイルス感染症，細菌感染症を予防する目的で行う行為である．ウイルスや細菌，または菌が作り出す毒素を弱めて予防接種液（ワクチン）を作り，免疫のないものにワクチンを接種することにより人工的に抗体を作り免疫を獲得し病気を予防する．すべての病気に対してワクチンがあるわけではないが，多くの感染症に対しワクチンが作られている．自然感染で病気にかかった際の合併症，後遺症を考えると，ワクチンの有効性は高く，また安全性も確立されている．

従来は義務接種といって接種が義務づけられていたが，予防接種法と結核予防法の一部が改正され，平成6(1994)年10月から義務接種はなくなり**定期接種**と**任意接種**とになった．また，以前は学校などで集団接種をしていたのが，原則的に個別接種となった．

1) 予防接種の区分（定期接種と任意接種）

図1-6に現在行われている日本の予防接種を定期接種と任意接種に分けて示した．

2) ワクチンの種類

(1) 生ワクチン

生きたままの細菌やウイルスを継代培養して弱毒化し，病原性を減弱したワクチンで，接種により抗体を獲得し疾患を予防する．ポリオワクチン，麻疹風疹(MR)混合ワクチン，麻疹ワクチン，風疹ワクチン，BCG，おたふくかぜワクチン，水痘ワクチンが生ワクチンである．

(2) 不活化ワクチン

細菌やウイルスを殺し，免疫を作るのに必要な成分を取り出し弱毒化したワクチンで，ジフテリア・百日咳・破傷風(DPT)混合ワクチン，ジフテリア・破傷風(DT)混合ワクチン，日本脳炎ワクチン，インフルエンザワクチン，B型肝炎ワクチン，A型肝炎ワクチン，肺炎球菌ワクチン，Hib(ヘモフィルスb型)ワクチンが不活化ワクチンである．

3) 予防接種の接種スケジュール

図1-6に示すように，各々の予防接種ごとに接種年齢，接種回数，接種間隔が決まっている．

4) 異なった種類のワクチンを接種する場合の間隔

- 生ワクチンを接種した場合は27日以上おいて他のワクチンを接種する．
- 不活化ワクチンを接種した場合は6日以上おいて他のワクチンを接種する．

5) 予防接種による健康被害救済制度

予防接種の安全性は高いが，副反応はゼロではない．定期の予防接種によって引き起こされた副反応により健康被害が生じた場合は，予防接種法に基づく給付を受けることができる．任意接種による健康被害が生じた場合は，独立行政法人医薬品医療機器総合機構法に基づく救済を受けられる．

Side Memo 3　VPDとは

ワクチンで防ぐことができる病気をVPDと呼ぶ．VPDとはVaccine Preventable Diseaseの略であり，主な病気には麻疹，おたふくかぜ，結核，ジフテリア，水痘，日本脳炎，百日咳，風疹，ポリオ，インフルエンザ，Hib感染症，などがある．

世界中には他に多くの感染症があるが，マラリアやデング熱のようにワクチンがないために多くの死者が出ている感染症が少なくない．VPDはワクチンを接種すれば防げるのだから，ワクチンを積極的に接種してVPDに罹らないようにしたいものである．

（「VPDを知って，子どもを守ろう」の会，ホームページ http://www.know-vpd.jp/ より）

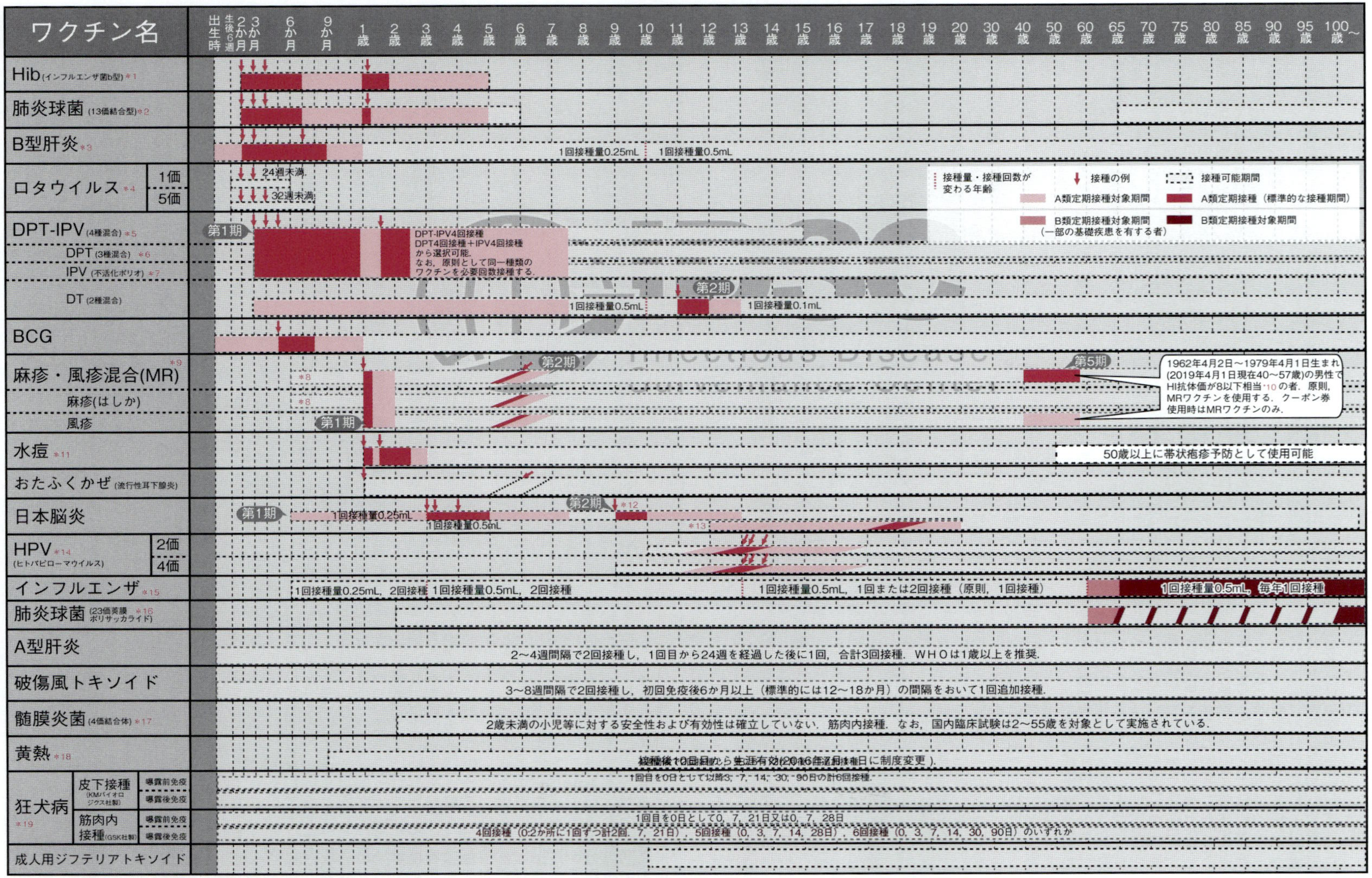

図 1-6　日本の定期/任意予防接種スケジュール

〔国立感染症研究所ホームページより〕

（次頁につづく）

図1-6 注釈

※接種期間は添付文書の内容を参考に作成した(一部改変).
予防接種法に基づく定期の予防接種は,本図に示したように,政令で接種対象年齢が定められている.この年齢以外で接種する場合は,任意接種として受けることになる.ただしワクチン毎に定められた接種年齢があるので注意されたい.
なお,↓は一例を示したものである.接種スケジュールの立て方については被接種者の体調・生活環境,基礎疾患の有無等を考慮して,かかりつけ医あるいは自治体の担当者とよく相談されたい.

*1 2008年12月19日から国内での接種開始.生後2か月以上5歳未満の間にある者に行うが,標準として生後2か月以上7か月未満で接種を開始すること.接種方法は,通常,生後12か月に至るまでの間に27日以上の間隔で3回皮下接種(医師が必要と認めた場合には20日間隔で接種可能).接種開始が生後7か月以上12か月未満の場合は,通常,生後12か月に至るまでの間に27日以上の間隔で2回皮下接種(医師が必要と認めた場合には20日間隔で接種可能)初回接種から7か月以上あけて,1回皮下接種(追加).接種開始が1歳以上5歳未満の場合,通常,1回皮下接種.
*2 2013年11月1日から7価結合型に替わって定期接種に導入.生後2か月以上7か月未満で開始し,27日以上の間隔で3回接種.追加免疫は通常,生後12~15か月に1回接種の合計4回接種.接種もれ者には,次のようなスケジュールで接種.接種開始が生後7か月以上12か月未満の場合:27日以上の間隔で2回接種したのち,60日間以上あけてかつ1歳以降に1回追加接種.1歳:60日間以上の間隔で2回接種.2歳以上5歳未満:1回接種.
*3 2016年10月1日から定期接種導入.2016年4月1日以降に生まれた者が対象.母子感染予防はHBグログリンと併用して定期接種ではなく健康保険で受ける.
健康保険適用:
①B型肝炎ウイルス母子感染の予防(抗HBs人免疫グロブリンとの併用)【HBワクチン】通常,0.25 mLを1回,生後12時間以内を目安に皮下接種(被接種者の状況に応じて生後12時間以降とすることも可能.その場合であっても生後できるだけ早期に行う).更に0.25 mLずつを初回接種の1か月後及び6か月後の2回,皮下接種.ただし,能動的HBs抗体が獲得されていない場合には追加接種.【HBIG(原則としてHBワクチンとの併用)】初回注射は0.5~1.0 mLを筋肉内注射.時期は生後5日以内(なお,生後12時間以内が望ましい).また,追加注射には0.16~0.24 mL/kgを投与.2013年10月18日から接種月齢変更.
②血友病患者に「B型肝炎の予防」の目的で使用した場合
③業務外で「HBs抗原陽性でかつHBe抗原陽性の血液による汚染事故後のB型肝炎発症予防(抗HBs人免疫グロブリンとの併用)」
労災保険適用:
①業務上,HBs抗原陽性でかつHBe抗原陽性血液による汚染を受けた場合(抗HBs人免疫グロブリンとの併用)
②業務上,既存の負傷にHBs抗原陽性でかつHBe抗原陽性血液が付着し汚染を受けた場合(抗HBs人免疫グロブリンとの併用)
*4 初回接種は生後14週6日までに行う.1価で2回接種,5価で3回接種のいずれかを選択.
*5 D:ジフテリア,P:百日咳,T:破傷風,IPV:不活化ポリオを表す.IPVは2012年9月1日から,DPT-IPV混合ワクチンは2012年11月1日から定期接種に導入.
回数は4回接種だが,OPV(生ポリオワクチン)を1回接種している場合は,IPVをあと3回接種.OPVは2012年9月1日以降定期接種としては使用できなくなった.
2015年12月9日から,野生株ポリオウイルスを不活化したIPV(ソークワクチン)を混合したDPT-cIPVワクチンの接種開始.従来のDPT-IPVワクチンは,生ポリオワクチン株であるセービン株を不活化したIPVを混合したDPT-sIPVワクチン.
*6 2018年1月29日から再び使用可能となった.
*7 なお,生ポリオワクチン(OPV)2回接種者は,ポリオ流行国渡航前を除き,IPVの接種は不要.OPV 1回接種者はIPV 3回接種.OPV未接種者はIPV 4回接種.
*8 緊急避難的に接種する場合がある.
*9 原則としてMRワクチンを接種.なお,同じ期内で麻疹ワクチンまたは風疹ワクチンのいずれか一方を受けた者,あるいは特に単抗原ワクチンの接種を希望する者は単抗原ワクチンの選択可能.
*10 詳細はhttps://www.niid.go.jp/niid/images/idsc/disease/rubella/Rubella-HItiter8.pdfを参照.
*11 2014年10月1日から定期接種導入.3か月以上(標準的には6~12か月)の間隔をあけて2回接種.
*12 平成19年4月2日から平成21年10月1日生まれの者は生後6か月から90か月未満と9歳から13歳未満の期間内であれば定期接種として第1期の接種可能.
*13 平成7年4月2日から平成19年4月1日生まれの者で4回の接種が終わっていない者.ただし20歳未満の者に限る.
*14 互換性に関するデータがないため,どちらか一方を選択して同一のワクチンを3回続けて筋肉内に接種.接種間隔はワクチンによって異なる.
*15 定期接種は毎年1回.KMバイオロジクス(株),(一財)阪大微生物病研究会,デンカ生研(株)のインフルエンザワクチンは生後6か月以上,第一三共(株)のインフルエンザワクチンは1歳以上が接種対象者.
*16 2014年10月1日から定期接種導入.2019年1月1日から年度内に65・70・75・80・85・90・95・100歳以上になる者であって,まだ未接種の者は定期接種として1回接種可能.なお,「2歳以上の脾摘患者における肺炎球菌による感染症の発生予防」の目的で使用した場合にのみ健康保険適用あり.
*17 2015年5月18日から国内での接種開始.血清型A,C,Y,Wによる侵襲性髄膜炎菌感染症を予防する.発作性夜間ヘモグロビン尿症における溶血抑制あるいは非典型溶血性尿毒症症候群における血栓性微小血管障害の抑制,あるいは全身型重症筋無力症などでエクリズマブ(製品名:ソリリス点滴静注)を投与する場合は健康保険適用あり.
*18 一般医療機関での接種は行われておらず,検疫所での接種.
*19 2つの製剤があるが,KMバイオロジクス(株)製は皮下接種,GSK(株)製は筋肉内接種で行う.接種間隔,接種回数はそれぞれのワクチンの添付文書を参照のこと

E 児童虐待

「児童虐待」とは,保護者がその監護する児童(18歳に満たない者をいう)について行う行為で「児童虐待の防止等に関する法律」で定義されてい

Side Memo 4　揺さぶられっこ症候群

あやすために優しく揺らすのは問題ないが,首がしっかり据わっていない乳幼児の両脇や両肩をつかんで激しく揺さぶると頭蓋内出血(硬膜下血腫)や眼底出血を起こし,死亡したり重度の後遺症を残したりする.これを揺さぶられっこ症候群(shaken baby syndrome)といい,虐待との関連が強く疑われる.

表 1-7 児童虐待の分類と定義

身体的虐待	殴る,蹴る,投げ落とす,激しく揺さぶる,やけどを負わせる,溺れさせる,首を絞める,縄などにより一室に拘束するなど
性的虐待	子どもへの性的行為,性的行為を見せる,性器を触る又は触らせる,ポルノグラフィの被写体にする など
ネグレクト	家に閉じ込める,食事を与えない,ひどく不潔にする,自動車の中に放置する,重い病気になっても病院に連れて行かない など
心理的虐待	言葉による脅し,無視,きょうだい間での差別的扱い,子どもの目の前で家族に対して暴力をふるう(ドメスティック・バイオレンス:DV) など

〔厚生労働省ホームページより〕

る.表 1-7 に示すように,身体的虐待,性的虐待,ネグレクト,心理的虐待に分類される.児童虐待が疑われた場合は福祉事務所もしくは児童相談所に通告する.児童の安全確保を最優先させる.

児童虐待以外にも夫婦間の暴力(ドメスティックバイオレンス;DV),思春期の子どもの親への暴力,老いた親に対する暴力などを含め,家庭内で起こる暴力行為(ファミリーバイオレンス)に対し総合的に対応する必要がある(「児童虐待の防止等に関する法律」は巻末の附録を参照のこと).

引用文献
1)神山 潤:日本の乳幼児の睡眠状況〜国際比較調査の結果から.小児健康研究 2009 : 68 ; 219-223.

4 小児疾患の診断法

専門分野別の診断法や発達診断については他項に譲り,本項では主に急性疾患の診断法と小児診断法の特徴につき解説する.

A 小児疾患の診断法

小児疾患の診断とは病気の種類,程度を判断することであり,病名診断と重症度診断がある.診断は情報の収集に始まる.情報は患児および保護者から得られる情報と,もともと医師がもっている情報とに分かれる.患児および保護者から得られる情報は病歴,診察所見,検査所見であり,医師がもつ情報は医学知識と臨床経験である.患者情報を的確に収集し,医師がもつ情報を活用して整理・検討し確定診断に至る(図 1-7).

診断は初診時に確定するとは限らない.経過とともに症状や所見が変化し,時間が経って初めて病名が判明することも多い.特に小児では病状の変化が急であるので,的確な診断のためには経過観察を密に行い時間的な情報の変化を細かくとらえる必要がある.

診断に至る順序は問診(病歴聴取),診察を行い必要であれば検査を行い,結果を総合的に判断するのであるが,緊急の状況では応急処置が優先されるのは当然である.

小児の診察には成人と異なる特徴がある.主な事柄を以下に記す.
①年少児では患児自らが訴えることは少ない.
②恐怖のために泣いたり暴れたりすることで,成人に比し正確な身体所見を得られにくいことが多い.
③動いてしまうために,検査がうまくできないことが多い.

以上の状況から小児の診察に際しては,保護者からの情報を得ること,患児の様子を細かく観察することがより重要となる.また,検査の際に薬

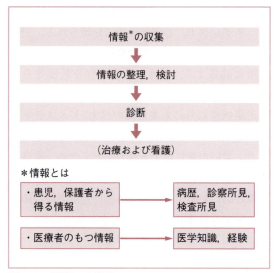

図 1-7　診断への道筋

表 1-8　現病歴

1. 発熱の有無
2. 気道症状：咳，鼻汁，嗄声，喘鳴，呼吸困難，咽頭痛などの有無
   ・咳：乾性，湿性，犬吠様，咳込み，レプリーゼ
3. 消化器症状：下痢，嘔吐，腹痛，便秘，血便などの有無
   ・嘔吐：回数，量，吐物の内容
   ・下痢：回数，量，色，性質（水様，泥状など）
   ・腹痛：部位，程度，間欠的かどうか
4. 腎・尿路症状：排尿痛，頻尿，多尿，乏尿，血尿などの有無
5. 神経症状：頭痛，けいれん，意識障害，麻痺などの有無
6. その他の疼痛：胸痛，関節痛などの有無
7. 皮膚症状：発疹，出血斑などの有無
8. 全身状態に関する事項：食欲の有無，機嫌の良否，睡眠の良否，活気の有無など
9. 家族内での同様疾患の有無
10. 学校，幼稚園，保育園などでの疾患流行の有無

物で鎮静することも多い．

B 問診（病歴聴取）

年長児を除き，患児が自ら情報を伝えることは難しいので，情報は保護者から得られることが多い．問診により得られる情報は，主訴，現病歴，既往歴，家族歴である．

1 主訴

主訴とは受診に至った最も重要な理由，最も心配な事柄である．年少児では自ら訴えることは少なく，保護者が患児の状態を心配して受診する．例えば「発熱」という主訴は成人でも年長児でも年少児でも同じであるが，成人や年長児であれば「頭痛」や「腹痛」といった主訴であるところが，年少児では「元気がない」とか「食欲がない」といった漠然とした主訴となる．漠然とした訴えから，本質的な問題点を探り出す作業が必要となる．

2 現病歴（表1-8）

小児の疾患の主体は急性疾患であり数日の経過であることが多い．諸症状の聴取の際には症状の有無のほかに症状の時間的経過を聞くことが大切である．

病名診断とともに重症度診断が重要であるので，普段の健康な時の状態との比較が大切である．「普段と比べ食欲はどれくらいですか？」「夜は普段どおりに眠れますか？」といった質問を行う．

感染症は小児急性疾患の多くを占める．家族内や集団での疾患の有無，流行状況を聞くことが肝

Side Memo 5　五感を駆使した診察

物言わぬ小児に対しては五感を駆使した診察が必要である．見る（視診），聴く（聴診および問診），触る（触診）といった感覚を研ぎ澄ますことが大切である．ケトン臭など嗅覚を必要とする場合も時にある．

診察に味覚が必要な場合はまずないが，その代わりにとして「何かおかしいぞ」といった直感（第六感）が重要である．

表 1-9　既往歴

1. 妊娠中：中毒症，胎内感染，薬剤の服用，X線照射，喫煙，飲酒
2. 出生時：在胎週数，出生時体重，分娩様式（帝王切開，鉗子分娩，吸引分娩など），仮死の有無
3. 新生児期：黄疸，呼吸障害，先天性疾患の有無
4. 栄養法：母乳，人工乳，離乳
5. 疾患の罹患：麻疹，風疹，水痘，流行性耳下腺炎，百日咳，突発性発疹などの感染症

〔他の特別な疾患〕
6. アレルギー性疾患：アトピー性皮膚炎，気管支喘息，アレルギー性鼻炎，食物アレルギー
7. 予防接種歴
8. 薬物に対するアレルギーの有無
9. 発達歴

表 1-10　全身状態・重症度評価のための観察点

- 待合室，診察室での様子，態度
- 周囲への反応，意識状態
- 顔つき
- 顔色（皮膚色）
- 呼吸状態
- 泣き方
- 食欲，哺乳力
- 機嫌
- 脱水の有無（尿量）

要である．

3 既往歴

表 1-9 に示すような諸項目につき聴取する．

4 家族歴

遺伝性疾患の有無，アレルギー性疾患の有無，そのほかの家族内発生の多い疾患の有無などにつき聴取する．

> **Side Memo 6　泣いている子どもの診察**
>
> いきなり診察を始めるのでなく，やさしい言葉をかけたり，「○○ちゃん」と名前を呼んだり，やさしく身体に触れたりしてリラックスさせる．
> 項部硬直の有無は髄膜炎の診断に重要であるが，泣いていると所見をとるのが難しい．項部硬直の有無をみるには，子どもを寝かせた状態で頭の下に手を差し込み，下顎を喉に付けるように首を前方に曲げる．後頸部を痛がり曲げられることに抵抗があれば（首が硬ければ）項部硬直ありと判定するのだが，子どもが泣いてしまうと正確な判定はできない．母親に抱っこしてもらい，泣き止んだところで母親に頭を前方に曲げてもらう．繰り返し試みて（首を）痛がり泣くようであれば項部硬直ありと判定する．

診察法

患児および保護者の不安を取り除き，くつろいだ雰囲気で診察ができるとよい．いきなり診察を始めるのでなく，やさしい言葉をかけたり，やさしく身体に触れたりしてリラックスさせる．小児では発疹性の疾患が多いので，できるだけ衣服を脱がせ全身をくまなく診察するよう努める．口の中を見られるのを嫌がるので，口腔内の診察は最後に行う．

診察には視診，触診，聴診，打診がある．

1 全身状態の診察

患児が診察室に入ってきたときから視診が始まる．つらそうか，顔色は良いか，呼吸が苦しそうかなどである（表 1-10）．

全身状態により診療のペースが異なる．例えば気管支喘息発作で呼吸困難症状があれば問診，理学的診察は簡単にして吸入処置を優先する．

2 局所の診察

局所の観察ポイントは以下のとおりである．さらに表 1-11 に身体所見と疑われる疾患を示す．

(1) 皮膚
- 発疹，出血斑
- 傷

表 1-11 身体所見と疑われる疾患

1. 頭部，顔面，頸部
   - 大泉門膨隆→髄膜炎
   - 眼球結膜充血→川崎病，アデノウイルス感染症
   - 耳下腺腫脹→流行性耳下腺炎（おたふくかぜ），反復性耳下腺炎
   - 項部硬直→髄膜炎
   - 鼓膜の発赤→中耳炎
2. 口腔内（舌，口腔粘膜，咽頭，扁桃，など）
   - イチゴ舌→溶連菌感染症，川崎病
   - 巨舌→クレチン症，ダウン症候群，ベックウィズ-ヴィーデマン症候群
   - コプリック斑→麻疹
   - 口内炎→ヘルパンギーナ，手足口病，単純ヘルペス口内炎
   - 軟口蓋の燃えるような発赤→溶連菌感染症
   - 口蓋扁桃の発赤，腫脹，滲出物→アデノウイルス感染症，溶連菌感染症，伝染性単核球症
   - 咽頭後壁の腫脹→咽後膿瘍
3. 胸部
   - 呼気性の連続性呼吸雑音→気管支喘息，細気管支炎
   - 吸気性の連続性呼吸雑音→喉頭炎
   - 断続性呼吸雑音→肺炎
   - 呼吸音の左右差→気道異物，無気肺，など
4. 腹部
   - 筋性防御→腹膜炎（急性虫垂炎など）
   - 腫瘤の触知→腸重積，肥厚性幽門狭窄症，など
5. 皮膚
   - 発疹→ウイルス性発疹症，川崎病，溶連菌感染症，蕁麻疹，など
   - 下腿の皮下出血斑→血管性紫斑病
   - 全身性の出血斑→特発性血小板減少性紫斑病，など
   - BCG接種部位の変化→川崎病

- 皮膚色（チアノーゼ，黄疸など）

(2) 頭部
- 大泉門（膨隆，陥凹）
- 頭囲の異常（大頭症，小頭症）
- 頭蓋骨の変形

(3) 顔貌

奇形症候群や染色体異常では特有な顔つきにより診断可能な疾患がある．ダウン症候群（21トリソミー）では蒙古様眼裂（目じりが外上方につり上がる），鞍鼻（鼻根部が幅広く扁平で鼻すじが低い），両眼離開，耳介低位などがみられる．

(4) 眼
- 眼球（瞳孔の異常，眼球結膜の充血・黄染，斜視，眼振など）
- 眼瞼（下垂，浮腫，眼瞼結膜の貧血など）
- 視力，眼底

(5) 口唇，口腔内
- 粘膜（アフタ，出血斑，コプリック斑など）
- 舌（イチゴ舌，アフタ，巨舌など），
- 咽頭・扁桃（腫大，白苔の付着など）

(6) 鼻，耳，頰，顎
- 位置や形の異常
- 耳下腺，顎下腺の腫大

(7) 頸部

触診にてリンパ節の腫大，甲状腺の腫大

(8) 胸部

形態（漏斗胸，鳩胸など），呼吸状態（多呼吸，陥没呼吸など），心音の聴取（心雑音，頻脈など），呼吸音（左右差，雑音など）

(9) 腹部
- 膨隆，陥凹
- 臓器の腫大（肝臓，脾臓など）
- 腫瘤
- 圧痛の有無

(10) 生殖器
- 停留精巣など

(11) 神経，骨，筋

〔→ 1-7「神経・骨・筋肉疾患」(62頁)参照〕

D 臨床検査

人体から採取した検体を分析する検体検査，人体の生理機能を測定する生理機能検査，X線や磁力を使用した画像検査，などがある．

表 1-12 発熱の原因疾患

1. 感染症 ・呼吸器：感冒，咽頭炎，扁桃炎，咽後膿瘍，喉頭炎，喉頭蓋炎，気管支炎，細気管支炎，肺炎，胸膜炎，中耳炎，副鼻腔炎，ほか ・消化器：胃腸炎（ウイルス性，細菌性），虫垂炎，ほか ・肝・胆道：肝炎，肝膿瘍，胆嚢炎，ほか ・尿路：腎盂腎炎，巣状性細菌性腎炎，ほか ・中枢神経：髄膜炎，脳炎，脳膿瘍，ほか ・循環器：亜急性心内膜炎，心筋炎，ほか ・発疹性疾患：麻疹，風疹，突発性発疹，伝染性紅斑，手足口病，水痘，溶連菌感染症，ほか ・その他 　①全身感染症 　・敗血症，伝染性単核球症，インフルエンザ，ムンプス，結核，マラリア，リッケチア，ネコひっかき病，ほか 　②局所感染 　・骨髄炎，関節炎，臍炎，蜂窩織炎，リンパ節炎，ほか	2. 膠原病および類似疾患 ・リウマチ熱，若年性関節リウマチ，SLE，皮膚筋炎，アレルギー性亜敗血症，潰瘍性大腸炎ほか 3. 血液，腫瘍性疾患 ・白血病，悪性リンパ腫，固形腫瘍，ほか 4. 内分泌疾患 ・甲状腺機能亢進症，ほか 5. 脱水，高温環境 ・脱水，熱射病，ほか 6. 心因性 7. その他 ・川崎病，亜急性壊死性リンパ節炎，ほか

〔前田和一：発熱．小林登，他（編）：新小児医学大系 5　小児症候診断学．p54，中山書店，1985 を参考に作成〕

1 検体検査

検体としては血液，尿，髄液，糞便，分泌物，組織，臓器，などがある．検査法としては一般検査，血清学的検査，生化学的検査，免疫学的検査，染色体検査，微生物学的検査，病理組織学的検査，などがある．

2 生理機能検査

心電図，脳波，筋電図，呼吸機能検査などがある．

3 画像検査

X線検査，エコー検査，MRI 検査などがある．

E 主要症状による鑑別診断

小児期の疾患の多くが急性感染症であり，症状としては発熱，呼吸器症状，消化器症状が多くみられる．また，小児期は人生で最もけいれんが多くみられる時期である．

1 発熱

小児期は発熱を主症状とする疾患が多く，そのなかでも感染症が大多数である．表 1-12 に発熱の原因疾患を示す．

2 腹痛，嘔吐，下痢，血便

消化器症状を呈する疾患も多い．右下腹部の痛みは急性虫垂炎や腸間膜リンパ節炎を疑う．間欠的腹痛と血便は腸重積症である．原因不明の腹痛で下肢に紫斑があれば血管性紫斑病が疑われる．表 1-13 に嘔吐をきたす主な疾患を年齢別に示す．

3 咳，鼻汁，喘鳴

乾性の咳は上気道炎，湿性の咳は下気道炎を疑う．犬吠様の咳は急性喉頭炎，レプリーゼがあれば百日咳が疑われる．

表 1-13　嘔吐をきたす主な疾患

	新生児～乳児早期	乳児～幼児早期	幼児～学童
比較的よくある消化器疾患	初期嘔吐 空気嚥下 胃食道逆流	摂食過多 空気嚥下 急性胃腸炎 便秘 肥厚性幽門狭窄症 食事アレルギー 腸重積症 胃食道逆流	急性胃腸炎 急性虫垂炎 腹部外傷 腸重積症 食事アレルギー 急性肝炎
稀な消化器疾患	食道閉鎖症 胃軸捻転症 先天性腸管閉鎖（小腸閉鎖，など） 腸回転異常症 ヒルシュスプルング病	腸回転異常症 ヒルシュスプルング病 急性虫垂炎 腹膜炎	膵炎 膵嚢胞 腫瘍（消化器）
消化器以外の疾患	先天代謝異常症 水頭症 敗血症 髄膜炎 尿路感染症	髄膜炎 脳炎／脳症 薬物中毒 誤飲 心疾患 尿路感染症	周期性嘔吐症 ケトン血性嘔吐症 腫瘍（消化器以外） 心筋炎 薬物中毒 頭部外傷

〔森本克，細谷亮太：嘔吐，下痢，腹痛．レジデントノート 3(6)：30, 2002 より転載〕

表 1-14　けいれんの原因疾患

- 熱性けいれん
- てんかん
- 頭蓋内感染症：脳症，髄膜炎，髄膜脳炎，脳膿瘍，など
- 脳症：急性脳症，肝性脳症，中毒，など
- 頭蓋内出血
- 脳梗塞，もやもや病
- 脳形成異常
- 神経皮膚症候群：結節性硬化症，フォン・レックリングハウゼン病，など
- 脳腫瘍
- 低血糖
- 電解質異常：低ナトリウム血症，低カルシウム血症，など
- 代謝異常症
- 薬剤性：キサンチン系気管支拡張剤，抗ヒスタミン薬，など
- 胃腸炎関連けいれん
- 憤怒けいれん（泣き入りひきつけ）
- ヒステリー

〔太田正康：痙攣．レジデントノート 3(6)：61, 2002 より一部改変して転載〕

4　けいれん

けいれんの原因疾患を表 1-14 に示す．熱性けいれんはけいれんをきたす最も頻度の高い疾患で，1～3歳代に多く，小児の 5～8％にみられる．

5 遺伝疾患と先天異常

A 遺伝疾患の分類と頻度

遺伝性疾患とは，遺伝という現象に関与している遺伝子や染色体の異常により発症する疾患と定義されている．

出生新生児のうち，単一遺伝子病は1％，染色体異常症は0.5％，多因子遺伝病は3％と考えられ，約5％が何らかの遺伝性疾患をもつと考えられている．

1 単一遺伝子病

人間の体細胞には，蛋白を作るための遺伝情報を発現する構造遺伝子が約10万個ある．1つの構造遺伝子の異常によって起こる疾患を単一遺伝子病という．ヒトの遺伝子は対になっており，一方は母親から他方は父親から受け継ぐ．よって単一遺伝子病において，疾患の原因になる遺伝子についても2つの対立遺伝子をもっていることになる．2つの遺伝子のうち，どちらか一方に異常をもっているのか，両者に異常があるのかなどによって，発症が異なってくるが，これはメンデルの法則に従った遺伝を示す（図1-8）．

1）常染色体優性遺伝

常染色体にあるその病気の対立遺伝子の1つに異常があるときに発症する疾患を，常染色体優性遺伝病という．両親のうちどちらかが病気である場合のほか，両親がともに正常でも精子，卵子が作られるときに，放射線，抗がん剤などの影響による突然変異で遺伝子に異常が起こると，疾患が発症する．

常染色体優性遺伝病は5,000種類以上知られているが，神経線維腫症などが最も頻度が高い．

2）常染色体劣性遺伝

対立遺伝子の2つともにその疾患の遺伝子をもっていると発症する疾患である．すべてのヒトは常染色体劣性遺伝の遺伝子を6〜7種類はもっ

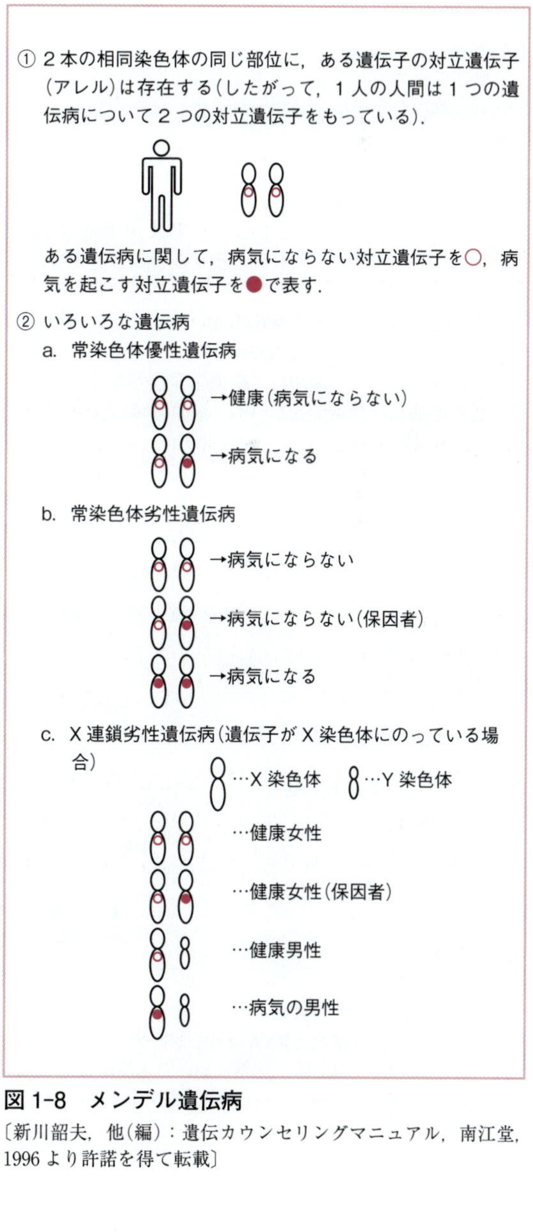

① 2本の相同染色体の同じ部位に，ある遺伝子の対立遺伝子（アレル）は存在する（したがって，1人の人間は1つの遺伝病について2つの対立遺伝子をもっている）．

ある遺伝病に関して，病気にならない対立遺伝子を○，病気を起こす対立遺伝子を●で表す．

② いろいろな遺伝病
　a. 常染色体優性遺伝病
　　　　→健康（病気にならない）
　　　　→病気になる
　b. 常染色体劣性遺伝病
　　　　→病気にならない
　　　　→病気にならない（保因者）
　　　　→病気になる
　c. X連鎖劣性遺伝病（遺伝子がX染色体にのっている場合）
　　　…X染色体　　…Y染色体
　　　…健康女性
　　　…健康女性（保因者）
　　　…健康男性
　　　…病気の男性

図1-8　メンデル遺伝病
〔新川詔夫，他（編）：遺伝カウンセリングマニュアル，南江堂，1996より許諾を得て転載〕

Topics 3　遺伝医学の基礎

1) 遺伝子の一般構造と転写，翻訳
　DNA はデオキシリボ核酸であり，4 種の塩基 G，A，T，C の 4 種類から構成される．G，C および A，T が水素結合で相補的に結合し，二重らせん構造を形成する．
　遺伝子は遺伝情報の単位であり，遺伝形質を規定することになる．多因子遺伝子疾患ではメッセンジャー RNA (mRNA) に転写翻訳される遺伝子の異常症であることが一般的である．DNA 配列の中には転写産物には反映されないイントロンと転写産物に反映されるエクソン配列からなり，エクソン部分のみが翻訳されて蛋白を生産する（図参照）．
　遺伝情報は 3 つの塩基で 1 つのアミノ酸を規定し，コドンと呼ばれる．
　遺伝子の変異には遺伝子領域の大きな欠失による異常や翻訳領域における 1 個の塩基の置換によって翻訳されるアミノ酸が変化するミスセンス変異（GGG から AGG に変わることによってグリシンからアルギニンに変化するなど），終止コドンに変化してしまい正常な蛋白が作れない場合をナンセンス変異（GAA から TGA はグリシンから終止コドンに変化する）がある．

2) 塩基欠失と塩基挿入
　翻訳領域で 3 の倍数の塩基の挿入や欠失はアミノ酸の消失や欠失を生じるが読み枠ははずれない．しかし 3 の倍数以外の挿入，欠失は読み枠がずれてしまう（フレームシフト）ため，その後のアミノ酸は元の配列とまったく変わり影響が大きい．

3) スプライシング変異
　翻訳領域以外でもイントロンの最初は gt 最後は ag は完全に保持されているが，それが 1 塩基でもほかのものに置き換わってしまうと正常なスプライシングができずに，大きな異常を生じてしまう．

4) トリプレットリピート数の変化
　ある遺伝子領域では 3 塩基配列の繰り返し回数が疾患発症に関係することが明らかになっている．このリピート数が世代を経るごとに増加し，疾患の発症が早く，より重症になる傾向を示す．
　これを遺伝的表現促進といい，筋緊張性ジストロフィー症などでみられる．

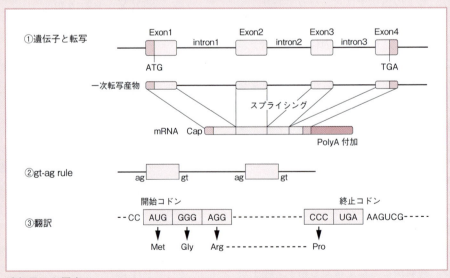

遺伝子から蛋白へ
①遺伝子構造と RNA プロセシング．ATG，TGA はそれぞれ開始メチオニン，終止コドン．
②イントロンの 5′末端は gt，3′末端は ag である．これを gt-ag rule という．
③翻訳．開始コドン AUG（メチオニン）以下 3 つの塩基が 1 アミノ酸に対応し，終止コドン（UGA）まで翻訳されていく．

ているため，血族結婚では発症の頻度が高くなる．多くの先天性代謝異常症はこの遺伝形式をとる．

3）X連鎖劣性遺伝

X染色体が1本しかない男性で発症する．色覚異常，血友病A・B，デュシェンヌ型筋ジストロフィー症などがこの遺伝形式をとる．

4）X連鎖優性遺伝

X染色体の対立遺伝子の一方が異常であると発症する．男性は女性より重症になるため致死的であることも少なくない．稀な遺伝形式であり，低リン性ビタミンD抵抗性くる病などがこの遺伝形式をとる．

2 染色体異常症

染色体異常は，22組の常染色体の異常，2本の性染色体の数の異常，構造異常，モザイク，キメラなどに分類できる．

数の異常には21トリソミー，クラインフェルター症候群，ターナー症候群などがある．

構造異常には染色体の異常切断や再結合が生じ，染色体もしくは一部の量的不均衡を生じる異常であり，転座，挿入，逆位などがある．しかしこれらの異常では，必ずしも症状を伴うわけではない．

大規模な新生児を対象とした調査の結果では染色体異常の頻度は出生1,000あたり6.3人といわれている．このうち均衡型構造異常と一部の性染色体異常を除外すると有意な染色体異常は出生1,000あたり3.6人となる．

自然流産を起こす胎児の50%は染色体異常が原因とされており，妊娠が確認された時点での染色体異常の発生頻度はほぼ8%と非常に高いが，そのうち9割は流死産となってしまう．

3 隣接遺伝子症候群

染色体のある領域上にある隣接して存在する遺伝子の欠失によって生じる症候群でプラダー-ウィリー症候群やアンジェルマン症候群，22q11.2欠失症候群などがある．

4 多因子遺伝病

多くの遺伝子が相加的に働き，環境の要因の影

> **Side Memo 7　ヒトゲノムとは**
>
> ヒューマンゲノムプロジェクトの結果，ヒトゲノムのDNAは3×10^9塩基(30億塩基)対と報告されている．1個の遺伝子は1,000塩基対から200万塩基対からなる．蛋白をコードする遺伝子の数は22,000個といわれている．これらはゲノム全体の5%にしかすぎない．

> **Topics 4　出生前診断**
>
> 倫理的社会問題を包含していることに留意し，以下のような場合に父母からの希望があり，十分な遺伝カウンセリングを行ったうえで検査の意義について十分な理解が得られた場合に行う．
> ①夫婦いずれかが染色体異常保因者
> ②染色体異常児を妊娠・分娩した既往を有する場合
> ③高齢妊娠(35歳以上)
> ④妊婦が新生児期小児期に発症するX連鎖遺伝病のヘテロ接合体
> ⑤夫婦のどちらもが新生児期小児期に発症する重篤な常染色体劣性遺伝病のヘテロ接合体
> ⑥夫婦のいずれかが新生児期，小児期に発症する重篤な常染色体優性遺伝病のヘテロ接合体
> ⑦その他胎児に重篤な疾患に罹患する可能性がある場合
>
> 出生前検査には妊娠9～13週に施行可能である絨毛細胞を用いて検査する絨毛検査と妊娠15～17週に可能な羊水中の浮遊細胞を検査する羊水検査がある．先天性代謝疾患の一部では，羊水の成分解析で異常代謝産物などの存在をみることで診断が可能な場合もある．
>
> 最近では非侵襲性の新型出生前診断(NIPT)が普及している．これは10～22週の妊婦の血液検査で21, 18, 13トリソミーが検出されるものであるが，十分な遺伝カウンセリングのもとに行う必要がある．

響も加わって規定されるものである．一般に口唇口蓋裂，先天性股関節脱臼，先天性心疾患，熱性けいれんなどでは多因子遺伝とされている．

B 主な染色体異常症

1 常染色体異常症

1) ダウン（Down）症候群

21番染色体の1本もしくは部分過剰による常染色体異常症である．頻度は1,000人に1人とされ，母体の年齢の増加に伴い，発生率が高くなる．短頭，眼瞼裂斜上，両眼開離，低い鼻根などが特徴である．

約40％に心奇形を伴い，その他，十二指腸閉鎖，鎖肛といった消化管奇形も約5％に認められる．筋緊張低下や発達遅滞がみられる．その他，環軸椎不安定性，眼屈折異常（近視，乱視），滲出性中耳炎などの合併も多く，環軸椎不安定性がみられる場合には，頸部の過伸展などにより脊椎損傷を起こす危険がある．年齢に応じた健康管理が必要になる．

2) 18トリソミー

出生頻度は3,500～7,000人に1人である．子宮内発育遅滞の原因となる．後頭突出，眼裂狭小，小下顎，耳介低位，手指の重なりなどの身体的特徴をもち，哺乳障害，重度の成長障害，発達遅滞がみられる．90％に先天性心奇形を伴い，その他にも食道閉鎖，鎖肛などの消化管奇形を伴うことがある．予後は不良である．1歳までには95％が死亡するという報告がある．

3) 13トリソミー

出生頻度は4,000～10,000人に1人である．成長障害，哺乳障害，重度の精神運動発達遅滞を認める．前額傾斜，頭皮部分欠損，全前脳胞症や口唇口蓋裂などの合併もみられやすく，先天性心奇形も80％に合併する．本疾患の予後も不良であり，1歳までに95％が死亡とされているが，年長例の報告もある．

18トリソミーや13トリソミーで心奇形やその

Side Memo 8　遺伝相談，遺伝カウンセリング

患者家族が遺伝疾患に直面した場合には，家族のニーズに合わせた遺伝学的，およびそれに関連した情報を提供し，家族や個人が疾患を理解するのを助け，さらに遺伝学的な検査などのニーズ，価値，予想を理解したうえで，遺伝学的な検査を行うかなどの意思決定ができるように補助することをいう．

重篤な疾患では出生前診断などが考慮することもあるが，事前の遺伝カウンセリングを十分に行うことが重要である．

Topics 5　染色体部位の記載法

あるバンドを表記するためには①染色体番号，②染色体腕，③領域番号（隣接する2つのランドマークの間の染色体部分），④領域内番号の順に記載する．

さらにサブバンドは小数点をつけてからサブバンドの番号を記載する．例えば，7q11.2とは図のようになる．

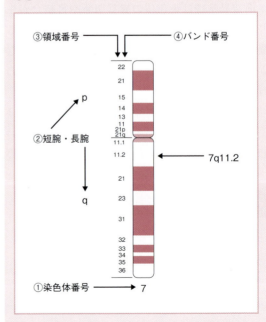

他の奇形に対する治療をどのように行うかは，家族を含めて十分な話し合いが必要になる．

2 性染色体異常症

1）ターナー(Turner)症候群

女性におけるX染色体のモノソミーもしくは部分欠失による．女児1,000人に1.6～2.1人とされ，低身長，原発性性腺機能低下症が特徴である．身体的特徴として翼状頸や後頭部毛髪線低位，大動脈狭窄など左心系の先天性心奇形，また，滲出性中耳炎，難聴などをきたす．低身長には成長ホルモンが有効である．また，性腺機能低下に対しては12～14歳ごろには経口エストロゲン（卵胞ホルモン）の補充療法などの治療を行う．一般に知能は正常である．

2）クラインフェルター(Klinefelter)症候群

男性におけるX染色体の過剰による．比較的高身長で，思春期以降は特に下肢の伸長がみられる．小精巣，無精子症による不妊，女性化乳房を認める．一般には知能は正常であるが，幼児期には言語性IQの遅れがみられるという．

C 先天奇形

1 先天異常とその発生

新生児の約3％に医療を要する重篤な先天異常を認める．また日本では先天奇形，変形および染色体異常は新生児・乳児の死因の第1位であり，死亡率全体の約4割を占める．先天異常は，先天奇形と呼ばれる形態的異常と，先天代謝異常，神経・筋疾患，内分泌疾患などの機能異常に分けられる．

先天奇形は器官形成臨界期と呼ばれる胎生2～8週ごろまでの時期での化学物質，放射線，母体感染症，代謝異常などで引き起こされやすいと考えられ，この時期が形態異常発生の臨界期ともいえる．

なお，受精後約7週までを胚子期という．また着床前から着床後1週までの時期に胚子に異常が及んだ場合には，それ以上育たないか，一部の細胞が生き延びて正常な個体発生をたどるかのいずれかとなる．つまりその後は致死的であるか，もしくは正常発生の道をたどるため，この時期障害による形態異常は発生しない．受精後3～7週は狭義の器官形成期と呼ばれ，最も大きな形態上の発生が起きる時期であり，細胞の増殖・分化も活発である．胚子が外因に最も敏感に影響を受ける時期でもあり，催奇形因子による形態異常発生の臨界期とも呼ばれる．この時期に発症したものを胎芽病と呼ぶ．

胎児期9週から出生までを胎児期とするが，形成された器官原基から組織発生と機能分化が起きる時期である．口蓋の閉鎖，外性器の分化などの一部の器官が胎児期に形成される．また，神経系の成熟は出生後まで継続している．この胎児期の外因は口蓋裂，外性器の異常，脳の形成障害などを起こす可能性があり，これらは胎児病と呼ばれる．

形態発生異常の成因として環境要因によるものは10％といわれ，母体要因，子宮内感染症，薬剤，化学物質などが知られている．口唇口蓋裂，心奇形，神経系閉鎖障害など形態発生異常の多くが，多因子遺伝による．環境要因を軽減させることで発生頻度を減らせる場合もある．例えば，妊娠予定の女性への葉酸投与は神経管閉鎖障害（二分脊椎など）を減らすことが知られている．

2 形態異常の分類

1）先天奇形の発生学的分類

（1）狭義の奇形
病気の原因のうち，元来その胎児が有している固体の身体的状況に関するものを内因といい，遺伝子などが関与している．この内因性の異常により器官の一部に形態異常が生じる．

（2）破壊
正常な発生過程の途中で外因性の断裂または干渉によって生じる器官，器官の一部などに生じる異常であり，薬剤胎内曝露による催奇形因子や血流障害などによる．

（3）変形
機械的な力によって生じる体の一部の形態または位置の異常である．羊水過少などによって生じる内反足や，脊髄髄膜瘤による神経麻痺で生じた内反足などがその例である．

2）形態異常のパターンによる分類

多発奇形は上記の組み合わせ，あるいは相互関係の結果として全体像をみると，次のように分類される．

（1）連鎖（sequence）
例えば，腎無形成や尿道の異常といった胎児にみられる奇形が原因で羊水過少が起こり，その圧迫により胎児に顔面の変形，手足の位置異常，肺の低形成などをきたす場合がある（ポッター連鎖）．このように羊水過少という単一の原因により，さまざまな奇形の発生に至る場合を，奇形の連鎖と表現する．

（2）症候群
発生機序的に関連すると思われる多発奇形の組み合わせのパターンを奇形症候群という．つまり一定の奇形の組み合わせをもっていることが診断の手がかりとなる．

そのため責任遺伝子は単一とは限らず，遺伝形式も異なる場合がある（遺伝異質性という）．

（3）連合
病因は不明であるが，胚発生の時期に形成されたと思われる特定の複数の奇形の組み合わせが統計学的に多いことが示されたものを連合という．

例えばVATER連合は，V＝椎体異常，A＝肛門奇形，TE＝気管食道瘻，R＝橈骨奇形および腎奇形という5つの徴候の頭文字の組み合わせにより命名されている．

奇形の組み合わせが多いということで，命名されているわけだが，なかには，その後遺伝子が証明され，CHARGE症候群のように連合とされていたものが症候群などに解明されたものもある．

3 小奇形の臨床的意義

奇形，先天奇形症候群の正確な臨床診断は，外表奇形を正確に評価することが重要である．

小奇形とは医学的・美容的支障を生じず，かつ一般集団頻度が5％未満である奇形をいう．新生児の15％が1つ以上の小奇形をもっているといわれる．3つ以上の小奇形をもっている場合に大奇形が存在する可能性が高いとされている．小奇形の特定の組み合わせが奇形症候群の診断の根拠となる．環境要因による先天奇形としては胎児性アルコール症候群であるが，妊娠中の母親のアルコール飲用に起因するもので，成長障害，精神運動発達遅滞，特異顔貌が三主徴とされる．これらの奇形の発生は第一trimester，すなわち妊娠初期3か月頃まで，成長障害は第三trimester妊娠7か月以降との関連がある．特徴的な顔貌とは小頭小額，小眼球，顔面正中部の低形成などである．また，口唇口蓋裂の合併もみられる．

感染症によるものには先天風疹症候群，先天性トキソプラズマ症などによるものが知られている．

早期の母体からの薬剤の曝露も奇形症候群の原因となる．サリドマイド胎芽病や先天性ヒダントイン症候群が知られている．

奇形症候群を正しく診断することは，各々の奇

形・先天奇形症候群の自然歴に基づいた合併症のスクリーニングと予防的対応および予測を可能にし、また、家族会、ホームページの紹介など患者家族のサポートを可能にする。また、遺伝形式や再発率の推定が可能になるなどの利点がある。

4 主な奇形症候群

1) ヌーナン(Noonan)症候群

海外の調査では出生数1,000〜2,500人に1人とされている。眼瞼下垂、両眼開離、眼裂斜下、耳介低位、短頸、翼状頸、後頭部毛髪線低位、心血管系の異常を認め、新生児期、乳児期に哺乳障害がみられる。常染色体優性遺伝であるが、ほとんどが家族性にみられることがなく散発例である。知的障害は40〜60%にみられるが、軽度であることが多い。本疾患の予後は心疾患の状態によるとされている。原因としてヌーナン症候群は、細胞内のRas/MAPKシグナル伝達系にかかわる遺伝子の先天的な異常によって起こることが判明されている。

2) ソトス(Sotos)症候群

出生数1万人から2万人に1人くらいと推定されている。新生児期には哺乳障害を認めることがある。筋緊張低下、6歳ごろまで認められる過成長、大きな手足が認められる。顔貌は大頭、長頭で前額が突出、両眼開離、眼裂斜下、尖った頤などがみられる。心血管系奇形などの合併がみられる。常染色体優性遺伝であるが、多くが散発例である。以前は特徴的な顔貌や成長の経過から診断されていたが、*NSD1*遺伝子(5q35)を含む微細欠失、遺伝子内変異が原因であることが判明されてからは*NSD1*領域のプローブを用いたFISH法による染色体検査が診断に利用されるようになっている。

易刺激性や興奮などの精神的な問題を呈することもあり、場合によっては向精神薬などの治療が必要な場合もある。

3) プラダー-ウィリー(Prader-Willi)症候群

出生10,000〜15,000人に1人くらいの発生とされている。新生児、乳児期には著明な筋緊張低下を示し、哺乳障害なども顕著で経管栄養が必要となる場合も少なくない。皮膚・毛髪の色素低下、外性器低形成、3歳ごろからの過食、肥満、思春期以降の性腺機能低下症、2型糖尿病などを特徴としている。過食や肥満は視床下部の障害によると考えられている。染色体15q11-13の異常によるがそのタイプには欠失型、片親ダイソミー型、メチル化の異常の3つに分けられ、それにより多少の臨床症状の特徴の差異があるとされている。本症候群では成長ホルモンの作用を仲介するIGF1が低値を示すことが証明され、成長ホルモンが本疾患の低身長の治療に用いられるようになったが、それにより身長のみならず体脂肪率もよく改善することが示されている。

4) 22q11.2欠失症候群

心血管異常奇形(ファロー四徴症、大動脈異常)、胸腺低形成による免疫不全、口蓋裂、鼻咽腔閉鎖不全などがみられ、鼻声を呈していることなどがある。また伝音性、感音性難聴合併の報告例もある。その他副甲状腺機能低下による低カルシウム血症などもみられ、症状は多岐にわたる。軽度精神遅滞を伴うことが多い。染色体Gバンド法あるいはFISH法による染色体22q11.2領域の欠失を証明することで診断される。出生頻度は4,000〜6,000人に1人といわれ、染色体微細欠失例としては最も頻度が高い疾患である。

5) ベックウィズ-ヴィーデマン(Beckwith-Wiedemann)症候群

常染色体優性遺伝である。原因遺伝子座は11番染色体短腕15.5領域(11p15.5)で、この部分の刷り込み異常によって生じるとされている。巨舌、腹壁欠損(臍帯ヘルニア、腹直筋解離、臍ヘ

ルニア），過成長を三主徴とする先天奇形症候群である．新生児期には低血糖を起こしやすい．これらの症状は成長するにつれて症状が目立たなくなるので診断が難しくなる．しかし，修正後も鼠径ヘルニア，臍ヘルニア，腹直筋離開などをきたすことも少なくない．約15％の症例で肝芽腫，横紋筋肉腫，ウィルムス腫瘍など胎児性腫瘍が発生するとされ，特に定期的な腹部超音波検査などが必要となる．

6）コルネリア・デ・ランゲ（Cornelia de Lange）症候群

子宮内発育不全を示す．ほとんどが散発例で原因不明，重度の成長障害，四肢緊張亢進，小頭症，多毛症，正中で融合している濃い眉毛などが特徴であり，重度の知的障害を呈する．易感染性を示す．約半数の症例に5番染色体短腕（5p13）に存在する *NIPBL* 遺伝子の変異を認め，また，X染色体上 *SMC1* の変異によるものや，*RAD21*, *SCC1*, *SMC3* 遺伝子の変異例などの報告例が認められる．

7）CHARGE症候群

虹彩欠損，網膜欠損（Coloboma），心奇形（Heart disease），後鼻孔閉鎖（Atresia choanae），成長障害と知的障害（Retarded growth and development），外性器異常（Genital anomalies），耳介奇形・難聴（Ear anomalies and deafness）を特徴とするため，それぞれの頭文字をとってCHARGE症候群と命名された．責任遺伝子が *CHD7*（8q12.1）と判明している．常染色体優性遺伝を示す．

8）頭蓋縫合早期融合症を伴う奇形症候群

アペール症候群，クルーゾン症候群などがある．これらについても原因遺伝子があきらかにされてきている．クルーゾン症候群は主にfibroblast growth factor receptor 2（*FGFR2*）の遺伝子異常が原因とされ，アペール症候群でも，約5つの *FGFR2* 変異が報告されている．

通常，出生後の脳の成長の著しい時期は頭蓋もともに大きくなるため，すぐに頭蓋の骨化は起こらない．しかし上記の疾患では頭蓋骨が早期に癒合するために頭の形の変形，顔貌の変形をきたす．また，頭蓋だけでなく，手指，足趾の奇形も合併する．知的障害，難聴を伴う場合もある．本疾患では早期に癒合した縫合を手術で開放し，脳の成長を妨げないようにする必要がある．

9）歌舞伎症候群

ほとんどが家族性ではなく孤発例である．原因遺伝子は *KMT2D* 遺伝子と *KDM6A* 遺伝子とされ，これらの遺伝子は遺伝子のヒストンメチル化に関連しているとされ，そのため多岐にわたる症状を呈すると推定されている．また15％くらいの患者では上記の遺伝子異常がみつかっていないとの報告もある．低身長，知的障害，歌舞伎役者が隈取りした眼のような切れ長の眼瞼裂が特徴である．半数近くに難聴があるとの報告もある．

10）ルービンスタイン-テイビ（Rubinstein-Taybi）症候群

常染色体優性遺伝だが，ほとんどが散発例である．16p13.3に座位するCREB-binding protein遺伝子（*CREBBP* または *CBP*）が責任遺伝子と判明している．

低身長，小頭，幅広い母指，第一足趾，太い眉毛，眼瞼裂が斜めに下がっている．眼の間が広い，鼻翼より下に伸びた鼻中隔，上あごが小さいなどが特徴である．新生児期には反復性呼吸器感染，哺乳障害などをきたすことが多い．知的障害は必発といわれ，また，てんかんを合併することも少なくない．また5〜10％に脳，神経堤由来組織の良性・悪性腫瘍を発生することもあるとされる．

11）スミス-レムリ-オピッツ（Smith-Lemli-Opitz）症候群

常染色体遺伝子で責任遺伝子が特定されている．7ヒドロコレステロールをコレステロールに変換する酵素の先天的欠損による哺乳障害，成長障害，精神遅滞，小頭，眼瞼下垂，幅広い鼻根，尿道下裂，停留睾丸などの外性器異常などがみられる．血中のコレステロール値が低いのが特徴である．

12）ワールデンブルグ（Waardenburg）症候群

神経堤の分化異常による難聴，毛髪・皮膚・虹彩の色素異常を有する常染色体優性遺伝疾患である．前頭中央部の灰白色の毛髪などが特徴である．

感音性難聴があり進行がみられるので，早期に聴力検査を行い聴覚管理を継続していくことが必要である．

13）ウィリアムズ（Williams）症候群

大多数が散発例である．染色体7q11.23微細欠失が病因である．エラスチン（ELN）など以下に挙げる遺伝子を含めて，7q11.23領域（20余の遺伝子が座位する）の複数の遺伝子の欠失（ヘテロ接合）により発症する隣接遺伝子症候群といえる．微細欠失をFISH法で検出することで診断する．知的障害，低身長，先天精神疾患，広い前額，腫れぼったい目，上向きの鼻孔，長い人中，下口唇が垂れ下がった厚い唇で妖精顔貌と呼ばれる．乳児期より，低いしわがれた声である．

聴覚言語性短期記憶は良好であるのに対し，視空間認知障害をもっている特異的認識パターンなどの認知特性があり，注意欠如障害を84％で認める．微細運動を必要とする活動が苦手であったり，共動性斜視や遠視など視覚障害および音への過敏性なども目立つとされている．発語機能はよいが，言語理解が悪いことなども特徴とされている．また，大動脈弁上狭窄などの心血管病変を合併する．

D 先天代謝異常

先天代謝異常とは，生体内で生化学反応を触媒する酵素や物質の転送などにかかわる蛋白質の異常などによって，代謝物質が異常に蓄積したり生体内に必要な物質が欠乏することで臓器障害をきたすために起こる疾患である．

これらの異常は，原因となる異常蛋白質をコードする遺伝子の変異による．

小児慢性特定疾患の分類ではアミノ酸代謝異常症，有機酸代謝異常症，脂肪酸代謝異常症，ミトコンドリア病，糖質代謝異常症，ライソゾーム病，ペルオキシソーム病，金属代謝異常症，プリンピリミジン代謝異常症，ビタミン代謝異常症，神経伝達物質異常症，脂質代謝異常症，結合織組織異常症，先天性ポルフィリン症，α1アンチトリプシン欠損症に分類されている（表1-15）．

これらの代謝異常などは臨床症状としては，生体内の特定物質の蓄積や欠乏によって，知的障害などをきたすことが多い．その他，嘔吐や下痢，嘔吐発作を繰り返すなど症状は多彩である．これらの症状や肝機能障害，高乳酸血症などが手がかりとなり，蓄積もしくは欠損している特殊な物質を血液，筋肉，肝臓などで測定，さらには欠損酵素そのものの活性を測定することなどにより診断する．

最近は原因遺伝子が特定され，遺伝子診断も行われるようになってきている．現時点では治療が難しいものがほとんどであるが，前駆物質の制限，欠乏物質の補充，補酵素であるビタミンの補給など，さらには，最近では酵素補充療法なども行われている．各異常症について代表的な疾患などをあげる．

表 1-15 代謝異常症分類と代表的疾患

アミノ酸代謝異常症	フェニルケトン尿症，高チロシン血症など
有機酸代謝異常症	メチルマロン酸尿症，グルタル酸血症など
脂肪酸代謝異常症	カルニチン血症，カルニチンパルミトイルトランスフェラーゼ欠損症など
ミトコンドリア病	ミトコンドリア呼吸鎖複合体欠損症，MELAS など
糖質代謝異常症	糖原病，グルコーストランスポーター1欠損症など
ライソゾーム病	ガングリオシドーシス，異染性白質ジストロフィー
ペルオキシソーム病	ZELLWEGER 症候群など
金属代謝異常症	ウィルソン病，メンケス病
プリンピリミジン代謝異常症	レッシュナイハン症候群
ビタミン代謝異常症	先天性葉酸吸収不全症
神経伝達物質異常症	ビオプテリン代謝異常症(瀬川病など)，芳香族Lアミノ酸脱炭酸酵素欠損症
脂質代謝異常症	家族性高コレステロール血症
結合織組織異常症	エーラスダンロス症候群
先天性ポルフィリン症	先天性ポルフィリン症
α1 アンチトリプシン症	α1 アンチトリプシン症

1 アミノ酸代謝異常症

血液・尿などのアミノ酸が上昇し臓器に障害をきたす疾患である．フェニルケトン尿症，ホモシスチン尿症，メープルシロップ尿症，高チロシン血症などがある．下記に解説する3疾患に加え，シトルリン血症Ⅰ型とアルギニノコハク酸尿症は，新生児を対象に行われている新生児マススクリーニング検査の対象疾患である．

1) フェニルケトン尿症

フェニルアラニン水酸化酵素の欠損により，フェニルアラニン高値となる疾患である．放置すると脳障害が起こり知的障害を起こす．

治療はフェニルアラニン除去ミルクなどである．また，フェニルアラニン水酸化酵素は正常でありながら，補酵素であるテトラヒドロビオプテリン(BH4)の欠乏によって起こる場合もあり，これは悪性高フェニルアラニン血症と呼ばれ，BH4および神経伝達物質の投与が必要である(最近ではこの病型はBH4代謝異常の一型とされている)．

フェニルケトン尿症(PKU)は新生児スクリーニングによる早期発見と早期治療により知的障害などを防げるようになり，女性患者では妊娠が可能となった．妊娠中に血中フェニルアラニン濃度が高い状態が続くと胎児がPKUの代謝異常をもっていなくても心奇形，胎内発育不全，小頭症になることがあり，このためマターナルPKUの管理は重要な課題となる．

2) ホモシスチン尿症

シスタチオニン酵素によって血中メチオニン，ホモシスチンが上昇する．高身長，くも状指などのマルファン症候群様の骨格異常，水晶体脱臼，白内障，知的障害，血栓症などをきたす．

治療は低メチオニン高シスチン食などが行われ，補酵素であるB6が有効な場合もある．

3）メープルシロップ尿症

乳児初期からケトアシドーシスを起こす．

2　有機酸代謝異常

アミノ酸の中間代謝過程に働く酵素欠損のために中間体である有機酸が上昇する疾患である．症状は疾患による差異はあるが，重篤なケトアシドーシスや急性脳症として発症する疾患もある．いずれの疾患も頻度はそれほど高くない．

これらの疾患の特徴は発熱や感染を契機に急激な退行を示すことが特徴といえる．

1）メチルマロン酸血症

臨床症状の特徴はケトアシドーシス，高アンモニア血症，急性脳症などの所見であり，治療としてカルニチン投与，前駆体のアミノ酸であるイソロイシン，バリンなどを制限する．また，ケトアシドーシス，高アンモニア血症などを急激にきたしたときには，血液透析などが行われる．

その他プロピオン酸血症などがあげられる．いずれも特徴的な経過から酵素活性や遺伝子分析などにより診断へ至る．

2）オルニチントランスカルバミラーゼ欠損症

尿素サイクルの異常症として最も頻度の高い疾患である．本疾患はX連鎖性遺伝形式をとり男児では重症になる．尿素サイクルとは，余分な窒素から産生される有害アンモニアを尿素として排泄する経路である．この経路に必要な酵素が欠損するとアンモニアが高値となり，高アンモニア血症の症状をきたす．興奮，不眠，性格変化，さらに高値となるとけいれん，意識障害をきたす．高アンモニア血症が持続すると中枢神経に不可逆的な障害をきたすといわれ，速やかに治療を行わなければならない．高アンモニア血症は感染，発熱，飢餓などで蛋白異化が亢進する場合や，高蛋白食をとることによって急激に悪化することがあるので，これらの代謝異常をもつ児が発熱などで食欲不振を訴える際は，注意を要する．

3　脂質代謝異常

全身カルニチン血症やカルニチンカルバミルトランスフェラーゼ欠損症などが知られている．いずれも頻度は高くはない．新生児期に重篤な症状を呈したり，乳児期に心筋症などで発症することなどもあるが，学童期以降運動後の筋痛などの精査で診断される場合もある．

4　ミトコンドリア病

ミトコンドリア病は，ミトコンドリア機能の障

Side Memo 9　酵素補充療法

酵素補充療法とは，病気の原因となっている欠損もしくは減少している酵素を，定期的に点滴などで体内に補充する療法で，病気の原因そのものを解決しようとする治療法である．糖原病II型（ポンペ病）やゴーシェ病，ムコ多糖症などではすでに行われており，症状の改善がみられている．

Side Memo 10　代謝性疾患に対する遺伝子治療

さまざまな疾患の遺伝子が判明し，その病態が明らかになるにつれて，遺伝子治療が今まで不治の病とされていたような疾患に対して行われるようになってきている．遺伝子治療は患者の細胞に遺伝子を導入することにより病気を治療するものとされている．

小児領域では神経伝達物質異常症である芳香族L－アミノ酸脱炭酸酵素欠損症（AADC欠損症）に対して脳定位手術によって欠損している酵素の正常な遺伝子を，アデノ随伴ウイルス（AAV）ベクターを使って脳内の被殻（線条体）という部分の細胞に入れ酵素を作らせる治療を行って患者の状態が劇的に改善されたという報告がされ，注目をあびている．

害により，さまざまな症状が出現する病態の総称である．ミトコンドリアはエネルギー産生や，活性酸素産生，アポトーシス，カルシウムイオンの貯蔵，感染防御などの多岐にわたるため，ミトコンドリア病ではこれらの機能に障害をきたす可能性があるとされているが，基本的にはミトコンドリア病における機能異常の主体はエネルギー産生低下と考えられており，そのエネルギー代謝障害による病態が基本である．

ミトコンドリアのどの部分の問題なのかにより，ピルビン酸脱水素酵素複合体欠損症やミトコンドリア呼吸鎖複合体欠損症などに分類されている．一方で，臨床症状に病名もある〔➡1-7「神経・骨・筋肉疾患」の「ミトコンドリア脳筋症」(75頁)参照〕．

ミトコンドリア病の症状の多くはエネルギー産生不足に起因するのでエネルギーを大量に必要とする臓器・組織に症状が現れやすく，特に幼小児期には，脳筋症状の他に，消化器・肝症状・心筋症状の3つが，3大症状とされている．従来からミトコンドリア病の中心的存在であった，いわゆる"ミトコンドリア脳筋症"は，比較的軽症のミトコンドリア病に属し，年長・成人発症例に多い．

5 糖質代謝異常

1) ガラクトース血症

ガラクトースは乳糖として人工乳，母乳に多く含まれる．肝臓内でグルコースに変換されるが，この変換を行う酵素の欠損により高ガラクトース血症をきたす．欠損する酵素の種類によりガラクトース-1-リン酸ウリジルトランスフェラーゼ欠損症やガラクトキナーゼ欠損症，ウリジル二リン酸ガラクトース-4-エピメラーゼ欠損症など，同定された酵素欠損で分類される．古典的ガラクトース血症とよばれた白内障，肝脾腫などをきたし，放置すると肝硬変に至るのは，ガラクトース-1-リン酸の肝毒性によるものでガラクトース-1-リン酸ウリジルトランスフェラーゼ欠損症の症状である．治療が遅れた場合には精神運動発達遅滞をきたす．本疾患は新生児マススクリーニングによって早期診断が行われている．血中のガラクトースが高いことが判明した場合，ただちに母乳や人工乳の投与をやめる必要がある．診断が確定した場合は大豆乳や乳糖除去ミルクに切り替える．これにより劇的な改善が認められる．乳児期以後はガラクトース含有の多い食品除去を行う．

2) 糖原病

グリコーゲンは肝臓や筋肉に多量に存在するグルコースのポリマーである．

肝臓のグリコーゲンは血液へのグルコースの供給源として，筋肉のグリコーゲンは局所におけるグルコースや酸素の供給源として働いている．グリコーゲンの合成や分解に関与する酵素の先天的な異常を示す疾患を総称して，糖原病と呼ぶ．

さまざまなタイプが知られている．主にグリコーゲンの蓄積部位により肝型，筋型，全身型に大別される．糖原病Ⅱ型(ポンペ病)はライソゾームにおけるαグルコシダーゼ欠損症で，ライソゾームへのグリコーゲンの蓄積であるためにライソゾーム病の1つとされ，本項でも後述する〔➡「ポンペ病」(44頁)参照〕．

代表的なものとして以下をあげる．

(1) 糖原病Ⅰ型〔フォン・ギールケ(von Gierke)病〕

糖原病の約半数がこのタイプである．グルコース6ホスファターゼ欠損により，グリコーゲンからグルコースが産生できなくなる．

乳児期からの肝脾腫，人形様顔貌，空腹時低血糖，高乳酸症，脂質異常症(従来の高脂血症)などや血小板機能不全による反復する鼻出血などが主症状である．本疾患では少量頻回の食事などによる低血糖の防止やコーンスターチ投与などが治療となる．

(2) 糖原病Ⅳ型〔マッカードル(McArdle)病〕

筋型糖原病の代表である．グリコーゲンをグルコース1リン酸へ変換する酵素であるホスホリラーゼの筋型アイソザイムの欠損症である．骨格

筋でのグリコーゲン分解が障害される．筋の激しい運動ではグリコーゲン由来のエネルギーが用いられるため，激しい運動時にエネルギー供給不全が起こることにより筋症状が出現する．このため激しい運動に際して非常に疲労しやすく，脱力，痛みを伴う．

3）グルコーストランスポーター1（GLUT1）欠損症

本症は *SLC2A1* 遺伝子の変異により血液脳関門から脳内へのグルコースの取り込みが障害され，乳児期早期に異常眼球運動やてんかん性脳症，発達遅滞，痙性麻痺，運動失調，不随意運動などの神経症状をきたす疾患である．髄液糖の減少を特徴とするため空腹時に症状が強いなどにより本症が疑われ，髄液検査をへて，遺伝子検査で確定診断される．ケトン食療法がてんかん発作や認知機能に対して有効とされ，早期に治療を開始することにより，知的な予後が改善する可能性がある．そのため早期診断が重要といえる．

6 ライソゾーム病

ライソゾーム病は，ライソゾーム内の酸性分解酵素の遺伝的欠損により，ライソゾーム内に脂質やムコ多糖などを蓄積し，肝臓・脾臓の腫大，骨変形，中枢神経障害など，種々の症状を呈する疾患群である．

1）ムコ多糖症

ムコ多糖症とは，ムコ多糖の分解に関与する酵素系異常によって生じる先天代謝異常症である．細胞ライソゾーム内のムコ多糖を分解する酵素の欠損もしくは活性低下によって，ムコ多糖が主に軟部組織に蓄積することで発症し，進行性である．

一般に7つのタイプに分類されており，わが国ではⅡ型が最も多い．7つのタイプに共通した症状として，低身長，頭囲拡大，ガーゴイル顔貌といわれる特徴的な顔貌，難聴，反復性中耳炎，角膜混濁，巨舌などを呈する．骨の変化が特徴的といわれ，Ｘ線で診断する（オール状肋骨，脊椎側面での腰痛椎体の嘴様変形など）．

Ⅱ型では重症型が知的障害を伴いやすい．Ⅲ型は骨軟骨部の変化は軽度であるが重度の知的障害，退行をきたしやすい．最近では欠損酵素補充療法が導入されつつあるため，早期診断は重要である．

2）脂質蓄積症

スフィンゴ糖脂質が細胞内ライソゾームに蓄積する先天代謝異常症である．主な病態は中枢神経細胞のライソゾーム内への異常物質の蓄積による神経変性，内臓への蓄積として肝脾腫，骨格異常，肺浸潤などである．

近年は酵素補充療法が可能になってきている疾患もあり，予後改善が期待できるので，早期診断が重要である．代表的なものを以下にあげる．

(1) ゴーシェ（Gaucher）病

Ⅰ，Ⅱ，Ⅲ型が知られている．グルコセレブロシダーゼ欠損によるもので，グルコセレブロシドの異常蓄積によって発症する．

Ⅰ型は主に内臓型への蓄積が主体，肝脾腫，血球減少，病的骨折などの骨病変などを認める．脳障害はない．Ⅱ型は神経変性を主とし，乳児早期からけいれん，後弓反張，退行などの脳障害を認め早期に死亡する．Ⅲ型は中間型である．治療がⅠ型では酵素補充療法が行われ，Ⅱ型では骨髄移植が行われる．脳障害に対する有効な治療法は開発されていない．

(2) テイ-サックス（Tay-Sachs）病

神経細胞膜に多く存在するガングリオシドを分解するβヘキソサミニダーゼAの異常によって発病する常染色体劣性遺伝性疾患である．

生後数か月より発達の退行が始まる．音に対する過敏性，視力低下，異常眼球運動，眼底チェリーレッド斑点，頭囲拡大などを特徴とする．除脳硬直をきたし，早期に死亡する．現在のところ

根本的な治療法はない.

(3) ニーマン-ピック(Niemann-Pick)病

A型, B型, C型と3つの異型がある. A, B型は, 酸性スフィンゴミエリナーゼの欠損によりスフィンゴミエリンとコレステロールの蓄積が起こる. C型はコレステロールのエステル化にかかわる酵素異常によるといわれている. いずれも常染色劣性遺伝である.

A型では乳児期から肝脾腫, 成長発達障害, 発達の退行, 眼底チェリーレッド斑点などを認める. 骨髄検査で細胞内の異常物質の蓄積を示す泡沫細胞(ニーマン-ピック細胞)が特徴的であり, 診断に有用である. 幼児期早期に死亡する.

B型では学童期に肝脾腫によって発見され脾機能亢進症状(汎血球減少)肺浸潤による呼吸障害などを認める. 脳障害はないか軽微である. 骨髄移植が有効である.

C型は肝脾腫とさまざまな神経症状を呈する. 小脳失調, 構音障害, 嚥下障害, 知的障害, けいれん, ジストニアなどが進行するが, なかでも核上性垂直性眼球運動障害とカタプレキシー(笑うと力が抜ける)が本症に特徴的である. 重症度もさまざまである.

本疾患には骨髄移植などが有効とするものもあるが, 神経症状には無効ではないかとされている. B型には, 酵素補充療法が, C型にはガングリオシド合成系の酵素を阻害するミグルスタット(ブレーザベス®)が治療薬として承認されており, 早期診断, 治療へと進む必要がある.

3) ファブリー病

ファブリー病はライソゾームに存在する加水分解酵素の1つであるα-ガラクトシダーゼ活性の低下により, その基質であるグロボトリアオシルセラミドが, 血管内皮細胞, 平滑筋細胞, 汗腺, 腎臓, 心筋, 自律神経節, 角膜に蓄積し, 腎障害, 脳血管障害, 虚血性心疾患, 心筋症, 皮膚病変, 四肢末端痛, 角膜混濁などを生じる. X染色体劣性遺伝形式をとるが, ヘテロ結合体の女性も発症する. 本疾患も酵素補充療法が可能となっている.

4) ポンペ病

ライソゾームにおける酸性α-グルコシダーゼの活性低下あるいは欠損により, 主に筋細胞のライソゾーム内にグリコーゲンが蓄積してライソゾームの機能破綻から組織障害をきたすとされる進行性の筋疾患である.

乳児型が典型的なポンペ病であり, 生後数か月以内に心筋, 骨格筋肝臓などに著明なグリコーゲンの蓄積が生じ肥大型心筋症, 筋緊張低下, 巨舌, 肝腫大をきたす. 小児型は筋症状を呈し, 運動発達遅滞から進行性の呼吸筋を含む近位型筋優位の筋力低下がみられる. 酵素補充療法による治療効果がある.

5) 神経セロイドリポフスチン症

本症は病理学的に規定される神経変性を特徴とする疾患群であり, 神経細胞, 心筋, 骨格筋に電子密度が高く, 自家蛍光を発するリポフスチン顆粒の蓄積を認める. 常染色体劣性遺伝形式で遺伝する. 乳幼児期から小児期にかけて神経系の障害として発症する進行性の遺伝性神経変性疾患であり, 視力障害, 運動失調やけいれんなどを呈し, 最終的には寝たきりとなる. その一部は進行性ミオクローヌスてんかんの症状を呈する. 発症年齢, 臨床経過より一般に乳児型, 遅発性乳児型, 小児型, 成人型の4型に分けられる.

CLN1, 2, 3, 5, 6, 7, 8, 10が本症の責任遺伝子として報告されている.

7 ペルオキシゾーム病

ペルオキシソーム形成異常症(peroxisome biogenesis disorders; PBD)はペルオキシソームの膜の生合成や蛋白の局在にかかわる*PEX*遺伝子異常による常染色体劣性遺伝性疾患で, ペルオキシソーム自体の形成異常により広範な異常をき

たす．この PEX 遺伝子の異常が病因とされている．PEX 遺伝子異常症の多くがツェルウェーガースペクトラムという状態をきたす．臨床的な重症度により最重症型のツェルウェーガー症候群(Zellweger syndrome；ZS)，やや軽症の新生児型副腎白質ジストロフィー(neonatal adrenoleukodystrophy；NALD)，成人生存例も存在する乳児型 Refsum 病(infantile Refsum disease；IRD)の 3 病型を呈するとされている．ツェルウェーガー症候群の症状としては出生直後よりの筋緊張低下，前額突出・大泉門開大・鼻根部扁平・内眼角贅皮・眼間開離・小顎などの顔貌異常，白内障や緑内障，角膜混濁，網膜色素変性などの眼科的異常，肝腫大，腎皮質小囊胞，関節の異常石灰化に，哺乳障害，重度の発達遅滞，けいれんを呈し，進行性の肝機能障害などもきたすため予後は重篤である．

8 金属代謝異常症

遷移金属は生体の物質代謝を円滑に行うために非常に重要な成分である．これらの金属は食品から腸管粘膜のトランスポーターを介して門脈中に吸収され，肝臓で処理された後，再び血流に入り，細胞内トランスポーターを通じて体内各組織に供給される．この吸収過程や細胞膜の転送に異常があると金属欠乏症をきたし，細胞内での処理または排泄過程に異常があれば異常症をきたすことになる．

1) 銅代謝異常症

(1) メンケス(Menkes)病

銅トランスポーター ATP7A(肝細胞を除く全身の細胞ゴルジ膜に存在する)の異常のため，食事由来の銅が腸管粘膜細胞質中にとどまってしまい，全身への銅の供給が行われず結果的に銅の欠乏をきたし，銅を必要とする代謝過程が阻害される．中枢神経の進行性の障害とともに毛髪の異常 kinky hair(ちぢれ毛)が特徴的である．この毛髪異常は銅欠乏によってケラチンの S-S 結合が形成されないため，特徴的なねじれた髪となる．吸収過程の問題であるため，非経口的銅の補充療法が有効である．

(2) ウィルソン(Wilson)病

肝・脳・腎などの細胞の銅トランスポーター ATP7B の欠損があり，細胞ゴルジ体でセルロプラスミンの合成ができないため銅を搬出できず，細胞内に銅を異常に蓄積することによる臓器障害によって起こる疾患である．

肝障害を主徴とする肝型，錐体外路症状を示す神経型に大別される．角膜への銅の沈着として角膜にみられるカイザー-フライシャー輪が診断のきっかけになることもある．腎障害は血尿，蛋白尿をきたす．細胞内から銅が運び込まれないため血清銅とセルロプラスミンは低値となるが，尿中銅は増加する．治療は銅の吸収抑制，排泄促進を行うことが有効であり，一般に排泄促進のためキレート剤を使う．

9 プリンピリミジン代謝異常

1) レッシュ-ナイハン(Lesch-Nyhan)症候群

生体の核酸の前駆体ともいえるヌクレオシドの基本構造は，アデニン，グアニンのプリン塩基か，シトシン，チミン，ウラシルなどのピリミジン塩基にリボースという五炭糖とリン酸が結合したものである．このプリン，ピリミジンは食物などから供給されるのではなく，大部分がヒト体内で de novo に合成される．その結果構成されたヌクレオシドは核酸の構成要素となるほか，エネルギー担体など重要な役割を担っている．さらに，プリンヌクレオシドの異化は，キサンチンオキシダーゼによって分解され尿酸になって尿中に排泄される経路と，ヒポキサンチン・グアニン・ホスホリボシル化酵素によってヌクレオシドに再合成される経路がある．

レッシュ-ナイハン症候群は，ヒポキサンチ

ン・グアニン・ホスホリボシル化酵素の完全欠損によって発症する．この酵素の欠損によりプリン塩基が再利用できなくなり，de novo 合成と尿酸生成の亢進が起こり高尿酸血症をきたす．X連鎖劣性遺伝であるので，患者は一部の例外を除いて原則男児である．

乳児期から不眠，不機嫌，発達遅滞が現れ，次第に不随意運動，アテトーゼ，ジストニア，錐体路徴候として深部腱反射亢進，痙性麻痺などが出現する．また，幼児期からみられる自傷行為が本疾患には特徴的である．高尿酸血症のため尿中に尿酸が析出し，しばしばおむつにオレンジ色の尿酸塩が析出付着する．また，尿路結石，腎障害，痛風結節などもみられる．酵素活性の測定により確定診断される．

その他にはビタミン代謝異常症，神経伝達物質異常症，脂質代謝異常症，結合組織異常症先天性ポルフィリン症，α_1アンチトリプシン症などがあげられている．

6 新生児疾患

A 新生児とは，周産期とは

WHOでは，「出生時より27生日（生後4週目まで）を**新生児期**と呼び，この期間にある乳児を**新生児**と呼ぶ」と定義しており，この定義が広く一般に用いられている．出生時から日齢6まで（生後1週間以内）を**早期新生児期**，それ以後の日齢7～27（生後1～4週まで）を**後期新生児期**と呼ぶ．また，新生児のうち「子宮外生活に適応するのに十分に成熟していない児」は「未熟児」といわれていたが，近年は，医学的には後述する**早産児**や**低出生体重児**という用語が用いられている．**周産期**とは，出生周辺の意味で，胎児期（在胎12週以後）から新生児期（生後4週）までを指すが，医療統計で用いられる場合（周産期死亡率などで）は，妊娠満22週以後から早期新生児期（日齢6＝生後1週間以内）までを指している．

日本の出生数は，第2次ベビーブームの1971～74年に約200万人であったが，それ以降は減少傾向にあり，2016年にはその約半数の約100万人（976,878人）となっている．出生率（人口1,000人あたりの年間出生数）は，1973年には19.4であったのが，徐々に減少し，2016年には7.8に低下した．しかし，**合計特殊出生率**（1人の女子が15～49歳までに産む子どもの平均数）は，2008年に1.26と最低となった以降は徐々に増加傾向にあり，2016年には1.44になっている（➡254頁の図5-1を参照）．また，新生児・乳児の死亡率は，1973年には，**乳児死亡率**（出生1,000人に対する1歳未満の死亡数）11.3，**新生児死亡率**（出生1,000人に対する生後4週以内の死亡数）7.4であったのが，2016年には，乳児死亡率2.0，新生児死亡率0.9と低下しており（図1-9），現在は世界でも有数の低率国である（表1-16）．

B 新生児の分類と用語

新生児の分類には，**在胎期間**による分類と**出生体重**による分類がある．

在胎期間による分類では，37週0日以上42週0日未満で出生した児を**正期産児**，37週0日未満で出生した児を**早産児**と呼び，特に28週0日未

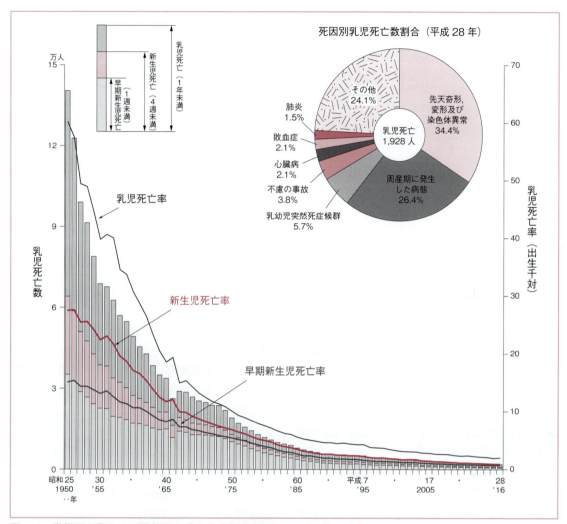

図 1-9　乳児死亡数および乳児死亡率の年次推移（昭和 25〜平成 28 年）
〔厚生労働省政策統括官（統計・情報政策担当）：平成 30 年 わが国の人口動態（平成 28 年までの動向）より変更なし〕
https://www.mhlw.go.jp/toukei/saikin/hw/jinkou/suikei18/index.html（2019 年 3 月 12 日に利用）

表 1-16　乳児死亡率　最新年の数値

日本	米国	シンガポール	フランス	ドイツ	イタリア	オランダ	スウェーデン	英国
2016	2015	2016	2015	2015	2015	2015	2015	2015
2.0	5.9	2.4	3.5	3.3	2.9	3.3	2.5	3.9

〔厚生労働省政策統括官（統計・情報政策担当）：平成 30 年 わが国の人口動態（平成 28 年までの動向）より〕

満で出生した児を**超早産児**，34 週 0 日以上 37 週 0 日未満で出生した児を **late preterm infant** と呼んでいる．また，42 週 0 日以上で出生した児を**過期産児**と呼ぶ．

出生体重による分類では，出生体重が 2,500 g 未満の児を**低出生体重児**，1,500 g 未満の児を**極低出生体重児**，さらに 1,000 g 未満を**超低出生体重児**と呼ぶ．また，出生体重が 2,500 g 以上 4,000 g 未満の児を**正出生体重児**，4,000 g 以上の児を**巨大児**（高出生体重児）と呼ぶ．

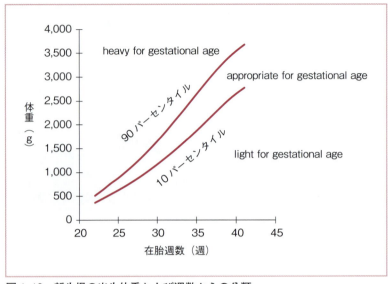

図 1-10　新生児の出生体重および週数からの分類

　わが国では，1990 年には，出生数は約 122 万人で低出生体重児が 6.3% であったのが，2013 年には出生数は約 103 万人で低出生体重児が 9.6% に達しており，全体の出生数は低下してきているが，低出生体重児の割合および絶対数は増加傾向にある．

　これらの分類は，出生体重や在胎期間によって予後や合併症が異なるために有用である．早産児や低出生体重児では，呼吸や循環などの面で胎外への生活に十分適応できるほどに臓器や組織が成熟していないために全身管理が必要となる．さらに超低出生体重児や超早産児では高度の未熟性に伴う特異な合併症もみられるほか，生命予後や将来の神経学的後遺症の有無が大きく異なる．

　他方で，出生体重が同じでも，在胎週数が異なれば合併症も異なる場合がある．例えば出生体重が同じ 2,200 g でも，在胎週数が 34 週の早産児では呼吸や循環障害がみられるリスクがあるが，40 週の正期産児では，呼吸循環障害のリスクは低い．しかし 40 週 3,000 g で出生した児には認めることが少ない低血糖症を合併することがある．このように，新生児の生命予後や合併症，さらには神経予後にも在胎週数と出生体重の両方が

関与している．

　さらに，**在胎期間**に対する発育を評価する分類として，在胎期間と出生体重，出生時身長との関係を加味した分類が使用されている．出生体重が，在胎期間に比して軽く 10 パーセンタイル未満の児を light for gestational age 児と呼び，在胎期間相応で 10 パーセンタイルと 90 パーセンタイルの間にある児を appropriate for gestational age 児，また，在胎期間に比して重く 90 パーセンタイル以上を heavy for gestational age 児と呼ぶ（**図 1-10**）．WHO の分類では，出生体重と出生時身長の両方が在胎期間に比してともに 10 パーセンタイル未満の児を small for gestational age(SGA) 児，出生体重と出生時身長の両方が在胎期間に比してともに 90 パーセンタイル以上の児を large for gestational age 児と呼んでいる．

　light for gestational age 児の原因には，染色体異常や奇形症候群など胎児側に原因がある場合と，妊娠高血圧に伴う胎盤機能不全など母体側に原因がある場合がある．

C ハイリスク新生児

ハイリスク新生児とは，出生時や出生後早期に児が死亡したり重篤な疾患を合併する危険性が高いと予想される新生児である．明らかなハイリスク要因のない新生児でも分娩・出生後しばらくはさまざまな事象が起こりやすいが，特にハイリスク新生児の分娩や生後の管理は，原則的には，周産期の母体管理に習熟した産科医と新生児の蘇生処置や管理に習熟した小児科医のいる周産期センターで行われるのが望ましい．ハイリスク新生児の要因は，母体因子，胎児・新生児因子，分娩に関連した因子に大別される．

新生児がハイリスクとなる**母体因子**としては，母体の内分泌疾患（糖尿病，甲状腺疾患）や自己免疫疾患（特発性血小板減少症，全身性エリテマトーデス，シェーグレン症候群）の合併症がある．母体糖尿病では，新生児に低血糖や呼吸障害（呼吸窮迫症候群や一過性多呼吸），心筋症や巨大児などを引き起こすことがある．特発性血小板減少症では新生児に血小板減少を，全身性エリテマトーデスでは新生児に新生児ループスを，シェーグレン症候群では新生児に不整脈（先天性房室ブロック）を引き起こす．胎児・新生児側のハイリスク要因は，児の先天異常，先天性代謝異常症，子宮内感染症などがある．また，母体と胎児の双方が関連する要因としては，多胎妊娠，双胎間輸血症候群，双胎での一児子宮内死亡などがあり，いずれも児の生命・神経予後に大きな影響を与える．また，分娩に関連した因子としては，早産や過期産，胎位の異常（骨盤位など），前置胎盤や常位胎盤早期剝離，胎児機能不全や新生児仮死の状態などがある．

D 新生児の生理と適応

胎児の体と胎盤の間の胎児循環は，胎児自らの心臓から**臍帯動脈と臍帯静脈**を介して行われる．胎盤では，胎児血と母体血が胎盤の絨毛膜面で接することにより，双方の血液の間で，酸素や二酸化炭素，電解質や糖分などの栄養分を平衡させ，ガス交換や栄養分と老廃物の授受を行っている．胎児期には，胎児の成長に必要な酸素や栄養分は，胎盤から来る臍帯静脈から供給される．また胎児の体内で生じた二酸化炭素や老廃物は，臍帯動脈により**胎盤**へ運ばれ，これを胎盤で母体血と平衡させることにより，二酸化炭素や老廃物を母体血中へ移動させ，代わりに母体血から酸素と栄養分の供給を受ける．胎児期には，心臓の心房中隔に**卵円孔が開存**しており，胎盤で酸素分圧の高い状態となった血液が，臍帯静脈から右心房から卵円孔を経由して左心房に流れ込み，これが左心室から大動脈を介して，胎児の全身に供給される．また，児の静脈血と臍帯静脈血が混じった右心房内の血液は，右心室から肺動脈へ流れ出て，肺動脈と大動脈をバイパスする動脈管により，その多くは大動脈へと流れ込んでいる．

出生後には，胎盤から切り離されて，新生児の体内だけを血液が循環するようになり，かつ，呼吸運動の開始によって肺に含気することにより，新生児自身の肺でガス交換を開始する．肺胞が拡張し自らの肺で血液が酸素化されることにより，**肺血管抵抗**が低下し，肺血管への血流量が増加し，高度に酸素化された血液が左心房に戻り左心房の圧が高まることにより，**卵円孔が機能的に閉鎖**する．さらに，高度に酸素化された血液が流れることにより胎児期に開存していた**動脈管**が閉鎖していき，**肺循環**と**体循環**が直列した循環となる．

栄養に関しては，出生とともにそれまでの胎盤からの栄養が途絶える．そして生後6時間ごろに

表 1-17 原始反射

名称	内容
モロー反射	頭を持ち上げて急に落とすような動作をすると，両上肢を開き，側方から正中方向にちょうど抱きつくような動作をする．
側弯反射	新生児を腹位にして持ち上げ，脊柱のそばを上方から下方へゆっくりこすると，こすった側へ脊柱が弯曲する．
吸啜反射	新生児の口の中に指を入れると強く吸いつく．
追っかけ反射	新生児の口唇の周りを指で触れると，その方向に顔を回転させて指を口で捕らえようとする
把握反射 ①手掌把握反射 ②足底把握反射	診察者の指を新生児の掌にあてると，指を屈曲させて握るような動作をする 新生児の足の指のつけ根を圧迫すると，足の裏全体が屈曲する
バブキン反射	新生児の両側の手掌を圧迫すると，口を開き，両眼を閉じ，頭を前屈する
非対称性緊張性頸反射	新生児を仰臥位に寝かせ顔を一方に向けさせると，向いている側の上下肢を伸展させ，反対側の上下肢を屈曲させフェンシングのポーズのような姿勢をする
自動歩行	新生児の脇の下を支えて，足底を床につけると，下肢を交互に曲げ伸ばして，ちょうど歩行しているような動作をする

は**哺乳**が可能となるが，初めから十分な量の母乳を哺乳できるわけではないため，自らの頸部や肩甲骨周辺の褐色脂肪を燃焼することでエネルギー産生を補う．また，新生児は成人に比べて，身体の中の水分量が多い．このことも，出生後に一時的にみられる脱水状態に耐えるのに有利に働いていると考えられている．

新生児の多くの姿勢や運動には，**原始反射**と呼ばれる乳児期前半までに消失する特有の反射が重要な役割を担っている（表 1-17）．特に摂食や嚥下に関しては原始反射の関与が大きく，新生児は複雑な反射を調整し統合することによって哺乳運動を行っている．哺乳に関連する反射のうち最も早くみられるのは，顔面の三叉神経領域を触れたときに口を開く反応で，在胎 9 週にはみられる．次に**探索反射**（rooting reflex）と呼ばれる反射が出現する．この反射は，口唇が何かに触れるとその方向に頭を向ける反射で，食物を手で口に運ぶことができない新生児や乳児が，口で食物を探索することを可能にしている．そして口に加えたものを吸うことも**吸啜反射**（sucking reflex）を利用して行われる．さらには口腔内に貯留した乳汁は**嚥下反射**によって飲み込まれる．

1 胎児期・新生児期の感覚系の発達

感覚系の発達は運動系よりも先行しているとされる．

視覚の発達に関しては，網膜自体が構造的に完成されるのは，出生予定日近くとされており，新生児でも 0.02〜0.05 程度の視力があると考えられている．早産児での研究より，遅くとも在胎 26 週で光刺激に反応し，修正 32 週ごろに固視が出現し，34 週ごろよりオブジェクトを追い[1]，35 週ごろからははっきりとした図形パターンを好んで見つめるようになるが，人の顔を認識できるようになるには，出生後数か月を要する．

聴覚の発達に関しては，蝸牛および音センサーである神経受容器の原器は，在胎 16 週ごろには完成し，20 週台では，音刺激に対して敏感に反応することが胎児・早産児で確認されており，すでに胎内で母親の声を聞き分けている可能性が示唆されている．新生児での聴性脳幹反応（auditory brainstem response；ABR）では，潜時が成人に比して延長しているが，数か月から数年を経てⅠ波からⅤ波の順に成人と同じレベルに潜時が短縮していく．

嗅覚は，さらに原始的な感覚であることから，胎内ですでに発達していると考えられており，在胎30週前後の早産児では臭いに対する反応がみられる．新生児は生直後からは明らかに臭いを区別できており，母親の母乳と人工乳を嗅ぎ分けられることが証明されている．

味覚に関しては，口腔内に投与されたさまざまな味をもつ液体(ショ糖，水，食塩水)によって吸啜反応に差異がみられることから，正期産児はすでに味覚でこれらの液体を弁別できることが示されている[1]．

触覚に関しては，早産児では24週前後であっても痛み刺激に対して逃避反応を示し，28週ごろには，痛みを伴わない触覚刺激に対する反応も認められるようになる．32週には口の周囲への接触刺激による探索反射が認められるようになる[1]．

新生児には**一人笑い**と呼ばれる睡眠中にみられる動作や，**新生児模倣**と呼ばれる，対面する人が舌を出すとまねをして舌を出すなどの行動がみられる．一人笑いは，生後3〜4か月以後にみられる，あやされると笑う，いわゆる社会的微笑とは異なるが，新生児の笑う表情は養育者の愛着感情を育むことに役立っていると考えられる．これらは原始的な社会性の発達とみなすこともでき，高度な社会生活を営む人間に備わった特徴的な能力で，新生児期にすでにそうした能力の一部がみられることは注目される．

> **Topics 6　NICU 入院時の発達**
>
> 　1990年以降に広まったNICU入院時の発達を促すケアの一環として，新生児を静寂な環境で管理していくことが推奨されていたが，近年の早産児に関する研究からは，入院中に児に話しかける言葉の数が多いほど言語発達を促進する可能性や，個室NICUなどの静寂な環境よりも，人の声が多い大部屋のNICUで管理された児のほうが言語発達や認知発達が良好である可能性が示唆され，静寂すぎる環境の是非が見直されている[2]．

E　低出生体重児，早産児

1　早産児にみられる問題点

　早産児には，呼吸循環に対するサポートが必要であり，栄養や体温保持，感染管理にも十分な配慮が必要となる．

　在胎34週未満の早産児では，肺胞の虚脱を防ぐ役割を担っている**肺サーファクタント**の産生が不十分であるため，呼吸障害(**呼吸窮迫症候群**)が起こる．早産であればあるほど併発しやすく，在胎24週以下では約95％に呼吸窮迫症候群が起こる．早産児の未熟な肺に生後の人工呼吸管理による陽圧換気や酸素投与が行われることにより，肺での炎症が持続し，慢性肺疾患を呈して長期の酸素投与が必要になることもある．また，呼吸調節中枢の未熟性のために無呼吸発作を起こしやすい．早産児では，心筋の収縮力が弱く，圧負荷などにより容易に心不全に陥り，**循環不全**を招く．さらに，**動脈管が開存**しやすく，肺血流増加に伴う肺うっ血や体循環不全により，肺出血や臓器の循環不全が引き起こされる．

　また，一般に安全に経口哺乳が可能となるのは，在胎35週前後を過ぎてからであるため，それ以前の在胎週数で出生した早産児に対しては，口もしくは鼻から胃に挿入された胃管を通じて，母乳または人工乳を胃に注入する経管栄養が必要である．経腸栄養の確立が遅れる場合には，経静脈栄養が必要になる．また，早産児は褐色脂肪と筋肉量が少ないことや基礎代謝量が少ないことから熱の産生が少ない一方で，体重あたりの体表面積が大きく，皮膚からの水分の蒸散も大きいため，放射熱や蒸散熱として失われる熱量が大きく体温低下を招きやすいため，保温目的で保育器に収容しての管理が必要である．

　さらに，早産児は**感染症**に罹患しやすく，また，罹患すると重症化しやすい．これは，34週

以前では，胎盤を通じて母体から移行している抗体がまだ少ないことや，粘膜面などの局所の免疫能の発達が不十分であること，低栄養の影響，また，気管チューブや胃管，静脈ラインなどさまざまな感染源になりうる異物が身体に装着されていることなどが原因である．

また，早産児では，血管や組織が脆弱で，止血・凝固機能が低いために，血圧変動などにより容易に**出血**しやすく，脳内に出血を起こした場合には，神経学的後障害の原因となる．

その他，早産児にみられる特有の合併症には，**未熟児貧血**，**未熟児骨減少症（未熟児くる病）**，**未熟児網膜症**などがある．

2 低血糖

早産児が**低血糖症**を起こしやすい原因としては，脂肪の蓄積が少なく，また肝臓でのグリコーゲン分解がスムースでないこと，寒冷刺激やストレス下でエネルギー消費が亢進することなどがあげられる．また，新生児では嫌気性代謝が成人よりも温存されているという特徴があるが，これは，低酸素状態に強いという点で，低酸素に陥りやすい出生周辺期には有利な点となるが，逆に，嫌気性代謝はグルコースを浪費する代謝系であるため低血糖を助長することになる．低血糖が重篤となると，けいれんや振戦，傾眠傾向などの症状が出現し，高頻度に神経学的後障害の原因となるため，特に，注意が必要である．したがって早産児に対しては，出生後からブドウ糖液による輸液を行うなどで血糖値を適切に保ち，低血糖症の発現を未然に防ぐことが重要である．

3 未熟児貧血

未熟児貧血は，身体の成長に骨髄での造血機能が追いつかないことが原因で起こる．造血は腎臓から分泌される**エリスロポエチン**の働きで促され，低酸素状態がエリスロポエチン産生の刺激となる．子宮内での胎児は動脈血酸素分圧が極めて低い状態にあるため，エリスロポエチンの血中濃度は高いが，出生とともに動脈血酸素分圧は急激に上昇し，そのためエリスロポエチンの産生が抑制されてしまう．その結果，もともと体重あたりの赤血球量が少ない早産児では，やがて貧血が引き起こされることになる．その他，早産児が貧血になりやすい理由として，早産児の赤血球の寿命が約 60 日と短く（成人の赤血球では約 120 日），また，ヘモグロビンに取り込まれる鉄の補給が不足することや，検査のために採血される頻度が高いこともあげられる．かつては低出生体重児，特に超早産児に対しては頻回の輸血を必要とすることが多かったが，エリスロポエチン製剤が使用されるようになり輸血の頻度は激減した．

4 未熟児骨減少症（未熟児くる病）

未熟児骨減少症は，カルシウムやリンなどの摂取不足や，これらの腸管からの吸収を高めるビタミン D の摂取不足が原因で引き起こされる，**くる病様の骨変化**をきたす疾患である．血中のカルシウムやリンが不足すると，これらの血中濃度を保つために**骨の脱灰**が起こり，骨からカルシウム，リンが補充される．未熟児骨減少症で骨塩量が低下すると，身体発育や歯牙の発育にも影響を及ぼす．母乳栄養は，成長発達には非常に利点が多いが，特にリンが不足しやすいため，未熟児骨減少症をきたしやすく注意を要する．治療は，血液検査や尿検査でカルシウム，リンを測定し，X 線検査で骨の変化を確認しながら必要に応じてカルシウム，リンを補充し，ビタミン D 製剤を投与する．近年は，母乳に混ぜてリンやカルシウム，脂質を追加する母乳強化パウダーが，早産・低出生体重児の栄養管理に使用されている．

5 未熟児網膜症

未熟児網膜症[3]は，早産児で，生後まだ発達途

上にある網膜血管が異常な方向に増殖したために起こる網膜の病変である．網膜の血管は，胎児期に網膜の中心部から周辺部に向かって伸びていき，在胎36週ごろに完成するが，それ以前に出生した早産児では，網膜の血管はまだ途中までしか伸びていない．網膜血管はもともと胎内では酸素濃度の低い環境下で徐々にゆっくりと伸展していくが，早産により急激に動脈血の酸素分圧が増加すると，酸素が過剰な状態となり，網膜血管の発達が中断し網膜血管は収縮し伸展しなくなる（第Ⅰ期）．一方，血管の伸びてこない網膜周辺部の無血管野では，この状態が続くと虚血・低酸素状態に陥ってくるため，無血管野の網膜神経細胞から血管内皮成長因子（VEGF）が過剰に産生され始め，この異常に増加したVEGFのために網膜血管が異常な増殖を始め（第Ⅱ期），新生血管が硝子体内の有形硝子体線維に沿って成長し始め硝子体の内側に向かって立ち上がり，周辺にコラーゲンなどの結合組織を産生し，この線維性組織が収縮してくると網膜を眼球中心方向や前方へ剝離させてしまう（網膜剝離の状態）．したがって，早産児の管理では，呼吸障害に対して行われる酸素投与が過剰になると，動脈の収縮が引き起こされるので，第Ⅰ期には，過剰な酸素投与は避け，第Ⅱ期には，無血管野の網膜細胞が極端な低酸素に陥らないように低酸素状態を避ける安定した呼吸管理が必要とされる．未熟児網膜症は，極低出生体重児の約6割，超低出生体重児の約8割，在胎28週未満出生の早産児のほぼ100％に発症すると報告されているが，きちんとした生後の呼吸管理や栄養管理により自然軽快する場合も多く，超低出生体重児では，治療が必要な症例は30％前後である[4]．治療法としては，無血管野の細胞をレーザーにより凝固（網膜光凝固術）させ，VEGFの産生を抑制する，硝子体手術により硝子体内の線維性組織を除去して網膜の牽引を沈静化させる，あるいは抗VEGF薬により網膜血管の異常増殖を抑制する，などが行われている．

F 新生児仮死

　出生に伴う胎内生活から胎外生活への環境の変化に対して，何らかの原因により，児の呼吸と循環が，胎外生活に適応できない状態を**新生児仮死**という．出生時，正期産児の約85％は生後30秒以内に自発呼吸が始まるが，約10％の児は，何らかの刺激を与えないと自発呼吸が開始せず，約5％の児はマスク＆バッグによる陽圧換気や気管挿管による呼吸補助が必要となる．現在の進歩した妊娠分娩管理においてなお，出生1,000人に対して1人は胸骨圧迫や薬剤投与などが必要な重篤な新生児仮死になっている．新生児仮死の児では，自発呼吸がないか，あっても呼吸は弱く不規則で，心拍数は低下して徐脈，低血圧を呈しており，自発運動も少なく刺激に対する反応も弱く，皮膚色は蒼白かチアノーゼを呈する．出生時の新生児の状態の評価には，**アプガー（Apgar）スコア**（表1-18）が用いられる．新生児の呼吸，心拍数，筋緊張，反射（刺激に対する反応），皮膚色を各2点満点で採点し，合計得点で3点以下を重度仮死，4〜7点を軽度仮死，8点以上を正常と評価する．アプガースコアは一般には出生後1分と5分につけられる．1分値は児の出生時の状態を反映するが，5分値は神経学的予後とより強い相関が認められている．5分値アプガースコアが低い（7点以下の）場合には，新生児蘇生処置を継続し，10分値アプガースコアを記録し，さらには10点に到達するまでの時間を記録する．アプガースコアが10点に到達するまでに要した時間が予後に関係するともいわれている．

　新生児仮死の原因は不明なことも多いが，分娩に際して起こった子宮・胎盤・臍帯の問題（子宮破裂や過強陣痛，常位胎盤早期剝離や前置胎盤からの出血，胎盤機能不全，臍帯脱出や臍帯巻絡・捻転，臍帯潰瘍からの出血など），母体を含めた胎児の問題（母児間輸血症候群，双胎間輸血症候

表1-18　アプガースコア

評価内容 \ 点数	0	1	2
心拍数	ない	100/分未満	100/分以上
呼吸	ない	弱い泣き声／不規則な浅い呼吸	強く泣く／規則的な呼吸
筋緊張	だらんとしている	いくらか四肢を曲げる	四肢を活発に動かす
鼻腔刺激に対する反応	反応しない	顔をしかめる	咳またはくしゃみ
皮膚の色	全身蒼白または暗紫色	体幹ピンク・四肢チアノーゼ	全身ピンク

群，胎児水腫など），母体自体の問題（母体の心不全や，ショックなど）による．新生児仮死の起こりやすい危険因子としては，母体の喘息や糖尿病，けいれん性疾患，喫煙や飲酒，抗てんかん薬や向精神薬などの服用，高齢や妊娠高血圧症候群などによる胎盤機能不全，感染症，多胎や骨盤位，前置胎盤などの因子があげられるが，最近では未婚の妊娠や若年者の妊娠，妊婦健診を受けていない妊娠などの社会的ハイリスクな妊婦の増加が問題となっている．

新生児仮死による呼吸循環障害が続くと，組織や臓器に低酸素と循環不全によるさまざまな合併症が引き起こされる．代表的なものとしては，低酸素性虚血性脳症，肺高血圧症，胎便吸引症候群，腎不全，壊死性腸炎，播種性血管内凝固などがある．重症新生児仮死の場合には，それぞれの臓器障害の強さと回復の程度によって長期的な予後は異なるが，脳性麻痺や精神運動発達遅滞，慢性腎不全などの後障害が残ることも多い．

G 中枢神経系の障害

新生児の中枢神経障害は受傷時期により，出生前，周産期，出生後に発生したものに分類される．出生前障害には，染色体異常や奇形症候群，TORCH症候群〔→後述の「TORCH症候群」（60頁）参照〕などの先天感染症などがある．ここでは，周産期障害の代表として低酸素性虚血性脳症，脳室周囲白質軟化症，脳室内出血，くも膜下出血と硬膜下血腫について，また出生後障害として核黄疸について述べる．

1 低酸素性虚血性脳症（HIE）

低酸素性虚血性脳症（hypoxic ischemic encephalopathy；HIE）は，胎児機能不全や新生児仮死などのために，低酸素と血流の減少（虚血）により引き起こされる脳の神経細胞の障害で，意識障害，筋緊張低下，原始反射の消失，けいれんなどを呈する疾患である．その発症頻度は報告によりばらつきがあるが，正期産児における中等度～重症のHIEは出生1,000に対して0.39の発症である[5]．新生児は脳の各部位で発育・成熟度合いが異なるために，在胎週数や低酸素，虚血の程度やその受傷時期によって，大脳皮質層状壊死，基底核壊死，脳室周囲白質軟化，皮質下白質軟化，脳幹壊死，脳梗塞など障害を受ける部位や症状が異なる．HIEの診断は，重症仮死の病歴，臍帯血液ガスでの酸血症の所見，筋緊張低下やけいれんなどの神経学的理学所見，血液検査での脳を含む臓器からの逸脱酵素の増加，脳MRIなどの画像所見，脳波やamplitude-integrated EEG（aEEG）などの神経生理学検査での脳の活動性の低下や異常発作波の出現などにより行う．HIEの重症度評価にはSarnatのステージ分類（表1-19）やThompsonのスコア（表1-20）が用いられている．

表 1-19 Sarnat の低酸素性虚血性脳症のステージ分類

ステージ	第1期(軽症)	第2期(中等症)	第3期(重症)
意識レベル	不穏, 過敏	嗜眠, 鈍麻	昏迷
神経筋 　筋緊張 　姿勢 　伸展反射 　ミオクローヌス	亢進 正常 軽度遠位屈曲 亢進 あり, なし	減弱 軽度低下 重度遠位屈曲 亢進 あり	減弱～消失 弛緩 間欠的除脳硬直 減弱～消失 なし
原始反射 　吸啜反射 　モロー反射 　眼前庭反射 　筋緊張性頸反射	正常 正常, 軽度減弱 亢進, 容易に誘発 正常 減弱	減弱 減弱～消失 減弱, 不完全 亢進 亢進	消失 消失 消失 減弱～消失 消失
自律神経機能 　瞳孔 　呼吸 　心拍 　気管および唾液分泌 　腸蠕動	交感神経優位 散瞳 自発呼吸 頻脈 少量 正常または減弱	副交感神経優位 縮瞳 自発呼吸, 無呼吸 徐脈 多量 亢進, 下痢	抑制 瞳孔不同, 対光反射減弱 自発呼吸なし 不定 不定 不定
新生児発作	なし	多い	稀
脳波所見	正常	低電位	平坦
持続	24時間以内	2～14日	数時間～数週間

〔Sarnat HB, Sarnat MS：Neonatal encephalopathy following fetal distress. A clinical and electroencephalographic study. Arch Neurol 33：669-705, 1976 より〕

表 1-20 Thompson の低酸素性虚血性脳症スコア

	0	1	2	3
筋緊張	正常	亢進	低下	弛緩
意識状態	正常	興奮・開眼	嗜眠	昏睡
新生児発作	なし	1日3回未満	1日3回以上	
姿勢	正常	ペダルこぎ・握りこぶし	遠位部屈曲	除脳硬直
モロー反射	正常	部分的	なし	
把握反射	正常	減弱	なし	
吸啜反射	正常	減弱	なし	
呼吸	正常	過呼吸	間欠性無呼吸	自発呼吸なし
大泉門	正常	膨張	緊満	

〔Thompson CM, Puterman AS, Linley LL, et al：The value of a scoring system for hypoxic ischaemic encephalopathy in predicting neurodevelopmental outcome. Acta Paediatr 86：757-761, 1997 より〕

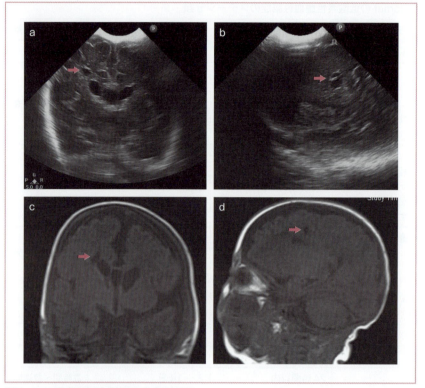

図 1-11 脳室周囲白質軟化症(嚢胞性)
a：頭部超音波検査，前額断面像
b：頭部超音波検査，矢状断面像
c：頭部 MRI 検査，T1 強調像，前額断面像
d：頭部 MRI 検査，T1 強調像，矢状断面像
矢印：嚢胞性脳室周囲白質軟化症

HIE に対する治療は，呼吸循環管理とけいれんのコントロール，脳浮腫の軽減などが中心であるが，近年，低体温療法の有効性が示され全世界で導入されている．これは，人為的に低体温にすることで，脳の代謝を抑制し，神経細胞を興奮させるカテコールアミンや神経細胞を破壊させるフリーラジカルの産生を低下させる方法である．重症新生児仮死症例に対して，生後 6 時間以内に，冷却マットを用いて低体温療法を開始し，深部体温を 33～34℃ に 72 時間維持し，その後，4 時間以上かけて復温する．

HIE はその後の神経学的後障害の原因の 1 つであり，軽度の発達障害を認める程度から脳性麻痺や知的障害，寝たきりで在宅人工呼吸が必要な重症な症例まで，その重症度はさまざまである．

2 脳室周囲白質軟化症(PVL)

脳室周囲白質軟化症(periventricular leukomalacia；PVL)は，主として在胎 32 週未満の早産児にみられる脳の虚血性病変で，典型的には虚血部位(主に深部白質)が凝固壊死をきたし**嚢胞形成を**きたす(嚢胞性脳室周囲白質軟化症)(図 1-11)．また，中には嚢胞形成を伴わないもの(非嚢胞性 PVL)もあり，頭部超音波検査や頭部 MRI 検査で診断される．日本における極低出生体重での嚢胞性 PVL の発症頻度は 3.3% である[6]．早産児では，脳白質の血流は皮質から脳の深部に向かう血管と，脳室周囲から皮質に向かう血管によっており，どちらの血管も十分に進展していないと，その間はいわゆる watershed と呼ばれ，血液の低

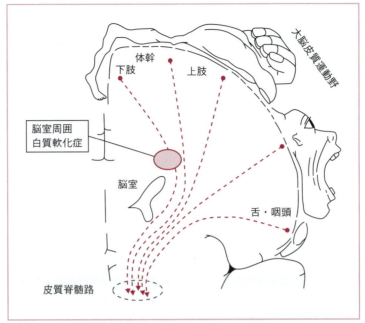

図 1-12 大脳皮質運動野・皮質脊髄路・脳室周囲白質軟化症の関係
脳室周囲白質軟化症は脳室に近い白質に起こるため，皮質脊髄路の内側でより脳室に近いところを通過する下肢への運動神経線維が傷害されやすい．

灌流に弱い部位となることが，PVLの発症にかかわっている．また早産児では，全身の血圧の変動にかかわらず脳血流を一定に保つための自動調節（autoregulation）が発達していないために，体血圧の変動で容易に脳血流も左右されることもPVLの発症に関与する．発症の原因は，出生前，出生時，出生後のいずれかの時期に脳への血流低下をきたす病態であり，出生前では前置胎盤，重度の胎児徐脈を伴う胎児機能不全，双胎間輸血症候群，出生時では胎盤早期剝離や新生児仮死，生後の重度の無呼吸発作や動脈管開存症，緊張性気胸，敗血症などである．しかし，原因が特定できない場合も多い．新生児期には，下肢の筋力低下がみられることもあるが，特に中枢神経症状を呈しないことも多い．PVLをきたした部位によって後障害は異なるが，PVLの好発部位は**側脳室後角周囲**であり，ここを通過する皮質脊髄路の障害（特に，最も脳室に近いところを通過する下肢の運動神経路の障害）による**痙性両麻痺**の頻度が最も高く（図1-12），上肢の運動神経路まで障害

が及ぶと**痙性四肢麻痺**となる．また，深部白質には視放線が存在するため，そこに病変が及ぶと視覚障害や視覚認知障害をきたすこともある．治療としては，後障害に対する理学療法・作業療法が中心となる．

3 脳室内出血

脳室内出血（intraventricular hemorrhage；IVH）は主に早産児にみられる．多くは**胎児ジストレス・新生児仮死**の結果としてみられる頭蓋内の出血であるが，出生後の呼吸循環障害が原因となる場合もある．早産児では自動調節が十分に発達していないために呼吸循環障害があると脳血圧や脳血流の変化が起こりやすく，その際に脳室周囲の脳室上衣下胚層（subependymal germinal matrix）に分布する構造的に脆弱な血管が破綻し出血を起こし，これが脳室内に穿破した結果，脳室内出血となる．出血が脳室上衣下胚層に限局する場合を**脳室上衣下出血**（subependymal

表 1-21　Papile による脳室内出血の分類

Grade	内容
Ⅰ	脳室上衣下出血のみ
Ⅱ	脳室拡大のない脳室内出血
Ⅲ	脳室拡大を伴う脳室内出血
Ⅳ	脳実質内出血を伴った脳室内出血

〔Papile LA, Burstein J, Burstein R, et al : Incidence and evolution of subependymal and intraventricular hemorrhage : a study of infants with birth weights less than 1,500 gm. J Pediatr 92 : 529-534, 1978 より〕

hemorrhage；SEH）と呼ぶ．重症化するとSEHは脳室内に穿破し，出血は脳室内に及ぶ．さらにはSEHにより脳室上衣下胚層を通過して還流する髄質静脈の還流が障害され，髄質静脈のうっ血が引き起こされ，静脈血栓により脳室周囲に静脈性出血性梗塞を起こし，脳実質内出血をきたす場合がある．IVHの重症度分類として，Papileによる分類がある（表 1-21）．急性期の症状は，無呼吸発作や徐脈発作，血圧低下のほか，筋緊張低下やけいれん，大泉門膨隆などであるが，SEHに留まれば無症状であることもある．脳実質内出血をきたすと生命予後や神経学的予後は不良になる．また，出血後に脳脊髄液の循環障害を引き起こし水頭症になる場合があり，注意を要する．

4　くも膜下出血と硬膜下血腫

新生児，特に正期産児によくみられる**くも膜下出血**や**硬膜下血腫**の多くは，産道通過時の外傷性出血（**分娩外傷**）によることがほとんどであり，そのほか，周産期低酸素症，血液凝固異常，血管形成異常などによることがある．しかし，特に原因がなくても，正常分娩でも産道を通過する際に胎児の頭部が圧迫されるために，少量のくも膜下出血や硬膜下血腫を認めることは珍しくない．無症状のことも多いが，無呼吸発作，易刺激性，意識障害や眼球偏位，瞳孔不同，けいれんなどがみられることがある．稀に重篤な硬膜下血腫に対して減圧のための外科的処置を必要としたり，その後に水頭症に進行することがあり注意を要する．

5　核黄疸

新生児では，生後1週間以内に**生理的黄疸**がみられる．これは，黄疸の原因である間接ビリルビン（赤血球の血色素が分解される過程で産生される）の上昇によるが，その原因は新生児が生理的に多血であること，胎児型ヘモグロビンを有する赤血球の寿命が短いこと，肝臓でのビリルビンの処理（グルクロン酸抱合）が不十分であることなどに起因する．間接ビリルビンが高度に高値の状態が持続すると，大脳基底核などの神経細胞が障害され，重篤な神経症状を呈するようになる．これを**核黄疸**と呼ぶ．母子間の血液型不適合などから起こる溶血性疾患によるビリルビンの増加や，感染症による腸肝循環の亢進によるビリルビンの排泄障害などが原因となるが，早産児では，肝臓でのビリルビンの処理機能が未熟であることなどから黄疸が重篤となりやすく，特別な原因がなくても核黄疸のリスクがあると考えられる．核黄疸の症状は，傾眠傾向，哺乳力低下，筋緊張低下，かん高い泣き声などであり，進行すると四肢の硬直，後弓反張，けいれん，落陽現象などをきたす．後遺症として高度のアテトーゼ型脳性麻痺や聴覚障害，知能障害を残す．発症してしまうと効果的な治療方法がないため，予防が大切である．すなわち，高ビリルビン血症を認めたら直ちに光線療法を開始する．光線療法とは，光エネルギーによりビリルビンの光学異性体を変化させて水溶性とし尿中への排泄を促す治療方法である．また，より重症例で光線療法の効果が不十分な場合には，交換輸血が行われる．

H 呼吸器疾患

1 呼吸窮迫症候群

呼吸窮迫症候群(respiratory distress syndrome; RDS)は，肺サーファクタントの量的・機能的な欠乏や低下によって引き起こされる急性呼吸障害である．肺胞内面の表面は，Ⅱ型肺胞上皮細胞から産生・分泌される界面活性物質である肺サーファクタントの膜で覆われており，これにより肺胞は，表面張力を低く保つことができ，拡張しやすく，かつ虚脱しにくい状態に保たれている．在胎34週以降になり分娩が近づくと母体のカテコールアミンやステロイドホルモンの影響で，肺胞上皮細胞での肺サーファクタントの産生量が増え，肺胞内に分泌される．在胎34週未満の早産児では，サーファクタントの産生が不十分で，欠乏状態となるため，出生後に次第に肺胞が虚脱し，多呼吸，陥没呼吸，鼻翼呼吸，呻吟などの呼吸障害の症状が出現し，低酸素血症や高炭酸ガス血症，アシドーシスを呈するため人工呼吸管理が必要となる．本疾患は，早産であるほどその頻度は高くなり，在胎22〜24週での発症率は95%以上である．RDSの新生児に対しては，**人工肺サーファクタント**を気管内に投与することで治療する．

2 新生児一過性多呼吸

新生児一過性多呼吸(transient tachypnea of the newborn; TTN)は，肺水の吸収遅延による呼吸障害である．子宮内では，肺胞内は肺水で満たされているが，この肺水は，出生にあたっての産道での胸郭の圧迫による物理的排泄と，陣痛発来によるカテコールアミン分泌や内因性のステロイド分泌により肺胞上皮細胞にある上皮Naチャネル(epithelial sodium channel; ESC)が活性化され，肺胞内から肺間質へ移動し，リンパ液として肺外に排泄されることで生後に速やかに除去される．しかし，陣痛発来前の帝王切開で出生する場合などは，上記の肺水の吸収・排泄の機序が遅延するため，肺水が肺胞内，肺間質内に残った状態となり，呼吸障害が出現する．この呼吸障害は，頻呼吸や陥没呼吸や鼻翼呼吸を認め，低酸素血症や高炭酸ガス血症を示す．ほとんどの場合が，これらの呼吸障害は，一過性で，生後48〜72時間には，消失する．治療としては，酸素投与やnasal CPAPを行い，重症例では，気管挿管による人工呼吸管理が必要となる場合もある．

3 無呼吸発作

20秒以上の呼吸停止か，20秒未満の呼吸停止であっても，徐脈やチアノーゼを伴う場合を，**無呼吸発作**という．早産児では，中枢神経の未熟性による**未熟児無呼吸発作**がみられやすい．新生児の呼吸調節機構は，「上位中枢からの随意的調節」「化学受容体による調節」「迷走神経を介した神経調節」からなる．延髄にある化学受容体で高炭酸ガス血症を感知して呼吸促進し，頸動脈体・大動脈体にある化学受容体で低酸素血症を感知して呼吸を促進している．新生児，特に早産児では，これらの化学受容体の反応性が弱く，無呼吸を生じやすい．

無呼吸発作には，閉塞性と中枢性，混合性の3つの型が存在する．早産児は気道が狭いため過度に頸部を回旋した際や，睡眠などで筋緊張が低下し舌が口腔内で後退すると気道が閉塞しやすい．これを**閉塞性無呼吸発作**と呼ぶ．また，延髄や頸動脈体などにある化学受容体を介しての中枢からの呼吸の指令が出ずに呼吸運動が起こらないものを**中枢性無呼吸発作**と呼び，その両者が関与するものを**混合性無呼吸発作**と呼ぶ．無呼吸発作は，特別な処置を要せずに自力で回復することもあるが，呼吸の再開に刺激や人工呼吸を要する場合もあり，無呼吸状態が持続すると低酸素血症，徐脈

を引き起こす．症状の程度に応じて酸素投与，nasal CPAP，人工呼吸管理，カフェインなどの呼吸促進薬の投与などが行われる．

I 循環器疾患

1 動脈管開存症（patent ductus arteriosus；PDA）

　動脈管は，胎児期においては胎盤より臍静脈を通って肺動脈へ供給された酸素濃度の比較的高い血液を，肺を通さずに大動脈へ導き，組織へ供給するための重要な循環ルートとして機能しているが，通常は出生後，数日のうちにその役割を終えて急速に閉鎖する．動脈管の閉鎖には，動脈血酸素分圧の上昇が最も重要な因子である．また，胎児期には胎盤から産生されるプロスタグランジンEが動脈管の平滑筋に働いてこれを拡張して開存させているが，出生後に胎盤から切り離されることにより，プロスタグランジンEがなくなり動脈管は閉鎖する．早産児では，これらの動脈管閉鎖の機序が働きにくく，動脈管が開存したままになることがある．動脈管が開存したままになると，左心室から大動脈に流れた血液の一部が動脈管を通って再び肺動脈に流れ込み，肺静脈から再び左心房，左心室へと流れ大動脈に戻る．すなわち血液の一部が肺と左心房・左心室の間で巡回することになる．そのため肺血流が必要以上に増加し，肺うっ血を起こし，肺での換気が妨げられ呼吸障害が悪化する．一方で左心室は過剰の血液を拍出しなければならず，心筋は過剰の収縮を強いられ心不全をきたす．早産児では，動脈管閉鎖にかかわる動脈血酸素分圧の上昇に対する反応が鈍いことや，呼吸窮迫症候群（RDS）などの呼吸障害に伴い低酸素血症やアシドーシスを伴いやすいため動脈管が開存しやすい．治療は，呼吸障害を伴えば，人工呼吸管理を行い，プロスタグランジンの生成を抑制し動脈管の閉鎖を促進させる薬剤（インドメタシンなど）の投与が行われる．それでも閉鎖しない場合には，外科的結紮術が必要となる場合もある．なお，正期産児のPDAが臨床的に問題となるのは，ほとんどは合併心奇形がある場合であり，単独にみられるPDAが問題となることは比較的少ない．

J 新生児感染症

1 TORCH症候群

　TORCH症候群は，トキソプラズマ症（toxoplasmosis），風疹（rubella），サイトメガロウイルス（cytomegalovirus）感染症，単純ヘルペス（herpes simplex）感染症，梅毒など（other）の一群の先天性感染症の総称である．母体は感染症状が軽度のために，気づかれないことがあるが，妊娠中の母体の感染により胎児が胎内感染を発症すると，**胎児発育不全**を起こしたり，出生後には貧血や血小板減少，眼症状として白内障（**先天性風疹症候群**）や網膜脈絡膜炎（トキソプラズマ，サイトメガロウイルス感染症），中枢神経障害，精神運動発達遅滞，水頭症（トキソプラズマ症），小頭症（先天性風疹症候群），脳内石灰化（サイトメガロウイルス感染症），難聴（先天性風疹症候群，サイトメガロウイルス感染症），肺炎，肝炎などを認める．しかし新生児期の症状が軽微か皆無であり，乳幼児期以降に聴覚障害や視力障害が明らかになり，先天性サイトメガロウイル感染症や先天性トキソプラズマ症が判明することがある．

　妊娠前に風疹の予防接種を受けておく（先天性風疹症候群の予防），性感染症に対しての治療を行う（単純ヘルペス感染症や先天性梅毒の予防），妊娠中に生肉・生ハムの摂取を控える（先天性トキソプラズマ症の予防），乳幼児との接触後には手洗いを励行する（先天性サイトメガロウイルス

感染症の予防)といったことでTORCH症候群の発生を予防できる.

2 垂直感染

母体の細菌・ウイルスが分娩前または分娩時に,経胎盤的,経産道的に胎児・新生児に移行し新生児が感染症の症状を呈する場合を**母子間の垂直感染**という.特に産道に存在する細菌で,B群溶連菌や大腸菌は母体に感染症状をもたらさなくても,新生児に感染すると肺炎,髄膜炎,敗血症など重篤な感染症を発症する.垂直感染が疑われる場合は出生後ただちに新生児に抗菌薬が投与されるが,死亡または重篤な神経後遺症を残す場合がある.産道を胎児が通過する際に,母体の腟粘液中や皮膚に存在する,梅毒,クラミジア,単純ヘルペスウイルス,また,母体の血液中や体液中に存在するB型肝炎ウイルスやC型肝炎ウイルス,ヒト免疫不全ウイルス(HIV)やヒトT細胞白血病ウイルス1型(HTLV-1)も,分娩を介して母体から児へと母子感染を起こす.母体が,B型肝炎ウイルスのキャリアの場合には,生後48時間以内に,児に抗B型肝炎ウイルス免疫グロブリンの投与とB型肝炎ウイルスワクチンを投与することで,母子感染を予防する.HIVに対しては,出生時に児が浴びた母体血液を生後に速やかに洗い流し抗ウイルス薬を投与して母子感染を予防する.HTLV-1は母乳中に含まれるリンパ球を介して児に移行するため,完全人工乳栄養とすることで,高率に母子感染を予防できる.

3 水平感染

出生後の細菌感染による細菌感染症を**水平感染**という.保護者や医療従事者などを介して細菌が新生児に伝播することもあるが,輸液や人工呼吸管理,経管栄養が行われている早産児では,留置針や気管チューブ,胃管などのさまざまな医療機器を介して感染が起こることがある.早産児は免疫能が低下しているため,常に水平感染のリスクを減らし,早期発見と早期の対応が求められる.

引用文献

1) Volpe JJ : "Human brain development", Volpe's Neurology of the Newborn, 6th ed. pp3-188, Elsevier, 2018
2) 岩田欧介:Developmental Careを支えるエビデンスと目を背けてはならない課題.周産期医学47 : 83-89, 2017
3) 楠田聡,太刀川貴子:目で見る胎児新生児の病態,未熟児網膜症.Fetal & Neonatal Medicine 8 : 5-6, 2016
4) 太刀川貴子,武井正人,清田眞理子,他:超低出生体重児における未熟児網膜症,東京都多施設研究.日眼会誌12 : 103-113, 2018.
5) Hayakawa M, Ito Y, Saito S, et al : Incidence and prediction of outcome in hypoxic-ischemic encephalopathy in Japan. Pediatr Int 56 : 215-221, 2014.
6) 周産期母子医療センターネットワークデータベース解析報告書(http://plaza.umin.ac.jp/nrndata/syukei.htm)

7 神経・骨・筋肉疾患

A 神経系

1 神経皮膚症候群

神経皮膚症候群は母斑症ともいわれ，皮膚や神経を中心としたさまざまな臓器・組織に過誤腫などの病変を呈する疾患群である．

1）結節性硬化症

結節性硬化症は，9番の染色体上にある *TSC1* 遺伝子か16番の染色体上にある *TSC2* 遺伝子の異常によって起こる常染色体優性遺伝形式をとる遺伝病で，代表的な母斑症である．6,000〜10,000出生に1例の割合で発生する．新生児期からみられる皮膚の木の葉様の白斑，CTで容易に認められる脳室周囲の石灰化などから診断され，その後，発達遅滞，特に知的障害が明らかになる．乳児期には高率に点頭てんかんを合併する．1〜5歳ぐらいになると顔面にニキビ様の血管線維腫が出現し，次第に盛り上がり，増強する．10歳代後半になると腎臓に血管筋脂肪腫が認められることがあり，増大して腎機能不全を呈することがある．そのため定期的な健康管理が重要である．また知的障害，自閉性多動など多彩な精神神経症状を示し，TSC（結節性硬化症）関連精神神経症状はTANDと総称される．

本疾患ではmTOR（エムトール）を抑制する役割を果たす蛋白質が欠如するため，mTOR阻害剤が治療に使われるようになっている．例えば上衣下巨細胞性星細胞腫という脳腫瘍を合併しやすく，このような脳腫瘍があるときにはmTOR阻害剤（エベロリムス）が治療に用いられるようになっている．この治療薬は副作用として口内炎があり，その対策として本疾患での口腔衛生が特に重要視される．

2）神経線維腫1型〔レックリングハウゼン（Recklinghausen）病〕

常染色体優性遺伝を示す．皮膚に褐色のカフェ・オ・レ斑がみられる．皮膚の多発性の神経線維腫は皮膚から盛り上がって，やや硬い腫瘤として触れるが，これらは10歳代後半から現れる．本疾患も自閉症や学習障害を合併することが多く，支援が必要である．

3）神経線維腫2型

カフェ・オ・レ斑のほかに，聴神経腫瘍が10〜20歳代で認められる．次第に難聴，頭痛，失調などをきたす．

4）スタージ-ウェーバー（Sturge-Weber）症候群

顔面三叉神経領域にみられる単純性血管腫で，そのほかに片側けいれん，片麻痺，緑内障をきた

 Side Memo 11　神経皮膚症候群と癌抑制遺伝子

分子遺伝学的研究の進歩により，それぞれの疾患に特有な遺伝子が同定されているが，神経皮膚症候群では多くが癌抑制遺伝子であることがわかってきた．結節性硬化症では9番染色体（9q34）と16番染色体（16p13.3）上に *TSC1*，*TSC2* といった遺伝子が同定されたが，いずれも癌抑制遺伝子である．また神経線維腫症1型は，17番染色体17q11.2に存在する癌抑制遺伝子の異常による．

す疾患で，血管腫は両側に及んでいる場合もある．脳内の病変としては脳軟膜血管腫，皮質表在静脈低形成による静脈排出障害によるうっ血性脳虚血を生じるため進行性の脳萎縮，脳皮質石灰像を認める．

乳児期早期の障害半球切除術が知的障害，てんかんの発生を防止する．その他アスピリン少量持続，カルシウム拮抗剤投与による脳循環改善，運動麻痺に対するリハビリテーションが治療としてあげられる．

その他，神経皮膚症候群には中枢神経系血管芽腫など腫瘍多発性疾患であるフォン・ヒッペル・リンドウ（Von Hippel-Lindau）病，色素失調症などがあげられる．

2　中枢神経系の奇形

1）先天性水頭症

水頭症とは，髄液の産生，循環または吸収が障害され，頭蓋腔内に過剰に脳脊髄液が貯留した状態をいう．脳室系が拡大する内水頭症と，脳表に貯留する外水頭症に分けられる．また，髄液の循環する経路に閉塞が生じた水頭症を非交通性水頭

  Topics 7　脳の発生

神経系は外胚葉の神経板から発生する．胎生4週ごろ，神経板の外側縁が次第に隆起，正中で融合して神経管を形成する．

これは頸部から始まり，頭側，尾側へと進行する．この融合不全が髄膜脳瘤や脊髄髄膜瘤の原因となる．さらに閉鎖した神経管は前脳胞，中脳胞，菱脳胞の3つが頭側に形成され，終脳，間脳，後脳，髄脳へとなる．

一方，大脳皮質を形成する神経幹細胞は脳室周囲に1層の上皮組織を形成し，そこから幼若神経細胞が大脳表層へ移動しながら6層構造の大脳皮質構造を完成させる．前脳胞の終脳，間脳への分離不全が全前脳胞症であり，また，神経細胞の数の異常は小頭症を，神経細胞の移動の障害により滑脳症，異所性灰白質，多小脳回といった疾患が発生する．

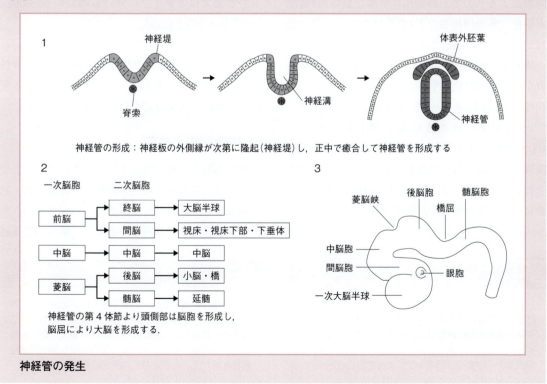

神経管の発生

症，髄液の産生過剰，吸収障害によるものが交通性水頭症と呼ばれる．

先天奇形では先天性中脳水道閉塞やダンディーウォーカー（Dandy-Walker）症候群，アーノルド-キアリ（Arnold-Chiari）奇形がある．

頭囲の成長カーブが正常児のカーブから逸脱していることが水頭症を疑うきっかけとなる．脳圧亢進がある場合には眼球落陽現象，大泉門膨隆などがみられる．水頭症では知的障害，運動障害，てんかんなどを合併する．内水頭症では脳室腹腔短絡術（VPシャント），外水頭症に対しては硬膜下腔ドレナージ，硬膜下腔腹腔短絡手術が行われる．

2）小頭症，小脳髄症

頭囲が同性，同年齢児の平均値より-2.0 SD以下の頭蓋をいい，脳自体が小さい小脳髄症と，頭蓋骨異常によって起こる狭頭症に分類される．

一般には前者を小頭症と呼ぶ．これには胎内感染，染色体異常，奇形症候群などによる脳の発育障害によるものと，周産期に重篤な脳障害（低酸素脳症，頭蓋内出血など）を受けたために脳の発育が阻害された二次性の小頭症がある．

狭頭症は頭蓋骨早期閉鎖により，頭部の正常発育が阻害された状態である．

顔面頭蓋形成不全を合併したクルーゾン（Crouzon）病，合指趾症を合併したアペール（Apert）症候群などが知られ，これらは常染色体優性遺伝を示す遺伝性疾患である．外科的に頭蓋骨縫合部切開を行う．ほかに脳奇形を伴わない場合には，正常な発達が期待できる．

3）二分脊椎

胎生期における神経管閉鎖不全による．本来，脊髄を覆うはずの椎弓が背面正中で癒合せずに分離した状態である．脊髄髄膜瘤では腰背部正中に隆起した囊胞状の病変で脊髄が脱出している．

脊髄が脱出している場合には脊髄を保護するとともに，感染を防ぐために生後早期の手術が必要となる．この部分以下の神経症状，すなわち下肢の運動障害，感覚障害，膀胱直腸障害などを呈する．また，水頭症，アーノルド-キアリ奇形を合併することがある．

4）全前脳胞症

前脳が左右に分化する過程での障害によって生じる．13トリソミーや18トリソミーに併発することや，ソニックヘッジホッグ遺伝子異常などが原因である場合があることなどが報告されている．全前脳胞症はまったく分化していない重症型から中間型，前脳がある程度分化している軽度なものと通常は3タイプに分けられている（alobar, semilobar, lobar type）．

顔面正中の奇形（口蓋裂，口唇裂，眼間狭小）などを合併する．重度の知的障害，脳性麻痺の合併も多い．また，視床下部，下垂体系に起因する尿崩症，電解質異常などをしばしば合併する．

5）神経細胞移動障害

神経細胞の移動が障害されることによる障害であり，代謝異常症や染色体異常，神経筋疾患，胎内環境などが原因として起こる．脳回形成がみられない滑脳症や厚脳回症があるが，重度の発達遅

Topics 8 続発性水頭症

何らかの原因により，二次的に髄液の循環の障害などをきたし発症する水頭症を続発性水頭症と呼ぶ．胎児期・新生児期に発症する続発性水頭症は胎内でのサイトメガロウイルス，トキソプラズマなどの感染，脳室内出血，脳室炎，腫瘍などによって起こる．

Topics 9 脊髄稽留症候群

潜在性二分脊椎では，脊髄下端と皮下組織が脂肪腫や索状物などによってつながっている場合がある．このような場合には成長によって脊髄が尾側に牽引されることがある．これによって下肢の麻痺や膀胱直腸症候群をきたすことがあり，注意が必要である．

滞や難治性けいれんを呈する．古典的な滑脳症として特徴的な顔貌異常を合併するミラー–ディッカー (Miller–Dicker) 症候群が有名である．滑脳症の原因は 17p13.3 にある *LIS1* 遺伝子の異常であり，本症候群は 17 番染色体の短腕の欠失などの異常を伴っていることが知られている．

6）脳梁欠損症

先天的に脳梁が欠損する．無症状のこともあるが，てんかん，発達障害がみられることも多い．診断は CT，MRI による．

7）ダンディ–ウォーカー (Dandy–Walker) 症候群

小脳虫部の欠損と第 4 脳室と交通する後頭蓋窩囊胞，後頭蓋窩の上方への拡大を特徴とする．水頭症を合併することが多い．脳梁形成異常や大脳多小脳回を合併することが多く，これらの異常の程度により臨床症状はさまざまである．

8）ジュベール (Joubert) 症候群

小脳虫部の欠損と特に新生児期，乳児早期の多呼吸などの呼吸異常を特徴とするが，視覚障害，発達障害などを合併する．

3　けいれん疾患

1）熱性けいれん

小児期の発作性疾患としては熱性けいれん，てんかんの頻度が高い．

熱性けいれんは中枢神経感染症に起因しない 38〜38.5℃ 以上の発熱に伴って起こるけいれん発作である．強い年齢依存性を示し，1〜2 歳に初発発作を起こし，6 歳までに自然寛解する．大半は一生に 1 回の発作で終わるとされる．遺伝的素因を認め（もしくは多因子遺伝といわれ），頻度は小児人口の 6〜10％ とされている．熱性けいれんは，てんかんを発症する危険因子をもつ複雑型熱

表 1-22　複雑型熱性けいれんの因子

1. 無熱性けいれんの家族歴
2. 熱性けいれん発症前の神経学的ないし発達の遅れの存在
3. 初回発作が非典型的
   ・15 分以上続く発作
   ・焦点性けいれん
   ・24 時間以内に 2 回以上のけいれん

性けいれんと，危険因子のない単純型熱性けいれんに分類され，複雑型熱性けいれんと診断された場合には注意深い経過観察が必要となる（表 1-22）．

熱性けいれんは発作を 2 回以上繰り返した場合には，発熱時のみにジアゼパムの坐薬を用いる間欠的治療が推奨されている．

2）憤怒けいれん

チアノーゼ型と蒼白型がある．チアノーゼ型では，泣くことがきっかけになって呼気の状態で呼吸を止めチアノーゼを生じる．無酸素症によりチアノーゼに引き続いてけいれんを伴うことがある．2〜3 歳ごろには消失する．蒼白型は急激な痛み，驚愕，恐怖などによる迷走神経の興奮による失神である．

3）てんかん

(1) てんかん発作の種類とその発作時の対応

律動的な激しい動きを伴うけいれんを間代性けいれんといい，筋が強直するけいれんを強直性けいれんという．また，強直間代けいれんは，はじめに強直性けいれんをきたし，その後間代性けいれんに変化するけいれんで，大発作型けいれんの代表的な症状である．非規則律動的に瞬間ぴくっとさせるような動きで，四肢，体幹，顔面にみられるのがミオクロニーであり，欠神発作は瞬間的な意識消失発作によって動作が止まる発作で，倒れたりすることはない．脱力発作は筋の緊張が突然抜ける発作で，尻餅をついたり，倒れたりする発作である．これらの発作のタイプが，てんかん

表 1-23　てんかん発作型分類

```
Ⅰ．部分（焦点，局所）発作
  1．単純部分発作
    ①運動徴候を呈するもの
    ②体性感覚，あるいは特殊感覚症状を伴うもの
    ③自律神経症状または徴候を伴うもの
    ④精神症状を呈するもの
  2．複雑部分発作
    ①単純部分発作で始まり，意識減損するもの
      ・自動症を伴わないもの
      ・自動症を伴うもの
    ②意識減損で始まるもの
      ・自動症を伴わないもの
      ・自動症を伴うもの
  3．部分発作から二次性に全般化するもの
    ①単純部分発作が全般発作に進展するもの
    ②複雑部分発作が全般発作に進展するもの
    ③単純部分発作が複雑部分発作を経て全般発作へ進展するもの
Ⅱ．全般発作
  1．欠神発作
    ①定型欠神
    ②非定型欠神
  2．ミオクロニー発作
  3．間代発作
  4．強直発作
  5．強直間代発作
  6．脱力発作（失立発作）
Ⅲ．分類不能なてんかん発作
    情報が不十分な発作，分類に適合しない発作
```

の診断ではまず第一に必要な情報である．

さらに，これらのけいれん発作が発熱，外傷，過度の疲労など何らかの誘因で起こったのか，発達の遅れなど何らかの基礎疾患をもっているのか，抗けいれん薬を服用しているのか，発作が突然起こったのか，徐々に意識が混濁していくなどゆっくり起こったのかなども聞くことが必要である．

けいれん発作時には児を安全な場所に移し，臥床安静にする．嘔吐などを伴うこともしばしばあるので，顔を横に向け嘔吐による誤嚥などをきたさないように配慮する．また，けいれん中に口の中に割り箸を入れる必要はない．これらのけいれん発作はたいていの場合，数分以内に治まる．それ以上治まらない場合には重積発作となる危険性もあり，救急治療を必要とする事態と判断する．

(2) てんかんの診断

てんかん発作とは繰り返す大脳皮質神経細胞の異常な過剰興奮に起因するけいれんあるいは意識の変容と定義され，これを少なくとも一定の誘因なく2回以上繰り返したものを臨床的にてんかんと診断する．診断には脳波検査が最も有用な情報となり，てんかん性脳波異常がみられる．てんかん発作型の分類とてんかん症候群は表 1-23, 1-24 に示した．

①**全般てんかん**

大発作型てんかんとは，全身強直間代けいれんである．発作後は入眠する．また，発作後嘔吐や頭痛を伴うことがある．欠神発作は幼児期，学童期に好発するてんかん発作である．突然動作を止め意識を消失するがすぐに元の動作に戻る．発作時間は数秒である．発作前に口唇を動かしたり，舌をなめたり，手指を動かすなどの自動症がみられる場合もある．過呼吸によって誘発されるので，マラソンなどの途中に急に立ち止まり，反応が乏しくなるなどの症状で気づかれることがある．バルプロ酸などの薬剤に良好に反応する．

②**部分てんかん**

発作を起こす焦点が脳内に存在し，その部分の異常興奮により発作を起こすとされている．そのため焦点部位によって発作症状も異なってくる．

③**単純部分発作**

焦点に見合う発作症状のみの出現にとどまり，意識は保たれている発作である．

④**複雑部分発作**

部分的な発作であるが意識の減損がみられ，焦点が必ずしも一点に限局していないことを示している．発作の起こり方は焦点部位に一致した部分

表 1-24 小児の主なてんかん（てんかん症候群）

Ⅰ．部分てんかん 　1．特発性 　　①中心・側頭部に焦点を有する良性小児てんかん 　　②後頭部棘波を示す良性小児てんかん 　　③原発性読書てんかん 　2．症候性 　　①小児の慢性持続性部分運動てんかん 　　②側頭葉てんかん 　　③前頭葉てんかん 　　④頭頂葉てんかん 　　⑤後頭葉てんかん Ⅱ．全般てんかん 　1．特発性 　　①良性家族性新生児けいれん 　　②良性新生児けいれん 　　③乳児良性ミオクロニーてんかん 　　④小児欠神発作てんかん	⑤若年欠神てんかん 　　⑥若年性ミオクロニーてんかん 　　⑦覚醒時大発作てんかん 　2．症候性てんかん 　　①大田原症候群 　　②ウエスト症候群 　　③レノックス-ガストー症候群 　　④ミオクロニー・失立発作てんかん 　　⑤ミオクロニー欠神てんかん Ⅲ．部分てんかんか，全般てんかんか，決定できないてんかん，およびてんかん症候群 　　　全般発作と焦点性発作を併有するてんかん 　　①新生児発作 　　②乳児ミオクロニーてんかん 　　③徐波睡眠時に持続性棘波を示すてんかん Ⅳ．獲得性てんかん性失語（ランドー-クレフナー症候群）

症状であるがその後その電気的興奮が全般化し，けいれん発作も全身けいれんとなる場合を二次性全般化という．一般に薬剤に抵抗し，難治であることも多い．

⑤年齢依存性てんかん

生後の発達に伴い，てんかんの臨床症状や脳波所見が変化，その年齢に特徴的なてんかん病態を示すことがある．これらを年齢依存性てんかんと呼ぶ．

乳児早期てんかん性脳症：新生児期から生後3か月ごろまでに発症する．短い強直発作が単発あるいは連続してみられる．脳波ではsuppression bursts patternという特徴的な所見を示す．薬剤抵抗性でウエスト症候群やレノックス-ガストー症候群に移行することも多い．この疾患では重度の脳障害に伴って生じることが多く，発達の停滞もみられる．

点頭てんかん〔ウエスト（West）症候群〕：生後3～8か月に好発する．頭部を前屈，四肢を瞬間的に屈曲する発作が短時間に連続して出現する（シリーズ形成）．脳波ではヒプスアリスミアという高度の異常がみられる．原因はさまざまで脳奇形，周産期異常による脳障害，代謝異常，結節性硬化症などに伴ってみられる．また，点頭てんかん発症前には発達上の問題はまったくみられなかった児においても発症することもあり，その場合は発症前後から発達の停滞，退行が起こることが多い．薬剤抵抗性であることが多く，ACTHの筋肉内注射などが行われる．知的障害の合併がみられる．

レノックス-ガストー（Lennox-Gastaut）症候群：1～8歳に発症し，強直発作を主体に脱力発作やミオクロニー発作，強直間代発作など多様な発作型を示す．薬剤抵抗性で知的障害を伴う．1歳以下で発症したウエスト症候群の一部は1歳を越えると，徐々にレノックス-ガストー症候群に移行すると考えられている．

Topics 10 脳出血と被虐待症候群

最近では被虐待症候群が注目されることが多いが，この場合の主要な死因は頭部外傷であり，外傷性の硬膜下血腫，くも膜下出血，脳挫傷，多発頭蓋骨折などが認められる．特にこれらの陳旧化した病変に新たな病変が加わっているような場合には，虐待の存在を強く疑わなければならない．原因がよくわからないこのような出血では虐待の可能性を疑い，外表の傷の有無などを調べるとともに，医療現場では多職種によるチームでの介入も重要となる．

⑥ その他のてんかん

ランドー-クレフナー（Landau-Kleffner）症候群：両側側頭部優位の発作性異常波を伴う後天性の小児失語症である．単純部分てんかん，半側けいれん，非定型欠神発作などのてんかん発作に伴い，後天性の失語，行動異常，知的障害を示す．睡眠中の脳波で著しい棘徐波結合を示すのが特徴である．発症年齢は2～8歳が多い．失語症の発症は多く場合，亜急性である．言語性聴覚失認を合併する．バルプロ酸などの薬物投与で改善がみられる．

乳児ミオクローヌスてんかん〔ドラベ（Dravet）症候群〕：生後数か月のころから，発熱や入浴時に発作，しばしば重積を繰り返す．発症前の発達は正常である．この時期には脳波異常を示さないことが多いが，1～4歳ごろから徐々にミオクローヌス発作や複雑部分発作などをきたすようになる．薬剤に抵抗性であり，また，重度の知的障害を合併する疾患である．

ラスムッセン（Rasmussen）症候群：片側進行性の脳炎，難治性てんかん，知的障害を示す．緩徐に進行する慢性進行性の局所性脳炎と考えられている．

光過敏性てんかん：点滅する光刺激に反応してんかん発作を起こすことがあり，学童に多い．

4 血管障害

1）小児の頭蓋内出血（表1-25）

頭蓋内の出血性疾患を総称する．出血部位により硬膜外血腫，硬膜下血腫，くも膜下出血，脳内出血，上衣下出血，脳室内出血などがある．硬膜外血腫や硬膜下血腫は主に外傷によって生じることが多く，小児でみられた場合には虐待などの問題の有無についても検討する必要がある．

症状やその予後は発症の時期，出血の程度，脳実質の損傷の程度などによってさまざまである．

表1-25 小児期にみられる頭蓋内出血

部位	原因
硬膜外血腫	分娩外傷，その他の頭部外傷
硬膜下血腫（急性・慢性）	分娩外傷，その他の頭部外傷 脳萎縮に伴う架橋静脈の破綻 ビタミンK欠乏などの出血性素因
くも膜下出血	脳動脈瘤破裂，低酸素症，外傷，もやもや病 ビタミンK欠乏などの出血性素因
脳内出血	分娩外傷，その他の外傷 ビタミンK欠乏などの出血性素因 動静脈奇形，脳動脈瘤破裂
脳室内出血	早産児，低出生体重児の低酸素症 ビタミンK欠乏などの出血性素因
上衣下出血	早産児，低出生体重児の低酸素症による上衣下静脈うっ血

2）もやもや病

原因不明のウィリス（Willis）動脈輪閉塞症をいう．血管狭窄または閉塞の側副血行として脳底部の異常血管網を生じる．脳血管造影でこの異常血管網がたばこの煙のようにもやもやして映るためもやもや病と命名された．

発症の年齢分布は二峰性を示す．5歳を中心とする小児期に大きなピークがあり，さらに30～40歳にももう1つの小さなピークを示す．小児期発症の若年型では狭窄や閉塞による脳虚血による症状が主症状であり，側副血行の破綻による出血は成人型でみられる．小児では過呼吸，熱いものを食べる，激しい啼泣などで脱力，感覚異常，不随意運動などが誘発される．小児における症状は運動障害が35.2％と最も多く，次いで，言語障害12％，さらにけいれん，知的障害と続くと報告されている．診断が確定したら日常生活で笛を吹く，激しく泣くなどを防止し，また，血管拡張薬，血流改善薬などを使用するとともに血流改善を図る外科的手術が有効である．しかしこのような血行再建を行った児でも成人になって脳出血を起こすという報告もあり，長期フォローアップが必要な疾患である．

5 変性疾患

1）大脳変性疾患

大脳変性疾患には脳灰白質が主要病変である疾患と白質が主要病変の疾患に分けられる．酵素欠損などが明らかになり，ライソゾーム病に分類されている疾患が多数ある〔➡ 1-5「遺伝疾患と先天異常」の「ライソゾーム病」(43頁)参照〕．

①灰白質が主要病変の疾患

ライソゾーム病に分類されるスフィンゴリピドーシス〔テイ-サックス(Tay-Sachs)病，ニーマン-ピック(Niemann-Pick)病など〕がある．そのほかにセロイドリポフスチンが蓄積するセロイドリポフスチン症では，進行性の視力障害，知的退行，ミオクローヌスてんかんなどが主要症状である．

②脳白質の変性疾患

髄鞘形成不全や脱髄が主体の疾患である．
酵素欠損により特定物質の蓄積をきたすもので同じくライソゾーム病に分類される異染性白質ジストロフィー，クラッベ(Krabbe)病などである．ミエリン形成に必要な蛋白の欠損により髄鞘形成遅延をきたすペリツェウス-メルツバッハ(Pelizaeus-Merzbacher)病は乳児期に出現する眼振と頭部の振戦を特徴とし，けいれんや筋緊張の異常，痙性麻痺などの神経症状などより診断される．これらの疾患では共通して進行性の神経症状を示す．また，ペルオキシソーム病である副腎白質ジストロフィーは副腎と脳白質に極長鎖脂肪酸が蓄積する疾患で視力障害，難聴，知能障害，歩行障害などの神経症状のほか，皮膚への異常な色素沈着など副腎不全の症状を伴う疾患である．

2）基底核変性疾患

ウィルソン(Wilson)病もこれに属するが，銅代謝異常であるため代謝異常の項〔➡ 1-5「遺伝疾患と先天異常」の「ウィルソン病」(45頁)参照〕に記載した．知的障害，失立発作で発症するハンチントン(Huntington)病や幼児期から学童期にアテトーゼ不随意運動で発症するハラーフォルデン(Hallervorden)病，ジストニア症状の著明な日内変動（夕方に症状が増悪する）が特徴のDOPA反応性ジストニアなどが知られている．

3）脊髄小脳変性症

フリードライヒ(Friedreich)運動失調症：脊髄性の運動失調，深部腱反射の低下，深部感覚の低下，足底の変形（凹側変形）などにより，歩行障害が進行する．

毛細血管拡張性運動失調症〔ルイ-バール(Louis-Bar)症候群〕：進行性の小脳失調で皮膚，眼球結膜の毛細血管拡張が特徴的であるが，ほかにIgAなどの産生低下，細胞性免疫の低下を伴い，易感染性を認める．

4）歯状核赤核淡蒼球ルイ体萎縮(DRPLA)

常染色体優性遺伝をとるこの疾患は難治性てんかん，知的障害，小脳症状，ミオクローヌスを呈し，症状は進行する．

5）その他の変性疾患

(1) レット(Rett)症候群

5か月〜1歳6か月に発症する退行性変性疾患であり，主として女児にみられる．もみ手または編み物をするような手の常同運動が特徴である．1〜4歳に急速に発達の退行がみられ，なかでも合目的的な手の機能の，部分的もしくは完全な喪

Side Memo 12　先天性無痛無汗症

先天性に温痛覚の欠如と発汗の障害がみられる疾患である．痛みを感じることができないため，熱傷，舌や口唇をかむといった自傷行為がみられる．また，発汗障害のために環境温の変化によって容易に発熱する．
温痛覚を伝える神経線維や汗腺周囲の神経の欠如がみられる．常染色体劣性遺伝を示し，遺伝子座は1p13.1であることが判明している．

失が重要な徴候とされている．自閉傾向も特徴である．徐々に言語も消失してくる．急速に退行した後，回復期や安定期を迎える．Xq22 にある遺伝子発現制御にかかわる *MeCP2* 遺伝子の変異が原因であることがほとんどである．

6 小脳性疾患

1) 急性小脳性失調症

幼児に好発する疾患で急激に歩行ができなくなる（例えば昼寝から覚めると急に立てないなど）．軽い場合には歩行時にふらつく程度のこともある．発熱，けいれん，意識障害などは伴わない．水痘などウイルス感染後にみられることが多い．

2) 乳児オプソクローヌス・ポリミオクロニア症候群

眼球の不規則な不随意運動や全身性多発性ミオクローヌス，その他小脳症状を呈する．症状が強い場合には患児は非常に不機嫌で目を開くことを嫌がり，覚醒中なども閉眼し母親にしがみついていることが多い．神経芽細胞腫などの悪性疾患に合併していることがある．本疾患では運動障害以外にも言語障害や学習障害など高率に後遺症をきたす．

7 脊髄性疾患

1) 横断性脊髄炎

脊髄の急性炎症で，急激な発症を示す．脊髄レベルに応じた運動・感覚障害を示す．マイコプラズマやウイルス感染が原因である．

2) 急性脊髄前角炎

以前はポリオウイルスによる進行性・上行性の運動障害で呼吸筋麻痺に至る予後不良の疾患であったが，ワクチン普及によりほとんどみられなくなった．しかし他のエンテロウイルスで同様の症状を呈することが知られ，これはポリオ様症候群といわれる．

3) 脊髄性筋萎縮症

脊髄前角の変性により二次ニューロンが障害される疾患で常染色体劣性遺伝を示す．臨床症状により重度から軽度を 1〜3 型に分けられていたが，最近では成人発症型として 4 型が加えられている．

重症型の 1 型では胎児期を含む早期より全身の随意筋の緊張低下，筋力低下を特徴とする．早期より呼吸障害が著明である．2 型は中間型であり，乳児期後期に発症，座位までの運動発達が可能である．3 型（軽症型）では筋力低下は軽度で，進行も緩徐であり，歩行も可能である．いずれのタイプも知的障害は認められない．

本疾患では人工呼吸管理とそれに伴う呼吸理学療法などが重要である．また児の QOL を豊かにするためのコミュニケーションツールの活用など，リハビリテーションが果たす役割は大きい．

さらに本疾患は，5 番染色体長腕 5q13 に存在する *SMN1* 遺伝子異常が原因であることが判明している．これらの遺伝子異常による発症のメカニズムが判明されたことにより，遺伝子治療が可能になり，国際共同治験での有効性の証明を経て，現在は臨床的応用が始まっている．

8 末梢神経疾患

1) 遺伝性運動感覚ニューロパチー

遺伝性進行性の末梢神経疾患群で運動障害が主症状であるが，感覚障害，自律神経症状も遅れて出現する．遺伝子異常が明らかにされるようになり，最近では遺伝子異常をもとに診断分類されるようになった．

小児期に発症する疾患としてはシャルコー–マリー–トゥース（Charcot–Marie–Tooth）病が知られているが，小児期に下腿から始まる筋萎縮，凹

足，内反足などの足の変形，足関節背屈制限，下垂足などがみられる．四肢末梢の知覚障害，深部知覚障害も認められるようになる．

2) 自律神経性ニューロパチー〔リレイ-デイ（Riley-Day）症候群〕

ユダヤ人に多い．乳幼児期に哺乳困難，発作性嘔吐，発達障害がみられる．味覚障害や感覚鈍麻があり，年齢が進むにつれ外傷が多くなる．その他に体温調節障害などがみられる．

9 感染症

1) 髄膜炎

髄膜の炎症であり，主にウイルス性髄膜炎，細菌性髄膜炎がある．

ウイルス性髄膜炎の症状は発熱，頭痛，嘔吐が主であり，時にけいれんを起こす．経過は一過性で予後は良好である．流行性耳下腺炎（ムンプスウイルス感染）の髄膜炎ではその後難聴をきたすことがあり，注意が必要である．

細菌性髄膜炎は，インフルエンザ桿菌，肺炎球菌など細菌の感染による髄膜炎で，発熱，嘔吐，意識障害，けいれんなどを呈する重症の疾患である．髄液検査による細胞数の増加，細菌の検出などによって診断される．早期治療が重要で，起因菌に対して有効な抗菌薬の大量静脈内投与が必要である．予後は悪く，後遺症として知的障害，けいれん，運動麻痺などをきたす．また，難聴をきたすこともある．このような重篤な後遺症を残すインフルエンザ桿菌や肺炎球菌感染による髄膜炎を予防するため，予防接種製剤の開発が行われ，Hibワクチンや肺炎球菌ワクチンは定期接種として定着し，これらの髄膜炎の発症率は確実に低下している．

2) 脳症・脳炎

(1) 急性脳症

ウイルス感染に引き続いて起こることが多く，高熱，けいれん，意識障害で発症する．髄液圧が高いこと以外に異常を認めないことが多い．頭部CTでは脳浮腫が著明であることが診断根拠となる．後遺症をきたす可能性も高い．本症はインフルエンザ感染後に起こることが多くインフルエンザ脳症と呼ばれる．

また，ライ（Reye）症候群は急激な肝機能不全と脳症症状を主徴とする重篤な疾患であり，病理学的には脳浮腫と肝の著明な脂肪変性が特徴である．水痘やインフルエンザに続発することが多く，アスピリン投与との関連が疑われている．

本疾患は死亡率も高く，死亡を免れても後遺症が残ってしまう．そのため乳児期に使用する解熱剤には，アスピリンの使用は好ましくないとされる．

(2) ウイルス性脳炎

急性に発症し，意識障害，けいれん，発熱などを伴う．ヘルペス，麻疹，風疹などが多いが，マイコプラズマ，真菌などによる場合もある．ヘルペス，HHV6による場合はウイルスが直接脳を冒す一次性脳炎であるのに対し，麻疹，風疹，ムンプスなどでは発症後の脱髄が主な所見である．予後は不良で約10％が死亡，半数以上が後遺症を残す．最近はヘルペスなどに抗ウイルス薬が普及しており，早期診断早期治療による予後の改善が期待される．

(3) 急性散在性脳脊髄炎（ADEM）

感染後や予防接種後に発症する疾患であり，自己免疫学的機序が考えられている．

急性に発症し，大脳白質，小脳，基底核，脳幹視神経，脊髄などに散在性多発性の脱髄病巣を引き起こすことにより多彩な症状を呈する．一般的には予後良好である．

(4) 遅発性ウイルス感染
①亜急性硬化性全脳炎

麻疹ウイルスによる遅発性ウイルス感染症であり，麻疹罹患から2～10年の経過後に発症する．自然麻疹の1/10万の例で発病するといわれている．初期には性格変化，軽度の知的障害，けいれんなどで始まり，体をぴくっとさせるミオクローヌスなどがみられるようになる．次第に進行し，意識障害，除脳硬直が起こり臥床のみの状態となる．RNAウイルスに対する増殖抑制効果をもつ薬剤などやインターフェロンなどの治療が試みられているが，いまだ決定的な治療法の確立には至ってはいない．

②その他

遅発性ウイルス感染症はプリオン病と命名されているが，クロイツフェルト-ヤコブ（Creutzfeldt-Jakob）病，狂牛病などが知られており，人畜共通感染症として感染予防に関心がもたれている．

10　小児の脳腫瘍

小児期の腫瘍性病変の中では白血病に次いで多い疾患である．近年は化学療法の進歩で著しく治療成績が向上した．小児の脳腫瘍の特徴は，まず先天性の腫瘍が多く，小脳テントより下，つまり小脳，脳幹部の腫瘍が約半数を占める．腫瘍の種類としては，神経細胞の支持組織である神経膠細胞（グリア細胞）に由来するグリオーマと，胎生期の未分化な神経外胚葉細胞に由来するものに大別される．

初発症状は発生部位，増大速度，年齢によってさまざまであるが，主として腫瘍増大や水頭症による脳圧亢進による症状と，腫瘍の部位によって起こる神経の局在症状に分けられる．テント下腫瘍では髄液循環を妨げることが多いので，脳圧亢進による水頭症症状（頭痛，嘔吐，複視，頭囲拡大）をきたしやすく，テント上や，大脳半球の腫瘍では運動麻痺，けいれん，精神症状をみることが多い．

間脳下垂体系腫瘍では視野障害，思春期早発などの内分泌症状を示す．治療は外科的手術，放射線治療が中心である．小児の放射線照射では後年，神経認知機能の低下や低身長，二次性脳腫瘍，血管障害などの合併症を生じる危険があるため，細心の注意が必要である．抗がん剤の多剤併用化学療法が胚細胞腫などで行われる．

11　頭痛

小児の頭痛の原因としては発熱に伴うもの，片頭痛，緊張型頭痛，頭蓋内圧亢進，心因性の要因，近視・遠視などの視力の問題，副鼻腔炎など耳鼻科的問題，その他に脳腫瘍，多発性硬化症，急性散在性脳脊髄炎（ADEM），起立性調節障害，脳血管性障害も要因になるので，まずは原因疾患の診断が重要である．

この中で一次性頭痛として片頭痛，緊張型頭痛，群発頭痛，自律神経性頭痛などがある．小児の片頭痛は持続時間が短く両側性が多い，拍動性と表現されないことなどが特徴にあげられる．治療にはアセトアミノフェンなどの鎮痛薬が有効であることが多いが，トリプタン系薬剤など片頭痛の薬剤が必要な場合もある．

B　骨・運動器

末梢神経と筋肉系

1　フロッピーインファント(表1-26)

体が柔らかく，グニャグニャした乳児を意味する．その臨床的特徴は低緊張のための奇妙な肢位，すなわち背臥位における"かえる肢位"や，座位をとらせようとすると体幹が前屈する二つ折れ姿勢(図1-13)などである．さらに関節の受動運動に対する抵抗が低下していること，触診で筋の

表1-26 フロッピーインファント

筋力低下	神経原性	脊髄性筋萎縮症（I型，II型）
	筋原性	先天性筋ジストロフィー症 先天性筋緊張性ジストロフィー症 先天性ミオパチー 糖原病，ミトコンドリア異常症
筋力低下はなし	中枢神経異常	知的障害 低緊張型脳性麻痺 ダウン症候群 プラダー-ウィリー症候群 代謝異常症
	結合組織異常	エーラース-ダンロス症候群 骨形成不全症 ムコ多糖症
	栄養代謝障害	くる病，甲状腺機能低下症
	先天性良性筋緊張低下症	
	重症全身性疾患による	重症先天性心疾患

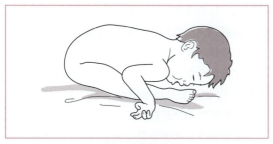

図1-13 二つ折れ姿勢（知的障害児）
抗動運動は認められるが，二つ折れ姿勢のまま寝てしまう．

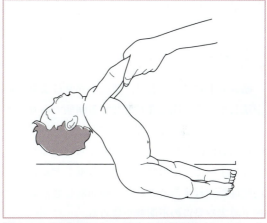

図1-14 引き起こしに対する異常反応（ネマリンミオパチー）
上体が床から離れても頭部は挙上せず，肘関節は伸展したままになっている．

緊張度が低下していることなどがあげられる．その他にスカーフ徴候や引き起こし反応（図1-14）の有無の確認も必要である．このような症状は脊髄性筋萎縮症〔➡前述の「脊髄性筋萎縮症」（70頁）参照〕，先天性ミオパチーや知能障害児などで観察される．血液検査，筋CT，場合によっては遺伝子検査で確定診断が得られる場合もある．これらで診断できない場合には筋肉の病理などを直接調べるために筋生検が必要になることもある．

2 炎症

(1) ギラン-バレー（Guillain-Barré）症候群

　腸炎の原因となる *Campylobacter jejuni*，肺炎の原因となるマイコプラズマなどの感染後に生じる多発性のニューロパチーであり，急速に進行する四肢筋力低下と腱反射消失を主徴とする自己免疫性末梢神経疾患である．一般に下肢から始まる

筋力低下で徐々に上行し，次第に体幹部，上肢，最終的には嚥下障害などの球症状を呈するようになる．また，呼吸筋の低下により呼吸不全症状を呈する．これらの症状は発症から数日～1週間でピークを迎え，一般には2,3週間で自然回復が始まり，ほぼ完全な回復が期待される．呼吸筋などの関与が急激な呼吸不全を起こす可能性があるため，入院して経過観察が必要となる．

(2) ベル(Bell)麻痺

原因不明の特発性顔面神経麻痺である．感染後のアレルギーまたは免疫性脱髄性顔面神経炎と考えられており，ウイルスの直接浸潤によるものではない．単純ヘルペスの活性化も顔面神経麻痺をきたす．また，水痘ウイルス再活性化による顔面神経麻痺はハント(Hunt)症候群(耳性帯状疱疹)と呼ばれる．ステロイド治療が有効とする報告もあるが，確立していない．

3 筋ジストロフィー

筋ジストロフィーとは，遺伝子異常により，筋が壊れやすく，筋変性が進行する病態であり，多数の病型がある．筋肉細胞の安定性の保持に種々の蛋白質が関与している．そのうちの1つがジストロフィンで，その完全欠損や著減などによって筋変性が進行するとされる．顔面筋罹患があると嚥下障害や発声の不明瞭を認める．

①デュシェンヌ(Duchenne)型筋ジストロフィー

ジストロフィンの完全欠損によって起こる．性染色体劣性の遺伝形式であり男児に発生する．出生時に発病しているが，その後，運動能力は発達するため，異常に気づかれるのは6歳ごろと遅れる場合も少なくない．歩行開始が遅れることが多いため，また，3歳ごろには走らない，転びやすいなどの症状で気づかれることもある．

座位から立ち上がるときは，まず自分の下腿に手を置き，さらにその手を徐々に膝，大腿へ，あたかも自分の体をよじ登るように上に移動させて立位をとるガワーズ(Gowers)徴候が特徴である．また，下腿が固く肥大している仮性肥大を認める．進行性で10歳過ぎになると車いす移動となる．血液検査ではクレアチンキナーゼ(CK)の著しい上昇をみる．呼吸不全が必発で呼吸管理が必要となり，10歳代から心筋症による心不全症状を認めることもある．

②ベッカー(Becker)型筋ジストロフィー症

ジストロフィンが不完全ながら合成される場合をベッカー(Becker)型筋ジストロフィー症と称する．デュシェンヌ(Duchenne)型筋ジストロフィーに比べると発症時期がより遅く，15歳を過ぎても歩行可能な場合も多い．

③福山型先天性筋ジストロフィー

乳児期早期に筋緊張低下，筋力低下を示し筋生検上ジストロフィー所見を示す．顔面筋の罹患もみられ，知的障害，けいれん，関節拘縮などを伴い，小脳回，厚脳回など脳形成障害がみられる．座位の獲得が遅れても可能になるが，立位，歩行獲得には至らないことがほとんどである．症状は進行し10歳までには座位が不能になり，その後心筋症や呼吸不全が進む．

④筋緊張性ジストロフィー

常染色体優性遺伝を示す疾患で筋強直ミオトニアが特徴である．①～③のように筋が壊れる疾患とは異なる病態である．骨格筋細胞膜の透過性の異常が原因と考えられている．ミオトニアとは筋収縮後の自発的弛緩が障害された状態であり，握った手をすぐに開けない，目を強くつぶった後

Side Memo 13 筋疾患と筋生検

多くの神経筋疾患では筋組織の採取を行い，その凍結切片による組織化学的染色，免疫組織学的染色標本による所見が有用で診断の決め手となることも少なくない．遺伝子異常の明らかになった筋ジストロフィーなどでは血液検査による遺伝子診断が優先されるようになったが，先天性ミオパチーなどでは筋生検による筋病理所見で構造の異常などの存在を明らかにすることが診断上有用となる．

うまく開眼できないなどの症状がみられる．先天性筋緊張性ジストロフィーはこの疾患の家系で出生時期より発症する場合をさし，母親が無症候性の患者であることが多い．出生時には低緊張が目立ち，呼吸障害，顔面筋罹患による哺乳障害などを示し，徐々に改善する．発語は明瞭でなく鼻声である．成人型ではミオトニアに加え前頭部脱毛，不整脈，白内障，糖尿病などの症状を示す．

4 先天性ミオパチー

先天性ミオパチーとはフロッピーインファントとしての特徴を呈し，筋肉の微細構造に異常を認める疾患である．

顔面筋疾患があると発声は鼻声になる．筋肉の病理学的特徴からネマリンミオパチー，ミオチュブラーミオパチー，セントラルコア病などがあげられる．

5 重症筋無力症

神経筋接合部の後シナプス膜にあるアセチルコリン受容体に対する自己抗体により神経筋の伝達が障害される．眼瞼下垂や眼球運動障害のみの眼筋型と嚥下障害，発声障害，その他四肢や体幹の筋力低下をきたす全身型がある．10歳以下の小児では眼筋型が多いのが特徴である．

筋力低下は夕方に症状が強く，運動の反復で症状が増悪し，休息によって改善する．眼筋型では眼瞼下垂，外眼筋麻痺による複視などの症状を呈

する．全身型でも眼症状から出現することが多いが，顔面，頸部，四肢近位筋に症状が現れる．嚥下障害，構音障害，むせやすさ，重篤例では呼吸障害を示す．治療は抗アセチルコリンエステラーゼ剤や，副腎皮質ステロイドや免疫抑制剤などの薬物治療が中心である．また，胸腺が発症にかかわっている場合もあり，時に胸腺摘出術などが行われる．

全身型では，筋無力症状が急激に増悪し，呼吸管理など速やかな治療が必要となる（クリーゼ）．

6 ミトコンドリア脳筋症

〔➡ 1-5「遺伝疾患と先天異常」の「ミトコンドリア病」（41頁）も参照〕

骨格筋のミトコンドリアの形態異常を認め，代謝障害によって脳および心臓，その他の臓器障害を呈する症候群である．症状は障害部位，重症度ともに多様である．臨床症状の特徴からカーンズ－セイヤ(Kearns-Sayre)症候群(KSS)，ragged red fiber(赤色ぼろ線維)を伴うミオクローヌスてんかん(MERRF)，脳卒中発作，乳酸アシドーシスを伴うミトコンドリア脳筋症(MELAS)，リー(Leigh)脳症などがある．カーンズ－セイヤ症候群は10歳ごろに発症する進行性の外眼筋麻痺，網膜色素変性，心伝導ブロック，小脳失調，筋萎

Topics 12 ミトコンドリアとミトコンドリア病

ミトコンドリアは全身諸臓器に分布し酵素活性の強さも臓器によって異なるため，疾患分類や診断確定のための検査も分子遺伝的，生化学的，臨床症状を主体とする分類がある．例えばピルビン酸脱水素酵素欠損症は生化学的な診断で明らかにされるが，その臨床症状がリー脳症を呈するというように，それぞれの側面からの診断がなされる．ミトコンドリアはすべて母親由来（卵細胞由来）であり，ミトコンドリア病は母親から病気そのものを受け継ぐのではなく，ミトコンドリアを受け継ぐ．その結果，受け継いだ異常ミトコンドリアの量やその分布によってミトコンドリア病を発症する不完全な母系遺伝を呈する．

Topics 11 テンシロンテスト

重症筋無力症の診断に用いられる．即効性の抗コリンエステラーゼ剤であるエドロホニウム塩化物（テンシロン®）をゆっくり静脈注射する．投与開始後約30秒で，症状が改善，つまり，眼瞼が開き，嚥下や発声障害の改善もみられるが，投与後5分を経過するころにはその効果は消失して症状が再現する．このような反応が出れば重症筋無力症と診断できる．

縮，筋力低下などを特徴とする．MERRF は 10 歳以降に発症するもので，進行性ミオクローヌスてんかん，小脳失調，筋萎縮，知能の退行などが特徴であり，MELAS は脳卒中様の発作（片麻痺，頭痛，嘔吐発作など）で始まる．リー脳症は亜急性壊死性脳脊髄症とも呼ばれる．基底核や脳幹部に壊死性病変を特徴とし，乳児期発症の嘔吐，やせ，けいれん，意識障害，発達停止，視力・聴力障害，低緊張，などが特徴である．血清乳酸・ピルビン酸は高値を示す．

　これらの疾患では，ミトコンドリアがエネルギー産生に密接に関与する細胞内小器官であり，全身諸臓器に広く分布することから，感染罹患などの発熱時や過労時に症状が急性に増悪し，ぐったりしたり，嘔吐，けいれん，意識障害などをきたすのも注意が必要である．

骨系統疾患

1 骨形成不全症

　骨粗鬆症をきたす最も重症な先天性疾患である．遺伝性で常染色体優性遺伝を示すものと，常染色体劣性遺伝を示すものとがある．骨を形成するコラーゲンの産生に異常をきたすことにより骨が脆弱化し，骨折，骨変形，骨成長障害を示す．また，眼球の強膜が青色を呈する青色強膜も特徴である．本疾患は遺伝形式とその程度から 1～4 型に分けるが，最も頻度が高いのが常染色体優性遺伝を示す 1 型であり 35％に聴力障害を合併する．

2 軟骨形成不全症

　内軟骨性骨化障害により四肢の成長が阻害される．胎児性軟骨異栄養症とも呼ばれる．著しい低身長を示すが体幹がほぼ正常で四肢が極端に短く，頭部が大きく腹部と殿部が突出した独特の姿勢を示す．また，頸椎亜脱臼を起こしやすく，脊椎変形による脊柱管狭窄，脊髄神経圧迫症状を示し整形外科的治療が必要な場合がある．

3 エーラス-ダンロス（Ehlers-Danlos）症候群

　結合織の脆弱性のため皮膚の過伸展，また，関節の可動域の増大がみられる．

4 先天性多発性関節拘縮症

　生下時より 2 か所以上の関節拘縮を呈する症候群である．大部分は原因不明であるが，神経原性や筋原性に分類される場合もある．手や足といった遠位関節がより冒されやすく，上肢では前腕回内位拘縮，手指の屈曲拘縮，下肢では膝の屈曲拘縮と内反足が多い．知覚障害などは伴わない．整形外科的な治療が行われる．

5 骨髄炎

　骨髄への細菌性感染であり，敗血症などの際の血行感染の結果，みられることが多い．また，外傷などによる直接感染などによる場合もある．先

Side Memo 14　非侵襲性陽圧呼吸

　非侵襲性陽圧呼吸とは，以前のような気管内挿管や気管切開を行わず，つまり，身体に侵襲を与えないで行う（あるいは侵襲が軽微な）換気療法である．マスクを用いての間欠的陽圧換気や体外式呼吸器を用いての陰圧換気などをさす．最近ではマスクからのリーク量をキャッチし，リーク量を補正して送気する人工呼吸管理法である．bilevel positive airway pressure（BIPAP）が頻繁に用いられるようになっている．

　先天性ミオパチーや筋ジストロフィー症などで夜間の呼吸管理が必要になった場合に用いられ，家庭で使用できる．

天性無痛無汗症では外傷によりしばしば骨髄炎を起こす(➡ SideMemo「先天性無痛無汗症(69頁)参照」).

6 くる病

くる病は古くからみられた骨の病気であり,骨基質へのミネラル沈着が障害された結果,石灰化していない骨基質が増加した状態である.骨格の変形や肋軟骨部の腫脹,成長障害がみられる.ビタミンD欠乏,ビタミンD代謝異常などが原因である.

低出生体重児では,カルシウム,リンの全体量の不足やビタミンDなどの不足により,くる病様の骨変化をきたすことがあり,ビタミンD投与などの治療を要することがある.特に日射量が少ない地域などでは体内でのビタミンD合成が減少することに注意が必要である.

8 循環器疾患

循環器とは,生命を維持するために必要な栄養素や酸素を運んでいる血球などの血液を体内の臓器・組織に運び,また臓器・組織から出た老廃物を集めてくる器官である.心臓と動脈・静脈の血管からなり,本項では主に心臓や大血管の疾患について扱う.

循環器疾患には,生まれもって疾患のある**先天性心疾患**と,生まれた後に発症する**後天性心疾患**があり,また構造的な異常以外に**不整脈**がある.小児では主に先天性心疾患が問題となる.後天性心疾患である冠動脈瘤の原因となる**川崎病**についても本項で扱うこととする.

A 正常な血行動態・心構造

正常な心・大血管の血行動態を図1-15に示す.酸素を消費し,二酸化炭素を多く含んだ血液(**静脈血**)は,頭側(**上大静脈**)と足側(**下大静脈**)から心臓に還流する.最初に右心房に流入し,三尖弁を通って右心室へと流入する.心室は厚い筋肉で覆われ,勢いよく血液を送り出し,**右心室**より肺動脈弁をとおり肺動脈を通って肺へ血液を送り出す.肺動脈は十数回枝分かれした後に毛細血管となる.体血管に比べて薄くて軟らかく,肺胞に接することで,酸素を取り込み,二酸化炭素を外へ出すが,酸素で満たされた血液(動脈血)は肺静脈を通って左心房に流入し,僧帽弁を通って左心室へと流入する.左心室からは大動脈弁を通って大動脈より全身に血液を送り出す.

静脈血を含む右心系と動脈血を含む左心系は壁(中隔)により分離されており,血液は混合するこ

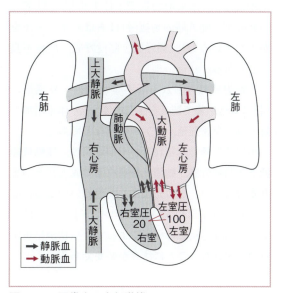

図1-15　正常心の血行動態

とがない．肺血管は薄くて軟らかいため，血管抵抗が小さく，左心室よりも右心室のほうがより小さい力で血液を送り出すことができ，右室圧のほうが小さい．

そのため，中隔に孔が開いている場合，多くは左側から右側へ血液が流入する（**左右シャント**）．この血液の量が多いと，左心室の仕事量が増え，心臓に負担がかかり，心不全となる．また肺動脈が細いなど，肺に血液が流れにくい状況がある場合は右側から左側へと血液が流入し（右左シャント），酸素が少ない血液が全身へと流れる．この血液の量が多いと，全身に流れる血液の酸素飽和度が下がり，**チアノーゼ**が目立つようになる．

B 循環器疾患に伴う症状

1 心不全に伴う諸症状

循環器疾患において，深刻な状態が**心不全**である．心不全とは，全身に血液を送る心臓のポンプ機能が低下した結果起こる状態である．

新生児期・乳児期でみられる心不全症状は，体重増加不良（体重増加量が1日平均20g以下），哺乳障害・哺乳時の易疲労（はあはあする・汗をかきやすいなど），頻呼吸・陥没呼吸，顔色不良などである．

乳幼児期にみられる心不全症状は，易感染性（特に気道感染で肺炎を生じやすい），体重増加不良・成長発達遅延，チアノーゼなどである．

小児期以降でみられる心不全症状は，運動機能低下・易疲労感，動悸，胸痛などで成人期とあまり変わらない．どの先天性心疾患でいつごろに心不全の症状が出やすいかについて，図1-16に示す．先天性心疾患の種類によって，症状が出現する時期が異なることに注意が必要である．

2 チアノーゼ

チアノーゼとは皮膚あるいは粘膜が青紫色に見える症状である．多くは**低酸素**を反映するものであり，毛細血管の中のヘモグロビンのうち酸素化されていないヘモグロビン（還元型ヘモグロビン）が5g/dL以上（新生児の場合は3g/dL以上）あると，チアノーゼがみられる．また，チアノーゼは口唇，耳朶，指先，爪床でみられやすい．これらの場所は，メラニン色素が少なく，表皮が薄く，毛細血管が豊富であることから，毛細血管血液の色をよく反映するためである．

チアノーゼは原因により，**中枢性チアノーゼ**と**末梢性チアノーゼ**に分けられる（表1-27）．心疾患により中枢性，末梢性のいずれも起こりうる．同じ酸素飽和度であってもヘモグロビン濃度によっては臨床的なチアノーゼを生じないことがある．貧血が進むと還元型ヘモグロビンの量が少ないためチアノーゼは出現しなくなる．先天性心疾患により，常に低酸素にさらされている場合には多血症となり，その場合は容易にチアノーゼが出現するようになる．

先天性心疾患においてチアノーゼをきたす場合は，右左シャントがあるときで，静脈血が体循環へとめぐる場合である．チアノーゼをきたす疾患については表1-27のとおりである．

先天性心疾患の場合，differential cyanosisといって上肢と下肢で酸素の飽和度が異なる状態がある．

3 ショック

ショックとは，生体に対する侵襲あるいは侵襲に対する生体反応の結果，重要臓器の血流が維持できなくなり，細胞の代謝障害や臓器障害が起こり，生命の危機に至る急性の症候群である．成人の場合は収縮期血圧90mmHg以下の低下を指標とすることが多い．典型的には交感神経系の緊張により，頻脈，顔面蒼白，冷汗，乏尿などの症状

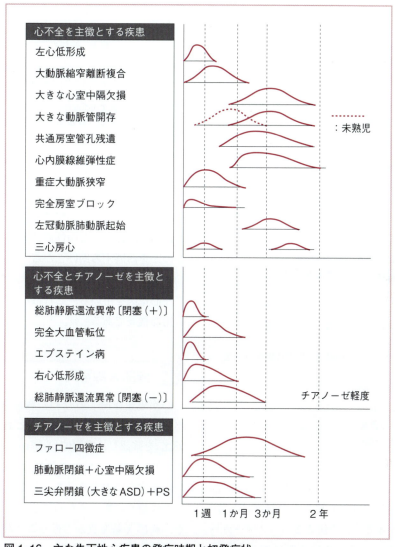

図 1-16 主な先天性心疾患の発症時期と初発症状

を伴う．近年，循環障害の要因による新しいショックの分類が用いられるようになり，4つに大別される（表 1-28）．

心疾患によるショックは心原性ショックに分類される．一般的にはショックの初期治療は大量の輸液（点滴）を行うが，先天性心疾患でポンプ機能が低下している状態のショックの場合はかえって症状が悪化することがあり，注意が必要である．

C 循環器疾患を診断するための検査

1 心電図

心臓は常に拍動しており，この拍動を支えているのが，**心臓の電気的活動**である．心臓は筋肉で構成されており，筋肉に微量の電気が流れることで拍動が伝わり，規則正しく収縮・拡張を繰り返す．この電気の流れを記録したのが**心電図**である．

表1-27 チアノーゼの分類と原因

1. 中枢性チアノーゼ
   ①呼吸機能障害
   ・肺胞低換気
     中枢性低換気：神経筋疾患，脳出血，髄膜炎など
     末梢性低換気：呼吸窮迫症候群，胎便吸引症候群，肺炎，喘息など
   ・換気血流比不均等
   ・拡散障害
   ②右左シャント
   ・先天性心疾患：チアノーゼ性心疾患（ファロー四徴症，完全大血管転位，両大血管右室起始，総肺静脈還流異常，三尖弁閉鎖，肺動脈閉鎖，総動脈幹症，左心低形成症候群，単心室など），アイゼンメンジャー症候群
   ・先天性肺血管異常：肺動静脈瘻
   ③肺胞内酸素分圧低下：高地環境
2. 末梢性チアノーゼ
   ①末梢循環不全
     低心拍出症候群，寒冷曝露，レイノー現象など
   ②動脈閉塞性疾患
     動脈性塞栓症，血栓性動脈炎，閉塞性動脈硬化症
   ③静脈閉塞性疾患
     静脈瘤，血栓性静脈炎
3. 血液性チアノーゼ
   （ヘモグロビンの異常）
   メトヘモグロビン血症など

表1-28 ショックの分類とその原因

循環血液量減少性ショック（hypovolemic shock）
　出血，脱水，腹膜炎，熱傷など
血液分布異常性ショック（distributive shock）
　アナフィラキシー，脊髄損傷，敗血症など
心原性ショック（cardiogenic shock）
　心筋梗塞，弁膜症，重症不整脈，心筋症，心筋炎など
心外閉塞・拘束性ショック（obstructive shock）
　肺塞栓，心タンポナーデ，緊張性気胸など

電気の興奮は，最初に洞結節から始まる（図1-17左図）．洞結節は右心房の上のほうにあり，心臓の拍動のタイミングを決めるペースメーカーの役割を果たしている．次に心房に電気が伝わり，心房が興奮し収縮することでP波が出現する（図1-17①）．そのまま心室に興奮が伝わると心室に十分に血液が流れないため，房室結節でいったん電気がゆっくり伝わり，0.12〜0.2秒後に心室に電気が伝わる（図1-17②：PR時間）．心室に入ると右脚と左脚に電気が分かれ心室に一気に電気が伝わり心室が興奮しQRS波が出現する（図1-17③）．心室の興奮が終わり収縮が終わるとT波が出現する（図1-17④）．これで1サイクルとなる．

心電図を記録するときは，手足と胸に電極を付けた標準12誘導心電図を用いる．さまざまな場所に電極をつけることでさまざまな方向から電気的活動を記録し，どの位置にどのような異常があるのかを診断する助けとなる．

また24時間心電図を記録するためには，ホルター心電図を用いる．これは不整脈を調べるのに有用な検査である．

2　胸部X線写真

心疾患を診断するために胸部X線写真をみるポイントは，心臓の大きさがどれくらいか（**心胸郭比**）を確認し，**内臓位**（心臓が左に，胃が左にあるか）を確認し，肺血管陰影を確認し肺血流が多いのか少ないのかを見ることである．

心疾患を診断するためにさまざまな有用な情報を，胸部X線写真から得ることができる．

3　心臓超音波検査

心臓内部の形態を観察するために最も有用な検査である（図1-18）．構造を見るBモード法と，経時的な変化を見るMモード法と，血流を評価するドプラ法がある．

体動が激しく，患者が非協力的な場合には，鎮静を要することがあり，その場合には哺乳のタイミングで自然睡眠が得られた状態で検査を行ったり，睡眠薬で睡眠導入してから検査を行う場合がある．

適切な検査の画像を得るためには，検者の技術

8 循環器疾患

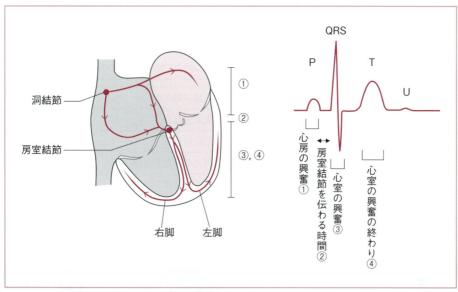

図1-17 心電図と心臓の電気的活動の関係

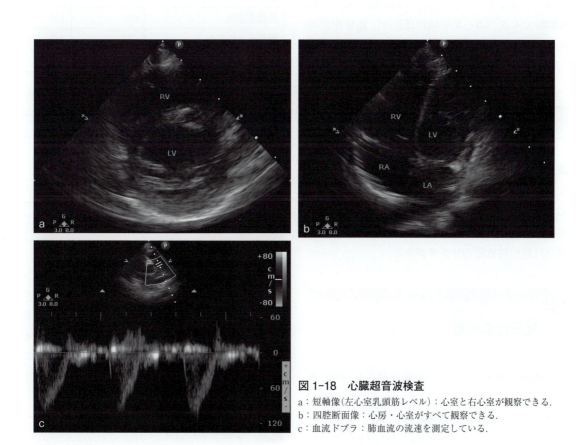

図1-18 心臓超音波検査
a：短軸像（左心室乳頭筋レベル）：心室と右心室が観察できる．
b：四腔断面像：心房・心室がすべて観察できる．
c：血流ドプラ：肺血流の流速を測定している．

4 心臓カテーテル検査

心臓カテーテル検査とは，血管内に**カテーテル**と呼ばれる細い管を入れて心臓まで到達させ，それぞれの場所の血圧・酸素飽和度を測定し，造影剤を注入しX線撮影することで，構造を把握することができる検査である．先天性心疾患の構造や血行動態を把握するために非常に有用な検査であるが，侵襲があり，患者に負担のかかる検査であり，他のさまざまな検査に変わるようになってきている．

また，検査とは異なるが，カテーテルを用いて治療を行うことがある．「心房中隔欠損」の節（➡83頁参照）でも述べる心房中隔閉鎖術や，血管や弁の狭いところを風船で広げる血管形成術など，日々治療が進歩している分野でもある．

5 CT，MRI

画像診断技術の向上により，CTやMRIで心臓の構造を評価できるようになってきた．ただし，乳幼児の場合は検査の協力が得られず，体動により検査が困難となるため，薬物による鎮静が必要となるため，リスクが生じる．また，CTの場合は放射線被曝のリスクがある．

D 先天性心疾患

先天性心疾患は約1％の頻度で出生し（1986年厚生省研究班調査より），生まれつきの疾患としては比較的頻度の高い**先天奇形**である．心臓の右側と左側を隔てている壁（中隔）に穴があいていたり（**心室中隔欠損**，**心房中隔欠損**など），弁が狭く血液の通りが悪くなっていたり（ファロー四徴症，

表1-29 先天性心疾患の種類と頻度

疾患名	略称	頻度(％)
心室中隔欠損	VSD	32.1
ファロー四徴症	TOF	11.3
心房中隔欠損	ASD	10.7
大血管転換	TGA	4.3
肺動脈狭窄	PS	3.9
両大血管右室起始	DORV	2.9
動脈管開存	PDA	2.8
単心室	SV	2.5
心内膜床欠損（房室中隔欠損）	ECD(AVSD)	2.3
三尖弁閉鎖	TA	2.0
大動脈縮窄	CoA	1.9
大動脈狭窄	AS	1.5
総肺静脈還流異常	TAPVR	1.4
肺動脈閉鎖	PA	1.4
修正大血管転換	cTGA	1.0
エブスタイン奇形		0.7
僧帽弁閉鎖不全	MR	0.6
大動脈弓離断	IAA	0.3
心筋症（肥大型・拡張型）		0.3
僧帽弁閉鎖	MA	0.3
僧帽弁狭窄	MS	0.2
総動脈幹遺残	TA	0.2
左心低形成	hypoLV	0.1

肺動脈弁狭窄，大動脈弁狭窄，僧帽弁狭窄など），4つあるはずの心臓の部屋が2つしかなかったり（単心室など）するような疾患である．疾患の種類は多岐にわたり，その発生頻度を表1-29に示す．これらのうち，よくみられる代表的な疾患についてそれぞれ説明する．

1 心室中隔欠損

先天性心疾患で最も頻度が高い疾患であり，その30〜50％を占める．心室の真ん中にある壁（心

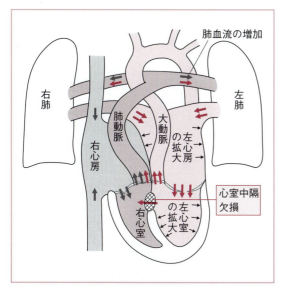

図 1-19 心室中隔欠損の血行動態

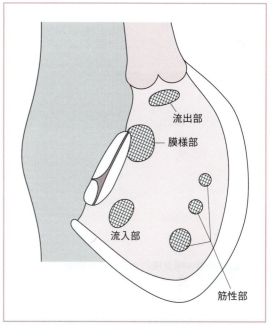

図 1-20 右心室から見たときの心室中隔欠損の位置による分類

室中隔)にある孔(欠損孔)を通して,左心室から右心室へと血液が流れ込み(シャント),肺に流れる血液量が増え,心肺への容量負荷がある.欠損孔の大きさによって症状は異なり,大きい欠損孔がある場合は図 1-19 のような状態(血行動態)となるために,乳児期に心不全をきたし,手術(心内修復術)を要する.手術前には,哺乳不良や体重増加不良などの心不全の症状が出現し,利尿剤などの内服薬での治療を要することがある.小さい欠損孔の場合は症状がないことが多く,心雑音で発見されることが多い.自然閉鎖したり,縮小したりすることがある.

心室中隔は胎生 4〜8 週ごろに,もともと 1 つの管として発生してきた心臓を左右 2 つの部屋に分ける壁としてできてくるが,壁の形成が不十分の場合に欠損孔が残る.最後に形成される部分が薄い膜になっているため,心室中隔の膜様部と呼ばれ,心室中隔欠損はこの膜様部欠損型が最も多い.他にも欠損孔の開いている場所によって,筋性部欠損(心室中隔のなかほど筋肉の壁の厚いところ),流入部型(心室の入り口の弁のところ),流出部型(心室の出口のところ)などがある(図 1-20).

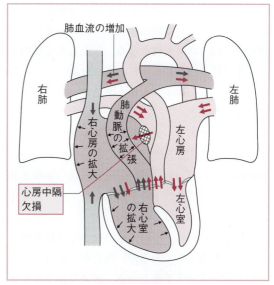

図 1-21 心房中隔欠損の血行動態

2 心房中隔欠損

心房の真ん中にある壁(心房中隔)にある孔(欠損孔)を通して,左心房から右心房へと血液が流れ込む疾患(図 1-21)である.肺に流れる血液量

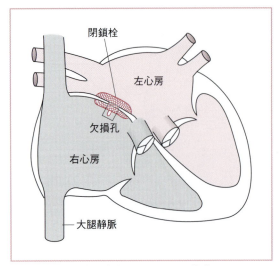

図 1-22　心房中隔欠損のカテーテル治療

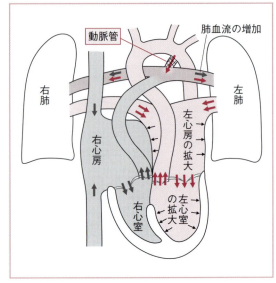

図 1-23　動脈管開存の血行動態

が増えるのは心室中隔欠損と同様であるが，左心室の仕事量が増えないことにより，小児期に心不全をきたすことは稀である．

孔を流れる血液の量が多ければ，肺血流が増加するため，相対的な肺動脈狭窄による心雑音を聴取し，発見される契機となる．しかし無症状のまま，小学校で行われる学校心電図検診で不完全右脚ブロックや右軸偏位という所見から発見されることもある．

症状がなくとも，成人期以降に心房細動などの不整脈を起こすリスクが高いため，肺血流が多い(体血流のおおむね2倍以上)場合には，治療を要する．治療は外科的手術法と心臓カテーテルを用いたカテーテル治療がある．

外科的手術法は，心臓手術のなかでは比較的安全に行われる手術であるが，開心術であり，人工心肺を用いて行う手術となる．デメリットとしては，術後創が残ることなどがあげられる．

カテーテル治療は，大腿静脈などの太い静脈からカテーテルと呼ばれる細い管を挿入し，その管の中にしまうことができる閉鎖栓(デバイス)を欠損孔に留置する方法である(図 1-22)．リスクに関しては外科治療とほぼ同等であり，術後の創がカテーテルを挿入した部分の数mmの小さいものにとどまるというメリットがある．しかし新しい治療であり，デバイスが体内に残ることによる遠隔期のリスクについては不明な点がある．

3　動脈管開存

動脈管は胎児循環においては必須の血管で大動脈と肺動脈をつないでいるが，出生後は収縮して血流がなくなり，自然に閉鎖するものである．これが閉鎖せずに残ってしまう状態が，**動脈管開存症**である(図 1-23)．

新生児において，成熟児より未熟児の場合に，症状が出るリスクが大きい．未熟児の場合にはインドメタシン，イブプロフェンといった薬物投与によって閉鎖することがある．

薬物投与によって閉鎖できず，動脈管開存による症状がある場合は，外科的手術(動脈管結紮術)により治療する．

成熟児で体重増加がある場合で，症状がある場合には，カテーテル治療を行うことがある．カテーテル治療にはコイルを用いる治療と，心房中隔欠損に用いるような閉鎖栓を用いる治療がある．

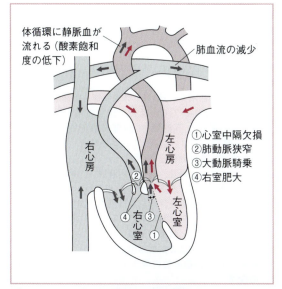

図 1-24 ファロー四徴症の血行動態

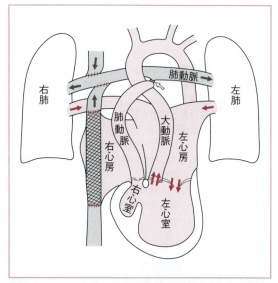

図 1-25 フォンタン型手術（TCPC）の一例（三尖弁閉鎖症に対する手術）

4 ファロー（Fallot）四徴症

1888年に最初にファローが4つの奇形をもった心臓を報告したため，この疾患に名前がついている．4つの徴候は，**心室中隔欠損，肺動脈狭窄，大動脈騎乗，右室肥大**であり，図 1-24 のような血行動態となるため，肺血流が減少し，酸素飽和度が低下する．ファロー四徴症のような酸素飽和度が低下する心疾患を，**チアノーゼ型心疾患**という．

心室中隔の大きさや位置，右室（流出路）の肥大の程度によって肺血流の減り方が変わる．無治療で経過した場合に，右室肥大が進行し，肺血流が減少し，チアノーゼが目立つようになる．

5 そのほかの心奇形

表 1-29（➡ 82 頁）に示したとおり，さまざまな心奇形があるが，本項ではそれぞれの疾患の詳しい解説は省略する．単心室や左心形成症候群などの心室が1つしかない，もしくは2つあっても1つがあまりにも小さい場合にはフォンタン手術を行うことがある（図 1-25）．この手術は静脈血を心臓を通さずに直接肺動脈につなぎ，動脈血を1つの心室から全身へと送るようにつなげる手術である．

E 後天性心疾患

1 川崎病

川崎病は 1967 年に川崎富作先生が最初に発表した病気である．川崎病そのものは心疾患ではないが，心合併症を伴うことがあるため本項で扱う．

川崎病は表 1-30 に示した診断の手引きがある．発熱，眼球結膜充血，口唇の発赤・いちご舌，頸部リンパ節腫脹，不定形発疹，四肢末端の変化（急性期の発赤腫脹，回復期の膜様落屑）の6つの主要症状のうち，5つ以上そろったものを川崎病と診断している．

川崎病全国調査によると，2016 年の年間の患者数は 15,272 人であり，0〜4 歳の人口 10 万あたりの罹患率は 309.0（0 から 4 歳までの約 1,000 人に 3 人が 1 年の間にかかる）となっている．

表1-30 川崎病(MCLS, 小児急性熱性皮膚粘膜リンパ節症候群)診断の手引き

本症は, 主として4歳以下の乳幼児に好発する原因不明の疾患で, その症候は以下の主要症状と参考条項とに分けられる.

A 主要症状
1. 5日以上続く発熱(ただし, 治療により5日未満で解熱した場合も含む)
2. 両側眼球結膜の充血
3. 口唇, 口腔所見:口唇の紅潮, いちご舌, 口腔咽頭粘膜のびまん性発赤
4. 不定形発疹
5. 四肢末端の変化:(急性期)手足の硬性浮腫, 掌蹠ないしは指趾先端の紅斑
   (回復期)指先からの膜様落屑
6. 急性期における非化膿性頸部リンパ節腫脹

6つの主要症状のうち5つ以上の症状を伴うものを本症とする.
ただし, 上記6主要症状のうち, 4つの症状しか認められなくても, 経過中に断層心エコー法もしくは, 心血管造影法で, 冠動脈瘤(いわゆる拡大を含む)が確認され, 他の疾患が除外されれば本症とする.

B 参考条項
以下の症候および所見は, 本症の臨床上, 留意すべきものである.
1. 心血管:聴診所見(心雑音, 奔馬調律, 微弱心音), 心電図の変化(PR・QTの延長, 異常Q波, 低電位差, ST-Tの変化, 不整脈), 胸部X線所見(心陰影拡大), 断層心エコー図所見(心膜液貯留, 冠動脈瘤), 狭心症状, 末梢動脈瘤(腋窩など)
2. 消化器:下痢, 嘔吐, 腹痛, 胆嚢腫大, 麻痺性イレウス, 軽度の黄疸, 血清トランスアミナーゼ値上昇
3. 血液:核左方移動を伴う白血球増多, 血小板増多, 赤沈値の促進, CRP陽性, 低アルブミン血症, α2グロブリンの増加, 軽度の貧血
4. 尿:蛋白尿, 沈渣の白血球増多
5. 皮膚:BCG接種部位の発赤・痂皮形成, 小膿疱, 爪の横溝
6. 呼吸器:咳嗽, 鼻汁, 肺野の異常陰影
7. 関節:疼痛, 腫脹
8. 神経:髄液の単核球増多, けいれん, 意識障害, 顔面神経麻痺, 四肢麻痺

(厚生労働省川崎病研究班作成改訂5版)

川崎病の原因はいまだ不明である. 無治療の場合でも数日から数週間の経過で自然に解熱するが, 川崎病は血管炎を起こす疾患であり, 特に心臓に栄養を送る血管である冠動脈に炎症を起こし, 拡張や, さらにそれが進行すると動脈瘤を形成することがある.

治療は抗炎症薬であるアスピリンと血液製剤であるガンマグロブリンの大量療法である. 初回のガンマグロブリン治療でも解熱しない患者が15〜20%程度おり, この患者群で冠動脈合併症が多いことが知られているため, 近年ではガンマグロブリン治療が効きにくい患者を診断時の検査所見などから予測し, 効きにくいと予測された患者に対し, ステロイドなどの治療を加える治療法を行っている.

心合併症は急性期(1か月以内)には8%にみられ, 1か月以降も残る後遺症があり, 冠動脈瘤を形成した患者は1%程度にみられる. 冠動脈瘤の後遺症がみられた場合は, 心臓カテーテル検査による冠動脈造影(図1-26)や造影X線CT写真撮

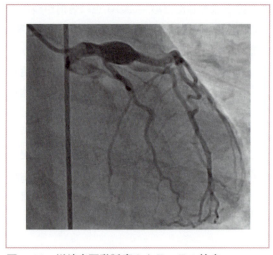

図1-26 川崎病冠動脈瘤のカテーテル検査

影などにより評価を行い, 抗血小板薬や抗凝固薬の内服を行う. 治療としては, 心筋梗塞・狭心症の予防を行う必要がある.

2 心筋炎

心筋炎は多くは**ウイルス感染**を契機に発症する．そのほかの原因として細菌・真菌などの感染症，薬剤性，自己免疫疾患，川崎病などがあげられる．発症様式により，急性心筋炎と慢性心筋炎に分類され，急性心筋炎のうち症状の進行が非常に速いものを劇症型といい，劇症型心筋炎では救命率50％程度と言われている．

出現する症状としては，心不全（約70％で発症），胸痛（約45％），心ブロックや不整脈（約25％）があり，これらの症状が出現するかどうかは病変の部位，炎症の程度，心筋炎の広がりによって決まる．

治療はそのときの心臓の状態に応じた治療となるが，心不全症状に対して，利尿剤やカテコールアミンなどの昇圧剤を投与したり，不整脈を合併した場合には電気的除細動や一時的なペースメーカーを使用したり，ショック状態に陥った場合は，大動脈内バルーンパンピングという補助循環装置や，経皮的心肺補助装置（PCPS，人工心肺）を用いたりすることがある．また，心筋炎の原因として，炎症が強く炎症性サイトカインと呼ばれる物質が多くあると考えられた場合には，ステロイドパルス療法，ガンマグロブリン投与，持続的血液ろ過透析（CHDF）などが行われる．

3 心筋症

心筋の収縮が何らかの原因で上手くいかない状態になることが**心筋症**である．

大きく分けて，心筋が厚くなり動きが悪くなる**肥大型心筋症**と，心筋が薄くなり心臓全体が拡大する**拡張型心筋症**がある．肥大型心筋症は，左心室の出口の部分の筋肉が厚くなり血液が送り出せなくなる閉塞性と，そうではない非閉塞性に分類される．

ほとんどが原因不明な特発性である．根本的な治療はなく，出た症状に対処する対症療法でしのぎ，心不全の症状の進行が抑えられない場合は，人工補助心臓を使用し，心臓移植の待機をし，心臓移植を行うこととなる．

4 弁膜症

心臓は4つの部屋に区切られ，右心室からは肺動脈，左心室からは大動脈が出るのは図1-15（→77頁）で解説したとおりである．これらの部屋の境目にあるのが**弁**である．この弁が硬くなったり狭くなったり，閉まり具合が悪くなり逆流を引き起こしたりするのが**弁膜症**である．

現在では抗菌薬の発達や迅速診断の発達により非常に少なくなったが，溶連菌感染により，リウマチ熱を引き起こし，その結果大動脈弁や僧帽弁が壊れ，これらの弁に狭窄や逆流が起こることがある．リウマチ熱となった場合には，持続的な抗菌薬投与を行う．

F 不整脈

不整脈は図1-17（→81頁）で示した心電図における電気的サイクルが乱れた場合に起こる心電図上の異常である．不整脈の種類によっては致死性のものもあり注意を要する．

不整脈は大きく分けて3つの種類に分けられ，期外収縮，徐脈性不整脈，頻脈性不整脈に分けられる（表1-31）．

期外収縮は脈が飛ぶ状態であり，本来の電気信号が来る前に洞結節以外の場所から電気刺激が出て収縮が起こる現象である．心房など房室結節よりも洞結節寄りとところで電気刺激が起これば**上室性期外収縮**であり，心室で電気刺激が起これば**心室性期外収縮**である．

徐脈性不整脈は電気信号が送られなくなったり，途中で止まったりすることで脈がゆっくりになる状態である．**洞機能不全**は，洞結節から電気

表 1-31 不整脈の分類と主な疾患名

1. 期外収縮
    上室性期外収縮（PAC）
    心室性期外収縮（PVC）
2. 徐脈性不整脈
    洞機能不全（SSS）
    房室ブロック（AVB）
3. 頻脈性不整脈
    上室性頻拍（SVT）
    心房細動（AF）
    心房粗動（AFL）
    心室頻拍（VT）
    心室細動（VF）

頻脈性不整脈は電気信号が異常に早く作られるか，異常な電気の通り道があり空回りすることによって発生する．上室性頻拍は上室性期外収縮が連続して起こったり，Kent束というという余計な通り道（副伝導路）があること（**WPW症候群**）で電気が空回りしたりすることで起こる．**心房細動**は心房で電気が空回りすることで起こり，それが悪化すると心房がけいれんして正常に動かなくなる心房粗動となる．**心室頻拍**は心室期外収縮が連続して起こったり，心室で電気が空回りすることで起こる頻脈である．**心室細動**は心室がけいれんして動かなくなる不整脈であり，死に至る不整脈である．

信号が送られなくなる状態であり，**房室ブロック**は，房室結節を電気が通りにくくなったり（1，2度）通らなくなったり（3度）した状態である．

呼吸器疾患

呼吸器系の主な機能は，代謝の需要を満たす十分な酸素を供給し，二酸化炭素を排泄することにある．組織への酸素供給および二酸化炭素排泄には，換気，血流，拡散（ガス交換）などさまざまな過程が関与する．この機序のいずれかに異常があると，呼吸不全に至る可能性がある．

A 小児呼吸器の病態生理学的特徴

1 容量が小さい

肺気量は成人に比べて小さい．また肺容量は成人と比較して小さく，隣接肺区域が近いため，病変波及が早く広範囲に及びやすい．

気管内の気流抵抗は，管の長さに比例し，管の半径の4乗に反比例して増大する．半径が1/2になると抵抗は16倍になることから，小児ではわずかな閉塞でも強い気道閉塞症状が生じる．

2 未熟性

呼吸中枢が未熟で，不規則呼吸になりやすい．また防御機能の未熟性から易感染性につながる．結合組織や筋肉の未熟性からは，胸壁が柔軟で胸腔の陰圧が作りにくく換気が不十分になったり，気道軟化を生じやすかったり，間質組織が疎のため縦隔気腫が生じやすい特徴がある．

3 構造の違い

胸郭が円形に近い（成人では楕円形）．また肋骨が水平に走行しているため胸郭のコンプライアンスが低い特徴がある．

B 解剖別の呼吸器疾患

呼吸器疾患を考えるうえでは，解剖学をもとに考えるとよい．

気道は大きく，鼻腔，咽頭，喉頭，気管，気管支，細気管支，肺胞に分かれる（図1-27）．それぞれの器官の特徴と起こる病態について以下に述べる．

1 鼻腔・副鼻腔

小児や成人では，鼻閉がなければ鼻からの呼吸が優先される．一方，ほとんどの新生児は鼻呼吸に依存しており，出生時に先天的な鼻閉がある場合，鼻腔に代わる気道が確保されなければ命にかかわることもありうる．新生児は鼻腔径が狭いため容易に鼻詰まりを起こすが，生後6か月になると，鼻腔の気道内腔は2倍となり，鼻詰まりを起こしにくくなる．

1）後鼻孔閉鎖

片側あるいは両側の後鼻孔が膜性あるいは骨性に閉鎖している先天異常で7,000人に1人の割合で発症する．CHARGE症候群に合併することもある．

新生児は口呼吸ができないため，両側性であれば出生時から呼吸困難を生じ，経管栄養や気管切開が必要になることもある．

2）鼻異物

幼児や発達が遅れている児は鼻へ異物を入れることが多く，小児救急外来受診の1％を占める．

3）副鼻腔炎

感冒に引き続いて起こる鼻副鼻腔炎はウイルス性で自然軽快することが多い．一方で，上気道ウイルス感染に引き続き起こる急性細菌性副鼻腔炎は0.5～2％に起こるとされ，抗菌薬治療を必要とする．

2 咽頭

口を開けると見える突き当たりの部分を中咽頭といい，それより上方の鼻の奥の部分を上咽頭，中咽頭から下の喉頭までの部分を下咽頭という（図1-28）．

1）急性咽頭炎

小児科受診患者の中で上気道感染症はかなりの割合を占める．上気道感染症の約30％に初期症状として咽頭痛を認める．

咽頭炎はウイルス感染に伴うものと，A群β型溶血性レンサ球菌に伴うものがある．ウイルス性咽頭炎は，通常は秋から春にかけて起こりやすい．また溶連菌感染に伴う咽頭炎は通常は2～3歳以下では稀で，小児期に罹患のピークがある．咳嗽(がいそう)を認めず，発熱と著明な咽頭痛，特に嚥下時痛を伴うことが多い．抗菌薬治療を要する．

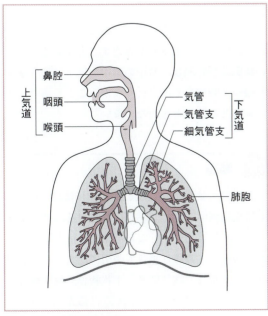

図1-27　呼吸器系の解剖

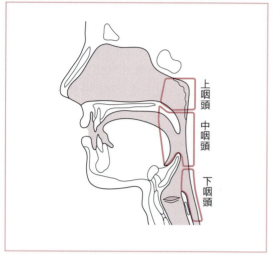

図 1-28 咽頭の解剖

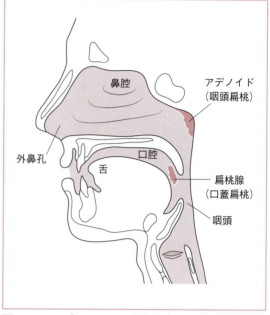

図 1-30 アデノイド・口蓋扁桃

に伴う呼吸困難を呈する可能性もあり，緊急性が高い疾患である．

3）アデノイド・口蓋扁桃肥大（図 1-30）

口蓋垂の両側にある口蓋扁桃および鼻中隔と咽頭後壁の間にあるアデノイドは，2歳以降生理的に肥大し6歳ごろに最大となる．小児においては肥大したアデノイド・口蓋扁桃により特に夜間睡眠時のいびき，無呼吸をきたすことがある．ひどい睡眠時無呼吸は，日中の集中力低下に伴う学業不振や，時に右心不全につながることもあり，手術適応となることも少なくない．

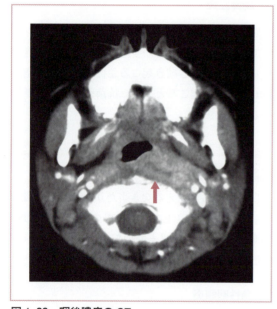

図 1-29 咽後膿瘍の CT
咽頭後壁にリング状に造影された膿瘍腔を認める．

2）咽後膿瘍（図 1-29）

咽後膿瘍は，3～4歳未満の年少児に多くみられる．中咽頭の局所感染が拡大し，咽頭後リンパ節へ波及し膿瘍を形成することで起こる．咽頭後壁が腫脹し隆起するため，経口摂取困難，強い頸部痛を訴えることが多い．また重篤な上気道狭窄

3 喉頭

乳幼児の気道の径は狭い．気道抵抗は半径の4乗に反比例するため，粘膜の浮腫やその他の炎症によって気道径が狭くなると気道抵抗は指数関数的に増大し，呼吸仕事量も著明に増大する．喉頭は喉頭蓋軟骨，披裂軟骨，甲状軟骨，輪状軟骨の4つの軟骨とそれを包む軟部組織からなる（図1-31）．輪状軟骨は声帯の直下で気道を包んでお

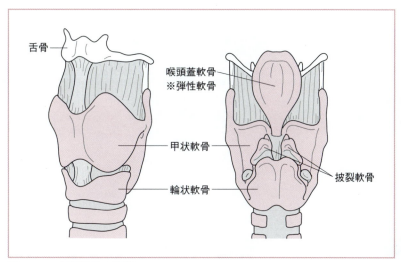

図 1-31　喉頭軟骨の解剖

り，この部位が10歳未満の小児の上気道で最も狭い部分になる．

1）喉頭軟化症

喉頭軟化症は，乳児および小児の先天性喉頭異常の中で最も頻度の高いものであり，喘鳴（stridor）をきたす小児の先天異常の60％が喉頭軟化症に起因する．吸気時に声門上部の器官が内側へ虚脱することにより，喘鳴が生じる．症状は通常生後2週間以内に発症し，生後6か月までは増悪するが，年齢とともに改善することも多い．

2）先天性声門下狭窄

先天性声門下狭窄は喘鳴の原因となる先天性喉頭異常の中で2番目に多い．初発症状は気道感染時に生じることが多く，浮腫や感冒の粘稠な分泌物により，もともと狭い気道がさらに狭くなることで喘鳴が出現する．声門下血管腫など腫瘍に伴う狭窄がある場合もある．

3）声帯麻痺

声帯麻痺は喘鳴の原因となる先天性喉頭異常の中で3番目に多い．脊髄髄膜瘤，キアリ奇形，水頭症などに合併する場合は両側性に起こる．また，先天性心疾患の手術の際に起こる反回神経損傷に伴うものは，片側性麻痺をきたす．

4）クループ症候群

クループ症候群はウイルス感染を契機に急に上気道閉塞をきたす疾患である．鼻汁，咽頭炎，咳嗽などの感冒症状に引き続き，特徴的な犬吠様咳嗽，嗄声，吸気性喘鳴を呈する．症状は夜間に悪化し，数日の間は症状の軽減と再燃を繰り返す特徴がある．犬吠様咳嗽のみの軽いものから，興奮したり泣いたりすると吸気性喘鳴を生じるもの，安静時も吸気性喘鳴を生じるものと，上気道閉塞の程度が強くなると症状は重篤になる．年長児よりも年少児のほうが重篤になりやすく注意が必要である．

> **Side Memo 15　クループ症候群**
>
> クループ症候群はたいてい夜になると症状が悪化する．特徴的な咳嗽に驚くことが多いが，咳嗽のみの場合は問題ないことが多い．一方で落ち着いていても特に吸気時に喘鳴が出現している場合は気道狭窄が進んでいるサインであり注意が必要である．そんなときはできるだけ泣かせずに対応することが望ましい．泣かせると呼吸困難を増強させてしまう危険性があるからである．

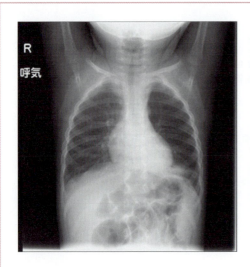
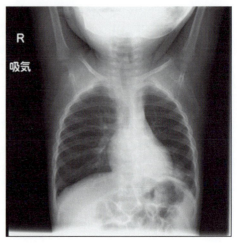

図 1-32　気管支異物の胸部 X 線写真
左肺の透過性は亢進しており，呼気でより増強して見える．
左側の気管支異物の所見．

5）急性喉頭蓋炎

急性喉頭蓋炎は劇的な経過をたどり，時に致死的となる疾患である．発熱，咽頭痛とともに突然発症し，数時間の経過の中で急激な気道閉塞症状をきたす．座った姿勢で前傾し，手をついて踏ん張る姿勢をとりながら，顎を挙げ口を開ける特徴的な姿勢をとることが多い．適切な治療が行われないと完全な気道閉塞をきたし窒息死に至る．

4　気管・気管支

気管・気管支は咽頭から肺胞に至る呼吸の通路として，鼻腔，咽頭・喉頭とともに肺の導管系を構成している．先に述べたように，気管における気流抵抗は気管の半径の4乗に反比例する．5歳未満の小児では，径の小さな末梢の気道抵抗が全

> **Side Memo 16　急性喉頭蓋炎**
> 急性喉頭蓋炎は命にかかわる重要な疾患である．症状経過によっては緊急気管切開を要することもある．

気道抵抗の50％にも達するため，ちょっとした気道狭窄でも容易に気流制限が発生し，喘鳴を生ずる．

また新生児は胸壁が軟らかいため，呼気により発生した内側へ向かう圧力は胸郭内の気道を虚脱させる．年長の小児と比較して乳児の器官軟骨や気道平滑筋は軟らかいため，容易に気流制限が起こり，喘鳴を生じやすい．

1）先天性気管狭窄

完全気管輪による長区域にわたる先天性気管狭窄は，通常，急性呼吸器疾患による非常事態として主に生後1年以内に認められる．肺動脈スリングなどの関連した胸腔内異常が1/3に認められ，1/4は関連した心奇形が認められる．

2）気管・気管支異物（図 1-32）

1歳前後の男児に多く，ナッツ類，特にピーナッツの誤嚥が多い．激しい咳嗽ののちに喘鳴を生じる．喘息様の呼気性喘鳴で受診することもあるので，症状出現前の病歴聴取が重要である．検査では吸気，呼気のX線撮影が有効で，呼気時

に本来しぼむはずの肺がしぼまず，異物があるほうの肺の含気が保たれるのが特徴である．

3）気管支軟化症

気管支壁が軟らかいため呼吸相に応じて内腔が狭くなる病態で，気道の開存性を維持するための軟骨が不十分な場合に起こる．原発性と二次性があり，原発性は早産児でよくみられる．

4）急性気管支炎

急性気管支炎はウイルス性上気道感染症に続いて発症する．気管・気管支上皮に感染病原体が侵入し，炎症細胞の活性化，サイトカインの放出が起こる．発熱，倦怠感などの主要症状がこれに続いて起こる．気管・気管支上皮が損傷され，気道過敏性が亢進するため，咳嗽は1～3週間続く．特異的な治療法はなく，対症療法が一般的である．

5）急性細気管支炎（図1-33）

急性細気管支炎は主にウイルス感染により発症し，RSウイルスによるものが50％以上を占める．急性細気管支炎の特徴は，浮腫，粘液，細胞破砕物による細気管支閉塞である．呼吸抵抗は細気管支半径の4乗に反比例するため，わずかな細気管支の厚みの増大により，気流は有意に影響される．狭窄した細気管支では呼気，吸気ともに気道抵抗は増大するが，気道の半径は呼気のほうが小さいため，呼気の障害により空気が閉じ込められて肺の過膨張が起こる．重篤な呼吸障害をきたすことが多く，乳児では入院を要することが多い．特に，12か月未満，低出生体重児，循環器疾患・呼吸器疾患・免疫異常の既往のある児はリスクが高いとされている．

6）気管支喘息

発作性に笛性喘鳴(wheezes)を伴う呼吸困難を繰り返す疾患である．喘息の特徴は，気道炎症，気道過敏性および気道閉塞が可逆性であること，

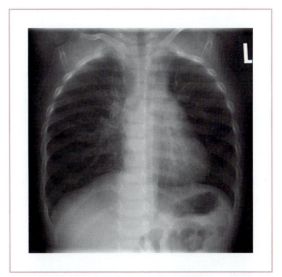

図1-33　急性細気管支炎の胸部X線写真
両肺野全体的に過膨張の所見を認める．

同症状を繰り返すことにある．2歳未満では気道が狭く，感染症に罹患しても喘鳴を生じるため診断が難しい．3歳までに1回以上喘鳴を起こすがその後は起こさない一過性早期喘鳴群があるとされており，全体の19.9％を占めるとの報告もある．持続する喘鳴のリスク因子としては，両親の喘息・アレルギーの既往，母親の喫煙，持続性の鼻炎，1歳未満での湿疹，乳児期の頻繁な喘鳴のエピソードとされている．発作時は気管支拡張薬の吸入やステロイド治療を行うが，非発作時にも慢性炎症に対して抗アレルギー薬やステロイド吸入薬を用いて，発作を起こさないための長期管理が重要となる．

5　肺胞

肺胞とは，気管支の最末端分枝に続く，半球状の小さな嚢のことをさす．肺胞上皮細胞により，肺胞内部の空気と毛細血管内の血液との間でガス交換が行われる．

1）肺形成不全

肺形成不全は，肺の全部あるいは一部の発育が

悪く，肺胞数と気道分岐数が減少している状態をいう．先天的なものは，肺血管異常，気管支異常を伴う場合と伴わない場合がある．部分的な低形成では，病巣部の肺容量は小さくなるが，全体の場合は過膨張や部分的無気肺を呈することもある．

2）肺分画症

肺分画症は，肺発育の先天異常で，分画症内の肺組織は気道につながっていないため，分画部位ではガス交換が行われない．非感染時は無症状だが，肺炎を反復しやすい特徴がある．

3）肺炎

肺炎は世界中で小児の罹患率，死亡率の極めて高い疾患である．肺炎の原因のほとんどが微生物であるが，誤嚥，異物，薬物，放射線なども原因となりうる．

(1) ウイルス性肺炎

ウイルス感染が気道に沿って拡大し，気道上皮が直接障害され，その結果，粘膜腫脹，異常な分泌物，細胞破壊により気道閉塞をきたす．年少幼児は気道径が小さいので特に重症になりやすい．無気肺，間質性浮腫などにより低酸素血症をきたす．気道のウイルス感染は正常な宿主防御機構を阻害するため，二次性細菌感染症を起こしやすくなる．

(2) 細菌性肺炎（図 1-34）

気道の細菌が気管でコロニーを形成し，それが肺に侵入することで発症する．菌血症から血流にのって肺に感染を起こすこともある．一般に症状は重篤でショックをきたすことも少なくない．肺

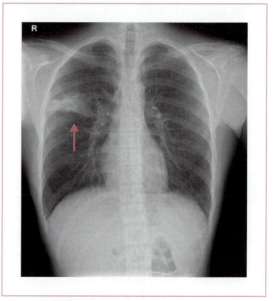

図 1-34　細菌性肺炎の胸部 X 線写真
右上肺野に限局した濃度上昇を認める．

炎球菌やインフルエンザ桿菌が原因になることが多いが，近年ワクチンの普及で頻度は低くなってきている．

(3) マイコプラズマ肺炎

Mycoplasma pneumoniae による肺の炎症．マイコプラズマは気道上皮に付着し，線毛作用を阻害し，粘膜下組織における細胞破壊，炎症反応を引き起こす．1週間程度続く発熱ののち，強い咳嗽を呈することが特徴である．マクロライド系の抗菌薬の治療が行われる．

(4) 特発性間質性肺炎

全肺野の肺胞隔壁を中心として生じるびまん性の非感染性の炎症．当初は咳嗽，息切れなどが主症状であるが，症状が進行すると労作時呼吸困難から慢性呼吸困難を呈するようになる．

10 感染症

A はじめに

感染症とは，細菌やウイルス，真菌や寄生虫といったさまざまな**病原微生物**によって引き起こされる疾患の総称である．軽症で自然に治る風邪から，時に死に至ることもありうる心筋炎や髄膜炎などの重症感染症まで幅広い．特に髄膜炎や脳炎といった中枢神経感染症は，後遺症として難聴や精神発達遅滞などを引き起こすこともある．また，感染症は他の疾患とは異なり，本人のみの問題ではなく周囲にも影響を与えうる（感染が他人に拡大していく可能性がある）という特徴をもつ．特に小児期は免疫機能が未熟であることや，保育園や幼稚園などの集団生活を通して病原体に曝露する機会が多いことなどから感染症にかかりやすい．一方で，感染症の中には**ワクチン**で予防できる疾患が多くあり，そのワクチン接種が行われるのは主に乳幼児期である．これらのことから小児の感染症に対する正しい知識を得ることは重要であるといえる．さらに，**抗菌薬**が効きにくくなったいわゆる耐性菌は世界が注目する話題となっており，抗菌薬の適正使用が求められている．

B 感染経路別対策

微生物がヒトに感染する経路には**空気感染**，**飛沫感染**，**接触感染**の3つの経路がある．入院中やリハビリテーションの際などには，感染を拡大させないよう，**感染経路**を意識した対策をとる必要がある．不十分な対策のもとでは他の患者に感染を広げてしまうリスクがあるため，正しく理解する必要がある．表1-32に感染経路別の主な病原体と，必要な対策についてまとめた．

1 空気感染対策

空気感染とは，感染性をもつ**非常に小さい飛沫核**（5 μm）が長時間空気中を浮遊し，それを吸い

Side Memo 17　耐性菌は世界的な大問題

耐性菌とは，抗菌薬が効きにくくなった菌のことである．抗菌薬を使えば使うほど，耐性菌は増えていくといわれている．ひとたび耐性菌による感染症が引き起こされると，治療に使える抗菌薬の選択肢が少なく，その治療は難渋することが多い．耐性菌は世界的な広がりをみせており，ある試算では2050年には耐性菌が原因の死者は世界中で年間1,000万人を超え，がんによる死者を超えて死亡原因の第1位になってしまう可能性も示唆されている．これに対してWHOが中心となり，世界中で対策をとることが求められている．わが国でも厚生労働省が中心となり薬剤耐性（AMR）対策アクションプランが策定され，実行に移され始めている．このプランでは2020年までに達成すべき目標が設定されており，医療機関ではより厳密な抗菌薬の適正使用が求められている．

表1-32　感染経路別の病原体と対策

	空気感染	飛沫感染	接触感染
病原体	結核菌，麻疹ウイルス，水痘ウイルス	インフルエンザウイルス，マイコプラズマ，百日咳菌，多くの風邪ウイルスなど多数	ロタウイルス，ノロウイルス，RSウイルス，MRSA，ESBL，クロストリディオイデス・ディフィシルなど多数
対策法	陰圧個室隔離 N95マスク（当該疾患に対する免疫がない場合）	サージカルマスク，患者に対する咳エチケットの指導	手袋，ガウン 診察前後での手洗い

込むことで感染が成立する感染経路である．そのため，患者と同じ空間を共有している場合，ある程度距離があっても感染が成立してしまう可能性がある．この感染経路が問題になる病原体は**結核菌，水痘ウイルス，麻疹（はしか）ウイルス**である．これらの患者が病棟に入院する場合は，陰圧個室という，病室内の空気が外に漏れない部屋に入院する必要がある．またその病原体に免疫力のない医療従事者が，患者に接触する際には，感染予防のために，N95 マスクという微粒子の除去率が高いマスクを着用する必要がある．医療従事者はあらかじめ水痘，麻疹の予防接種を行い，十分な抗体を獲得しておく必要がある．水痘，麻疹についてはあらかじめ十分な抗体価を獲得していることがわかっていれば，その患者診察時に特別な対応は必要ない．一方で，結核に関しては予防接種（BCG）では十分な感染防御効果はないため，排菌している結核患者の診察時には常に N95 マスクの着用が必要である．

2 飛沫感染対策

飛沫感染とは，患者の咳，くしゃみ，会話などで発生したしぶきを吸引することで感染が成立する感染経路である．空気感染と異なり，その飛沫は **5 μm 以上の大きさ**があるため，長距離を浮遊することはなく，原則的には患者 1〜2 m 以内の曝露により感染が成立する．飛沫感染する病原体は多くあり，代表的な例としては多くの**風邪ウイルス，インフルエンザウイルス，マイコプラズマ，ムンプスウイルス（流行性耳下腺炎），風疹ウイルス**などである．これらの患者の診察を行う場合には，感染予防のために医療従事者は**サージカルマスク**を着用する．また，患者に対する**咳エチケットの指導**も重要である．

3 接触感染対策

接触感染とは，患者に直接触れる，もしくはその周辺環境に触れることで間接的に病原体が伝播し，感染が成立するものである．接触感染を起こす代表的な病原体は**ノロウイルス，ロタウイルスなどの胃腸炎関連ウイルス，RS ウイルス，MRSA や ESBL** などの多くの**耐性菌**，偽膜性腸炎の原因となる**クロマトリディオイデス（クロストリジウム）・ディフィシル**などである．感染防止のためには，患者診察時には手袋，ガウンを着用すること，患者の診察前後でしっかりと手洗いをすることが重要である．また，患者に使用した物品の適切な消毒も必要となる．また，ノロウイルスやクロマトリディオイデス（クロストリジウム）・ディフィシルは医療現場でよく用いられているアルコール性速乾性手指消毒剤の効果が乏しいため，これらの病原体に感染している患者の診察後には流水と石鹸での手洗いをすることが重要である．

4 標準予防策

いままで述べてきた感染対策は，特定の病原体が検出されている，もしくはその症状から，その病原体の感染が疑われている場合にとるべき感染対策である．それとは別にすべての患者に対して施行されるべき対策が**標準予防策**である．これは，すべての患者で，汗以外の体液（血液，唾液，排泄物など）および粘膜は感染の危険性があるものとして取り扱うという考え方に基づく対応である．この対応の中心となるのは手指衛生と適切な個人防護具の使用である．すべての患者の診察前後には速乾性アルコール製剤もしくは流水と石鹸での手洗いを行うこと，汗以外の体液もしくは粘膜面に曝露する可能性があるときには，状況に応じて手袋，マスク，ガウンを着用することが必要である．

C 学校感染症

　学校は児童が集団生活を行う場であるため，そこでの感染症は拡大しやすく，大きな影響を起こしうる．そのため教育の場としてふさわしい，安全な環境を維持するために，特定の疾患・病原体に対する対応が学校保健安全法に規定されている．これに基づき，校長は児童の出席を停止させることができる．学校感染症は第一種から第三種までに分類される．第一種感染症は，**感染症予防法**の1類または2類に分類される感染症で，エボラ出血熱や鳥インフルエンザなど，現在の日本では極めて稀で，非常に重篤な感染症である．第二種はインフルエンザ，百日咳など飛沫感染で感染が広がり，学校生活でその感染が容易に拡大する可能性がある感染症である．第三種は溶連菌感染症や手足口病など，学校教育活動を通じ，学校において流行を拡大させる可能性のあるものとされている（表1-33）．これらの感染症はとびひ（伝染性膿痂疹）や水いぼ（伝染性軟属腫）などの一部を除いて**出席停止**の期間が定められている．

D 予防接種

　ワクチンで防ぐことができる病気を，Vaccine Preventable Diseaseの頭文字をとって**VPD**という．麻疹（はしか），風疹，水痘，肺炎球菌感染症，インフルエンザ桿菌type B（ヒブ）感染症，B型肝炎など多くの感染症がVPDであり，予防接種に関する適切な知識を得ることは医療従事者として重要である．以前は，日本の予防接種は諸外国に比べて遅れており，いわゆる**ワクチンギャップ**が問題とされていた．しかし近年，国内で定期接種として接種可能なワクチンは急速に増加し，そのギャップはほぼ埋まりつつある．さらに水痘やB型肝炎が定期接種に加わったのは記憶に新しいところである．その一方で，乳幼児期に接種すべきワクチンは増え，その接種スケジュールは複雑になっており，早いうちにかかりつけ医で予防接種のプランについて相談し，接種を進めていく必要がある．具体的な接種スケジュールについては日本小児科学会のホームページや，国立感染症研究所のホームページ上にその詳細が記載されているので参考にしていただきたい．また，医療従事者は，病院で働くというその特性上，VPDに曝露する機会が多い．医療従事者がVPDを発症すると，患者や他の医療スタッフに感染を拡大させる可能性がある．そのために医療従事者は入職前に適切な予防接種を行う，もしくは十分な抗体価をもっていることを確認する必要がある．医療従事者に求められる予防接種や抗体価の基準については，日本環境感染学会が「医療関係者のためのワクチンガイドライン第2版」を公開しており，これを参考にしている医療施設が多い．このガイドラインでは医療従事者に必要な予防接種として，B型肝炎，麻疹，風疹，水痘，流行性耳下腺炎（おたふく風邪），インフルエンザが示され，推奨される抗体価について説明している．表1-34にこのガイドラインで推奨されている医療従事者が獲得すべき抗体価についてまとめた．また，本ガイドラインには過去の予防接種の記録の有無や，その時点での抗体価ごとの追加接種の必要性を判断するためのフローチャートも載っているので，参考にしていただきたい．

E 疾患各論

　以下，言語聴覚士になるにあたって特に重要と思われる疾患の各論について述べる．

表1-33 学校感染症と出席停止の基準

分類	疾患名, 病原体	出席停止基準
第一種	エボラ出血熱, クリミアコンゴ出血熱, 南米出血熱, ペスト, マールブルグ病, ラッサ熱, 急性灰白髄炎(ポリオ), ジフテリア, 重症急性呼吸器症候群(SARS), 中東呼吸器症候群(MERS), 鳥インフルエンザ(H5N1)	完全に治癒するまで
第二種*	インフルエンザ(鳥インフルエンザを除く)	発症後5日, かつ, 解熱後2日(幼児3日)が経過するまで
	百日咳	特有の咳が消失するまで, または5日間の適正な抗菌薬による治療が終了するまで
	麻疹(はしか)	発疹を伴う発熱が解熱したあと3日を経過するまで
	流行性耳下腺炎(おたふく風邪)	耳下腺, 顎下腺または舌下腺の腫脹が発現した後5日を経過し, かつ, 全身状態が良好となるまで
	風疹	発疹が消失するまで
	水痘(みずぼうそう)	すべての発疹がかさぶたになるまで
	咽頭結膜熱	主要症状が消失した後2日を経過するまで
	結核	症状により学校医その他の医師において感染のおそれがないと認められるまで
	髄膜炎菌性髄膜炎	症状により学校医その他の医師において感染のおそれがないと認められるまで
第三種	コレラ, 細菌性赤痢, 腸管出血性大腸菌感染症, 腸チフス, パラチフス, 流行性角結膜炎, 急性出血性結膜炎	症状により学校医その他の医師において感染のおそれがないと認めるまで
第三種(その他の感染症)**	溶連菌感染症	適切な抗菌薬による治療開始後24時間以降は登校可能
	ウイルス性肝炎	A型:肝機能が正常になったものは登校可能, B型・C型:急性肝炎の急性期でない限り登校可能
	手足口病	発熱がなく, 口腔内の水疱・潰瘍の影響がなく普段の食事がとれる場合は登校可能
	ヘルパンギーナ	本人の全身状態が安定している場合は登校可能
	伝染性紅斑	発疹のみで全身状態が良ければ登校可能
	感染性胃腸炎(ロタウイルス, ノロウイルス)	下痢・嘔吐症状が消失した後, 全身状態のよいものは登校可能
	マイコプラズマ感染症	発熱や激しい咳が治まり, 全身状態の良いものは登校可能
	アタマジラミ	適切な治療を行えば登校に制限はない
	伝染性軟属腫(水いぼ)	制限はないが, 浸出液が出ている場合は被覆する(多発の発疹のあるものについては, プールでのタオルや浮き輪の共用を避ける)
	伝染性膿痂疹(とびひ)	制限はない(治るまではプールや水泳は控える)

*第二種感染症の出席停止については, 結核を除き「感染症ごとに定めた出席停止の期間の基準の通り. ただし, 病状により学校医そのほかの医師において感染のおそれがないと認めた時にはこの限りではない」とされている.
**必要があれば校長が学校医の意見を聞き, 第三種の感染症としての措置をとることができる疾患. 多数あるため, 代表的なものを記載.
〔学校, 幼稚園, 保育所において予防すべき感染症の解説(日本小児科学会 予防接種・感染症対策委員会)2018年7月改訂版をもとに作成〕

表 1-34 医療関係者のためのワクチンガイドラインによる医療従事者が獲得すべき抗体価

疾患名	抗体価陰性	抗体価陽性（基準を満たさない）	抗体価陽性（基準を満たす）	備考
B型肝炎	設定なし		HBs抗体価 10 mIU/mL	0, 1, 6か月での3回接種を1シリーズとする．1シリーズ終了後1～2か月でのHBs抗体価を測定する．基準に満たない場合はもう1シリーズの追加接種を考慮する
麻疹	EIA法(IgG)：陰性 あるいはPA法：<1:16 あるいは中和法：<1:4	EIA法(IgG)：(±)～16 あるいはPA法：1:16, 32, 64, 128 あるいは中和法：1:4	EIA法(IgG)：16以上 あるいはPA法：1:256以上 あるいは中和法：1:8以上	
風疹	HI法：<1:8 あるいはEIA法(IgG)：陰性	HI法：1:8, 16 あるいはEIA法(IgG)：(±)～8	HI法：1:32以上 あるいはEIA法(IgG)：8以上	
水痘	EIA法(IgG)：<2.0 あるいはIAHA法：<1:2 あるいは中和法：<1:2	EIA法(IgG)：2.0～4.0 あるいはIAHA法：1:2 あるいは中和法：1:2	EIA法(IgG)：4.0以上 あるいはIAHA法：1:4以上 あるいは中和法：1:4以上 あるいは水痘抗原皮内テストで陽性（5 mm以上）	
流行性耳下腺炎	EIA法(IgG)：陰性	EIA法(IgG)：(±)	EIA法(IgG)：陽性	
インフルエンザ	設定なし			インフルエンザHAワクチン 0.5 mLを年1回接種する

Side Memo 18　妊娠中の生肉摂取は要注意！

　TORCH症候群のTはToxoplasma（トキソプラズマ）である．トキソプラズマは原虫に分類される微生物で，猫を終宿主とする原虫である．猫以外の哺乳類，鳥類にも感染可能で，終宿主である猫以外の動物では筋肉や肝臓などの臓器内に存在する．そのためヒトへの感染経路としては猫の便そのものや，それで汚染された土壌，水などからの感染に加えて，生肉，生レバー，加熱が不十分な食肉の摂取が感染の原因となる．いわゆる生肉だけでなく，生ハムや，中心部が赤いローストビーフ，生焼けの肉なども感染源になる可能性がある．先天性トキソプラズマ症は，精神発達遅滞，網膜炎，難聴などの原因となり，その治療薬は日本では未承認のため，個人輸入に頼らざるを得ず，治療期間も年単位にわたる．妊娠中は猫の世話や土いじりをした後はしっかりと手を洗う，肉はよく火を通して食べる，生肉や生レバーは食べないなどに気をつけていただきたい．

表1-35 先天性感染症の原因となる病原体

T	<u>T</u>oxoplasma（トキソプラズマ）
O	<u>O</u>thers（梅毒，パルボウイルスなどのその他の病原体）
R	<u>R</u>ubella（風疹）
C	<u>C</u>ytomegalovirus（サイトメガロウイルス）
H	<u>H</u>erpes（単純ヘルペスウイルス）

表1-36 細菌性髄膜炎の主な原因菌

新生児期	B群溶連菌(GBS) 大腸菌 リステリア
新生児期以降	肺炎球菌 (髄膜炎菌)* (インフルエンザ桿菌B型)**

*欧米に多く，日本では少ない．
**ヒブワクチンの普及後激減した．

1 先天性感染症

先天性感染症は，その名の通り，妊娠中に母体内の胎児に感染が起こったものである（一部，分娩時に経産道的に感染したものも含まれる）．代表的な先天性感染症の病原体の頭文字をとって**TORCH症候群**（→60頁参照）といわれることもある（表1-35）．その症状は病原体の種類によってさまざまだが，精神発達遅滞，難聴，網膜炎などをきたすことが多く，この疾患の患者に言語聴覚士としてかかわる可能性がある．代表的な症状，合併症としては先天性サイトメガロウイルス，トキソプラズマ感染症の脈絡網膜炎，脳内石灰化，難聴，先天性風疹症候群の白内障，動脈管開存症，先天性パルボウイルス感染症の胎児水腫などが重要である．TORCH症候群のなかで，**風疹**は予防接種で防ぐことができる感染症である．妊娠中には生ワクチンである風疹ワクチンの接種はできないため，妊娠前に十分な風疹の抗体価を獲得しておくことが重要である．また男性も感染源になりうるため，ワクチン未接種の年代の男性も積極的に接種しておくべきである．

2 中枢神経感染症

1) 髄膜炎

細菌，ウイルスなどが脳を包む膜である髄膜に炎症を起こしたものを髄膜炎という．細菌が原因であれば**細菌性髄膜炎**，ウイルスが原因であれば**ウイルス性髄膜炎**，または**無菌性髄膜炎**という．一般的には細菌性髄膜炎のほうが重症で，抗菌薬により適切な治療を行ったとしても後遺症が残ったり，時に死亡してしまうこともある．細菌性髄膜炎の原因菌は年齢によって異なる（表1-36）．新生児期では**B群溶連菌(GBS)**や**大腸菌**が多く，**リステリア**も重要な原因菌である．新生児期を越えると**肺炎球菌**が最も重要な原因菌であり，以前は重要な原因菌であったインフルエンザ桿菌B型（Hib：ヒブ）は，ワクチンの普及によりほとんどみることはなくなった．また日本では少ないが，髄膜炎菌も細菌性髄膜炎の原因となることがあり，時に集団発生することもある．細菌性髄膜炎を疑った場合は迅速に抗菌薬を投与しなければならず，多くの場合は集中治療管理が必要となる．後遺症としては難聴の頻度が高く，精神発達遅滞，てんかんなども起こりうる．ウイルス性髄膜炎の原因としてはエコーウイルスやコクサッキーウイルスなどの**エンテロウイルス属**が多い．ムンプスウイルスなど，他のウイルスも原因となりうる．特異的な治療はなく，補液などの対症療法のみで後遺症なく回復することが多い．

2) 脳炎，脳症

脳実質に病原体が浸潤し，直接炎症を起こしているものを脳炎，病原体が脳実質には浸潤していないものの，中枢神経系に異常をきたすものを脳症とすることが多いが，臨床的には両者を区別することは困難なことも多い．主に新生児期に問題となる単純ヘルペスウイルスによる**ヘルペス脳炎**

表1-37 麻疹，風疹，水痘，流行性耳下腺炎の特徴

	麻疹	風疹	水痘	流行性耳下腺炎
代表的な症状	発熱（典型的には2峰性），咳，癒合傾向のある発疹，目の充血，眼脂，頬粘膜のコプリック斑など	顔から始まり全身に広がる発疹，耳介後部リンパ節腫脹，微熱	全身に広がる丘疹，水疱，痂皮が混在する発疹．頭皮内にもあることが多い．微熱	耳下腺の腫脹，圧痛．時に顎下腺が腫れることもある
潜伏期間	7〜21日（典型的には8〜12日）	14〜21日（典型的には16〜18日）	10〜21日（典型的には14〜16日）	12〜25日（典型的には16〜18日）
病院での感染対策	発疹が出てから4日間は空気感染予防	発疹が出てから7日間は飛沫感染予防	すべての発疹が痂皮化するまで空気，接触感染予防	耳下腺腫脹から5日間は飛沫感染予防
代表的な合併症	肺炎，中耳炎，脳炎	脳炎，関節炎，血小板減少	皮膚の細菌感染，肺炎，小脳失調，脳炎	髄膜炎，精巣炎，卵巣炎，膵炎，難聴
学校保健法での出席停止期間	解熱後3日まで	発疹が消失するまで	すべての発疹が痂皮化するまで	耳下腺の腫脹が出現した後5日経過し，全身状態が良好となるまで

は極めて重症で，神経学的予後も悪いため，それが疑われる場合は早期に**アシクロビル**という抗ウイルス薬による治療を開始する必要がある．脳症としては**インフルエンザウイルス**，**ヒトヘルペスウイルス6型**（突発性発疹症の原因ウイルス），**マイコプラズマ**などによるものが有名である．また免疫不全症（免疫抑制剤の内服を含む）の患者では，上記以外にさまざまな病原体が脳症の原因となるため，注意が必要である．

3 その他の重要な感染症

日常診療でみる機会が多く，また**ワクチン**で防げるという意味でも重要な**麻疹，風疹，水痘，流行性耳下腺炎**（おたふく風邪またはムンプス）について表1-37にまとめた．上記のうち，麻疹，風疹，水痘の予防接種は定期接種に含まれているが，流行性耳下腺炎はいまだ任意接種のままであるが，罹患すると無菌性髄膜炎や，膵炎，精巣炎，卵巣炎，難聴などを引き起こすことがあり，時に後遺症も残すため，やはりワクチンでの予防が重要である．

消化器疾患

消化に携わる臓器の総称が消化器である．消化器は，消化管（口腔，食道，胃，十二指腸，小腸，大腸，肛門）と付属臓器（肝臓，胆嚢，膵臓など）からなる．消化器の機能は①食物の運搬，②消化液の分泌，③消化液による消化，④水分や栄養の吸収，⑤細菌やウイルスに対するバリア機能，である．これらが十分に機能することにより生体バランスが維持されている．

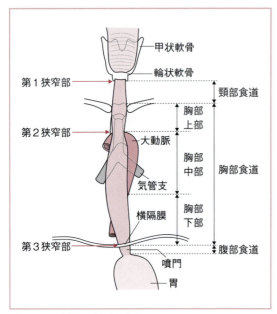

図 1-35　食道の位置と名称

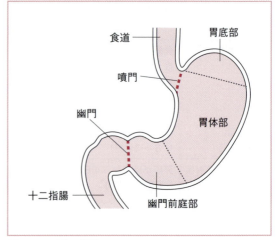

図 1-36　胃の構造

A 消化器の正常な機能

1 口腔

　口腔は咀嚼，口腔・舌の動き，唾液の分泌により，食物を嚥下ができる適度な軟らかさと形の食塊にして，嚥下運動により食道へと送り込む役割を担う．唾液は唾液腺（耳下腺，顎下腺，舌下腺）から分泌され，1日で分泌される量は1歳児で50〜150 mL，学童で200〜500 mL，成人では1〜2 L である．

2 食道（図 1-35）

　食道は食物を咽頭から胃まで送り込む役割を担う．食道の長さは新生児で約 10 cm，成人で約 25 cm である．生理的に3つの狭窄部（食道入口部，気管交差部，噴門上）がある．上部食道は横紋筋が分布しており随意運動が可能である．中部から下部食道は平滑筋で構成されており，迷走神経からの副交感神経線維の支配を受けて蠕動運動により不随意的に食物を胃へと送り込む．食道の入口には上部食道括約筋（upper esophageal sphincter；UES）として輪状咽頭筋，出口には下部食道括約筋（lower esophageal sphincter；LES）として平滑筋層があり，食物が通過するときのみ弛緩して食物が通過するよう，迷走神経により不随意的に調整されている．食道の感覚は圧感覚が主であり，口腔内に比べて温痛覚の分布は少ない（喉元過ぎれば熱さを忘れる）．

3 胃（図 1-36）

　胃の主な働きは，食べた物を貯留させること，腸で消化・吸収できる状態にまで消化すること，腸の状態に合わせて適度なスピードで食物を十二指腸に送り出すことである．胃の容量は新生児期では30〜60 mL と小さいが，生後急速に増加し3歳で200〜400 mL，学童で500〜1,000 mL，成人で1,000〜1,500 mL となる．胃底部・胃体部の壁細胞から胃酸，主細胞から蛋白分解酵素であるペプシンのもととなるペプシノーゲンが分泌され消化を行い，幽門部のG細胞からガストリンという消化管ペプチドが分泌され胃蠕動を促進させる．すべての胃分泌液の総称が胃液で，成人では

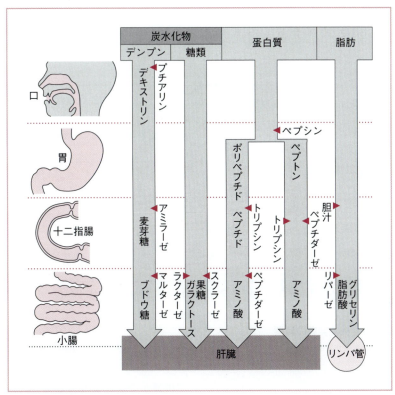

図 1-37　消化酵素

1日約2L分泌される．

4　十二指腸・小腸・大腸（図 1-37）

十二指腸は約25 cmで，胆管・膵管が開口しており胆汁・膵液を分泌する．小腸は消化管の中で消化と吸収を行う最も重要な部位である．小腸の長さは新生児で1.5～2 m，成人で4 mである．胃で一部消化された食物は，腸内で腸液，胆汁，膵液が混ざって消化され，小腸粘膜の表面を覆う無数の絨毛から吸収される．大腸の主な機能は水分の吸収で，消化・吸収された食物残渣から水分を吸収して便として肛門から排泄させる．

5　摂食・嚥下機能（図 1-38）

小児の摂食機能は，新生児期の反射飲み（哺乳反射による嚥下）から始まり，随意的な嚥下，咀嚼・嚥下へと発達していく．そして，運動の発達（座位，立位，歩行）や手の発達（物をつかむ，口にもっていく，道具を使う）と並行して発達する．

詳細は1-2「小児の発達・成長」（→ 3頁）を参照．

6　排便

生後48時間以内に暗緑色の胎便を排泄し，哺乳開始後は緑茶色の移行便となり，4～5日ごろから黄色顆粒便がみられるようになる．便色は母乳栄養児では明るい黄色であることが多いが個人差が大きい．血便や灰白色（便色カードの1番から3番まで）は異常である．便回数は1日1回から7回まで個人差が大きい．母乳栄養児は便回数が多い傾向があるが，母乳は消化吸収がよいため数日に1回しか排便しない母乳栄養児もいる．離乳食が進むと便性は有形に近づき，幼児になると排便は平均1日1～3回となる．排便自立（トイレ

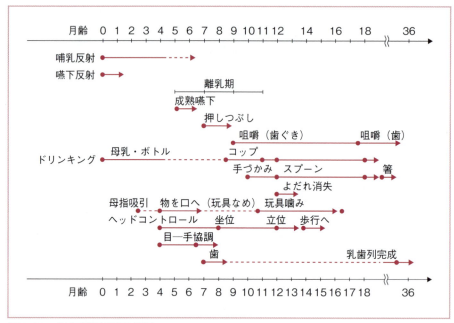

図1-38 摂食機能発達の概要
〔向井美恵：正常摂食機能の発達．金子芳洋（編）：食べる機能の障害．医歯薬出版，1987より〕

> **Side Memo 19 便色カード**
>
> 胆道閉鎖症の早期発見のために開発されたカード．便色を1番から7番までカラー写真で示したもので，現在は母子手帳にも添付されている．保護者にカードを見せ，乳児の便色を番号で尋ねる．1～3番を異常（白色）と判断する．
>
>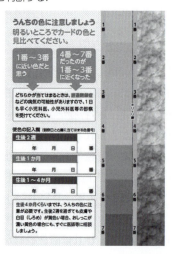
>
> 〔松井陽，他：胆道閉鎖症早期発見のための便色カード活用マニュアル（平成23年度厚生労働科学研究費補助金），2012より〕

で排便ができるようになる）は3～4歳で70％，5歳以降で90％以上である．

B 消化器疾患の主要な症候

1 腹痛

小児では腹痛はよくある症候である．乳児は腹痛を訴えることができないが，不機嫌や啼泣により苦痛を訴える．腹痛は年齢により，また急性（表1-38）か慢性・反復性（表1-39）かにより考える疾患が異なる．腹痛の原因として，消化器疾患以外の疾患が含まれることにも留意が必要である．

2 嘔吐

嘔吐は多彩な疾患の初期症状であることが多い．嘔吐の原因は，消化管の機能的障害，消化管

表1-38 急性腹痛の原因疾患

乳幼児 (2歳未満)	幼児〜学童 (2〜11歳)	思春期 (12歳〜)
腸重積 胃腸炎 便秘症 ヘルニア嵌頓 腸閉塞・腸捻転 胃食道逆流症 尿路感染症 肺炎 腹膜炎 外傷	虫垂炎 胃腸炎 便秘症 IgA血管炎 消化性潰瘍 尿路感染症 腹膜炎 精巣捻転 膵炎 外傷	虫垂炎 胃腸炎 便秘症 IgA血管炎 消化性潰瘍 肝炎・胆管炎 膵炎 尿路感染症 卵巣捻転 精巣捻転 子宮外妊娠 外傷

表1-39 慢性・反復性腹痛の原因疾患

乳幼児 (2歳未満)	幼児〜学童 (2〜11歳)	思春期 (12歳〜)
コリック ミルクアレルギー 便秘症 食道炎 尿路感染症・水腎症	便秘症 機能性腹痛 胃食道逆流症 消化性潰瘍 水腎症 胆道拡張症 腹部腫瘍・腫瘤	過敏性腸症候群 便秘症 機能性腹痛 消化性潰瘍 月経困難 卵巣嚢腫 炎症性腸疾患 膠原病 糖尿病

表1-40 嘔吐の原因疾患

消化管の 機能的障害	消化管の閉塞	消化器以外の 原因
急性胃腸炎 胃食道逆流症 消化性潰瘍 虫垂炎 胆管炎・膵炎 便秘症	腸重積症 食道閉鎖症 肥厚性幽門狭窄症 腸回転異常症 腸捻転 ヘルニア嵌頓 ヒルシュスプルング病 鎖肛	髄膜炎 脳腫瘍・脳出血 心筋炎 アレルギー 尿毒症 代謝異常症 薬物

表1-41 下痢・血便の原因疾患

急性下痢	慢性下痢	血便
ウイルス性胃腸炎 細菌性腸炎 全身感染症 抗菌薬関連	消化管アレルギー 乳糖不耐症 過敏性腸症候群 炎症性腸疾患 短腸症候群 肝・膵疾患 免疫不全	細菌性腸炎 消化管アレルギー 裂肛 腸重積 腸捻転 IgA血管炎 腸管ポリープ メッケル憩室 炎症性腸疾患

の閉塞，消化器以外の原因に分けられる（表1-40）．嘔吐物の性状と随伴症状が重要である．胆汁性嘔吐（緑色嘔吐）は消化管閉塞を示唆するため原因検索が必要である．乳児では胃食道逆流症に伴う嘔吐，幼児期以降は急性胃腸炎に伴う嘔吐の頻度が高いが，嘔吐の原因には診断の遅れが重篤な結果につながる消化管（腸重積や腸捻転など）・消化管外（髄膜炎や心筋炎など）の多くの疾患が含まれていることに留意が必要である．

3 下痢・血便（表1-41）

下痢は水分を多く含んだ便が排泄される状態で，一般に成人では1日に200 mL以上，小児では10 mL/kg以上の排便がみられる状態をいう．

下痢は原因により感染性と非感染性に，下痢の持続期間から急性と慢性に分けられる．多くは腸管感染症に伴う急性下痢である．血便は便に血液成分が混じた状態である．便性の異常を見た場合，全身状態，脱水の程度，発熱・腹痛・嘔吐などの随伴症状の有無から緊急度を判断し，原因検索を進める．

C 消化器疾患

1 口腔疾患

1）先天性疾患・解剖学的異常

(1) 口唇裂・口蓋裂

先天的に上口唇に披裂があるものを**口唇裂**，口

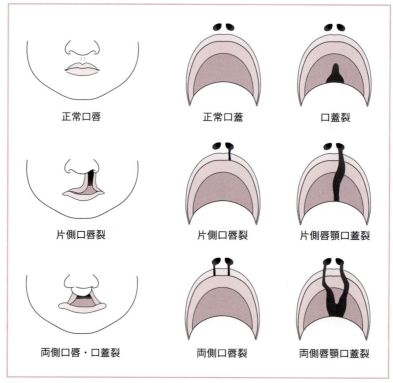

図 1-39　口唇裂・口蓋裂

蓋に披裂があるものを**口蓋裂**，歯ぐきに披裂があるものを顎裂という（図 1-39）．口蓋裂のうち口蓋垂〜粘膜部分のみに披裂があるものを軟口蓋裂，外見上は披裂がないように見えるが粘膜下の筋肉・結合組織に披裂があるものを粘膜下口蓋裂という．先天性消化器疾患では最も頻度が高く，500 人に 1 人程度である．他の先天異常に合併することが多く，口唇・口蓋裂全体の 5〜15％に合併奇形がある．

症状：整容的問題，哺乳障害・摂食障害，構音障害が問題となる．中耳炎も高率に合併し，聴力にも影響しうる．口唇・口蓋裂を合併しやすい症候群として，22q11.2 欠失症候群，ピエール・ロバン症候群，第 1 第 2 鰓弓症候群，CHARGE 症候群などがある．

診断：視診で診断する．最近は超音波で胎児診断されることも多い．

治療：小児科，形成外科，歯科，矯正歯科，耳鼻咽喉科，言語聴覚士，臨床心理士，ソーシャルワーカーなどの多職種によるチーム医療が行われている（図 1-40）．乳児期に口唇形成を行い，哺乳しやすいように口蓋裂用乳首を使用したり口蓋裂をカバーする口蓋床を調整したりする．1 歳台を目安に成長・発達の状況に応じて口蓋裂に対して口蓋形成術を行う．

予後：口唇・口蓋裂の形態や，合併奇形の有無により異なる．口蓋形成術後も摂食障害や構音障害が残存しうることに留意が必要である．

2　食道疾患

1）先天性疾患・解剖学的異常

（1）先天性食道閉鎖

先天的に食道が閉鎖している食道の解剖学的異常である．胎生 4〜6 週に食道原基と気管原基が

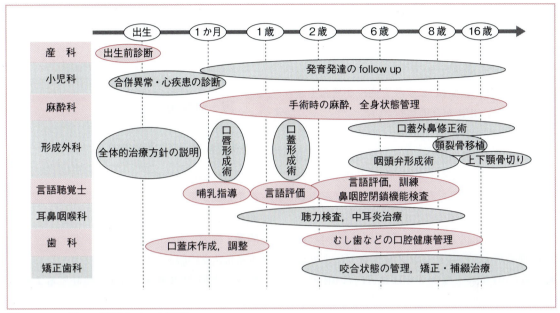

図 1-40 口唇・口蓋裂のチーム医療
〔国立成育医療研究センターホームページ（https://www.ncchd.go.jp/hospital/sickness/children/cleft-lip-and-palate.html）より〕

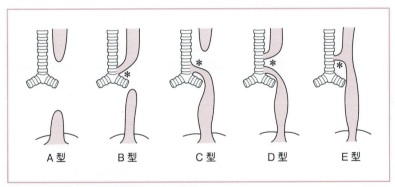

図 1-41 先天性食道閉鎖の Gross 分類
＊気管食道瘻

分離する際の不分離により発症する．不分離の形態により病型が分類（Gross 分類）され（図 1-41），多くは Gross C 型である．心疾患を含めた合併奇形が高率にみられる．

症状：生後から泡沫状の唾液の嘔吐，肺炎（胃酸が気管内に流入する），腹部膨満（気管食道瘻から吸い込んだ空気が胃内に流入する）などがみられる．

診断：X 線透視で胃管が挿入できず反転する所見を確認する．

治療：早期に外科的治療を行う．

予後：術後も食道の狭窄による嚥下障害が残存したり，慢性気管支炎を合併したりすることがあり，フォローアップが必要である．

2）後天性疾患

(1) 胃食道逆流症
（gastroesophageal reflux disease；GERD）

胃内容物が食道内に逆流する胃食道逆流〔gastroesophageal reflux（GER）〕により不快な症

状や合併症を伴うものを**胃食道逆流症**(GERD)という．

病因・病態：GERの主因は一過性の下部食道括約筋(LES)の弛緩である．基礎疾患(例えば脳性麻痺児の強い筋緊張)により胃内圧が異常をきたす場合にもGERが合併しやすい．

症状：反復する嘔吐，胸やけ，腹痛を伴う．乳児の場合，特に生後6か月までは生理的な胃食道逆流がみられ嘔吐しやすいが，通常2歳までに軽快する．基礎疾患がある場合，しばしば年齢とともにGERDが悪化する．

診断：臨床症状で疑い，上部消化管造影検査，24時間食道pHモニタリング検査などにより診断する．pHモニタリングでは食道内にpHセンサを留置し，全測定時間のうちpHが4以下となる時間の割合を評価する．

治療：体位調整，ミルクにとろみをつける，薬剤治療(プロトンポンプ阻害薬など)，外科的治療(逆流防止術)がある．年齢や基礎疾患の有無，胃食道逆流症の重症度により治療法を検討する．

予後：基礎疾患がない乳児のGERDの多くは自然軽快する．

(2) 食道異物

異物を飲み込み食道内に停滞した状態である．異物は生理的食道狭窄部に停滞することが多い．好発年齢は6か月～3歳．原因異物はコイン，ボタン電池，玩具が多い．

症状：不快感による不機嫌・啼泣，嘔吐，流涎，嚥下困難・呼吸困難などの症状がみられる．遊んでいた乳幼児が急な流涎や呼吸困難をきたした場合，異物誤飲を疑い病歴聴取することが重要である．

診断：X線不透過異物の場合，X線検査により異物の場所が特定できる．

治療：ボタン電池(特にリチウム電池は粘膜損傷が強く危険度が高い)，大きい異物，鋭利な異物の場合，摘出が必要となる．先端に磁石がついたカテーテルで摘出できる場合もあるが，摘出が困難な場合は，全身麻酔下での摘出が必要となる

ことが多い．食道異物は事故予防が重要である．ボタン電池や誤飲の可能性がある玩具を子どもの手の届くところに置いておいてはいけない．

3　胃・腸疾患

1) 先天性疾患・解剖学的異常

(1) 肥厚性幽門狭窄症

新生児期から乳児期早期に幽門の筋層が肥厚して通過障害をきたす疾患である．

病態・病因：遺伝的要因，新生児期のマクロライド系抗菌薬内服との関連が指摘されている．

症状：生後2～3週間ごろから嘔吐するようになり，次第にミルクを「噴水様」に嘔吐するようになるのが典型的な経過である．

診断：超音波で幽門筋層の肥厚を確認することにより診断できる．

治療：肥厚した幽門筋層を切開する外科治療(ラムステッド手術)が行われる．最近では腹腔鏡下手術が行われることが多い．内科的にアトロピン療法を行うこともあるが治療効果は一定しない．

予後：治療後の予後は良好である．

(2) 先天性横隔膜ヘルニア
(congenital diaphragmatic hernia；CDH)

先天的に横隔膜の裂孔を通じて腹腔内臓器が胸腔内や縦隔内に脱出する疾患である(図1-42)．左横隔膜背側のボホダレク(Bochdalek)孔から胸腔内に腸管が脱出する場合が高い．胎児期に胸腔内に腸管が脱出するため，肺の成長が阻害される．脱出の程度が多いほど肺低形成が高度となり，肺高血圧を伴う．30％に心疾患やその他の合併奇形を伴う．

症状：生後啼泣を開始し腸管内にガスが分布するに伴い，急激に呼吸循環状態が不安定となる．

診断：胎児超音波で出生前診断されることが増えている．胸部X線，胸腹部CTで確定診断される．

治療：出生前診断し，先進医療機関で周産期・

新生児期の呼吸循環管理を行うことが望ましい．生後可及的速やかに気管内挿管による呼吸管理を開始し，呼吸循環状態が安定したら早期にヘルニア根治術を行う．

予後：新生児管理の改善により80％が生存退院するが，重症例では術後も呼吸管理や酸素療法を必要とする．30～50％で感音性難聴または伝音性難聴を合併するため，定期的に聴力検査を行うことが重要である．

(3) 腸回転異常症

胎児期に，腸が胎児の腹腔内で回転をしながら正常の小腸・大腸の位置に配置される過程の異常（回転が不十分であることが多い）により，腹腔内で小腸・大腸の位置異常が起こる(図 1-43)．

症状：小腸・大腸の位置異常により腸が捻れて腸閉塞となり胆汁様嘔吐をきたす．他の内臓奇形を伴うことも多い．

診断：超音波により腸管の捻れや腸間膜動静脈の位置異常を確認し，消化管透視造影検査で小腸・大腸の走行異常を確認して診断する．

治療：腸捻転を生じている場合，緊急的に捻転を解除する必要がある．腸が捻転を起こさないよう腹腔内に固定する手術を行う．

予後：腸捻転により広範囲の腸管壊死を合併すると予後が不良となる．

(4) 鎖肛(直腸肛門異常)

直腸肛門の先天的な形成異常である．胎生期に総排泄腔から尿路・生殖器・直腸肛門が分化する過程の異常が推察されている．直腸が盲端に終わる場合，外陰部に瘻孔を認める場合，膀胱や腟に異常開口する場合など病型は多様である．合併奇形を伴うことも多い．直腸盲端と骨盤底筋群(排

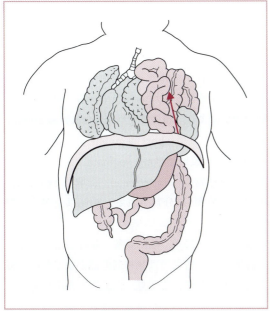

図 1-42　先天性横隔膜ヘルニア
左横隔膜を越えて腹腔内臓器(小腸・大腸・脾臓)が胸腔内に脱出している．

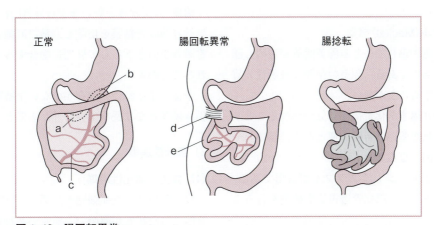

図 1-43　腸回転異常
正常の腸回転の場合，(a)十二指腸の水平脚は体の右から左へと正中を越え，(b)上行脚はトライツ靱帯で幽門と同レベルに固定されている．小腸・上行結腸・横行結腸の 2/3(影の部分)は(c)上腸間膜動脈により血流が供給される．腸回転異常があるとラッド靱帯(d)に挟まれて十二指腸と腸間膜(e)が配置されるため，この場所で容易に腸捻転を生じる．

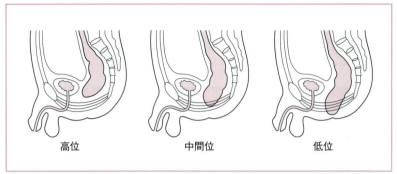

図 1-44　鎖肛の分類

便や排尿に関与する)の位置関係により，骨盤低筋群を通過し肛門外括約筋まで届かなかった「低位鎖肛」，骨盤低筋群で止まっている「中間位鎖肛」，骨盤低筋群の上で止まっている「高位鎖肛」に分類する(図1-44)．

症状：解剖学的異常により排便障害をきたす．

診断：肛門が閉鎖していることで診断される．X線，超音波，骨盤部MRIなど詳細な画像検査を行う．

治療：外科的治療を行う．外陰部に瘻孔がある場合はブジーで瘻孔を広げて排便できるようにする．高位鎖肛で便の出口がない場合は人工肛門を造設し，成長を待って根治術を行う．

予後：術後も長期にわたり排便管理が必要となることが多い．

(5) メッケル(Meckel)憩室

消化管発生の過程で生じる卵黄腸管が遺残し憩室となったものである．憩室の粘膜に異所性の胃粘膜がみられることが多い．

症状：繰り返す消化管出血で気づかれることが多い．出血量が多いと新鮮血便となる．腸閉塞や腸重積の原因となることもある．

診断：$^{99m}TcO_4^-$シンチグラフィが有用である．造影CTスキャンや消化管透視造影検査を行うこともある．

治療：外科的に切除する．

(6) ヒルシュスプルング(Hirschsprung)病

腸管粘膜の神経節細胞が先天的に欠如することにより，腸管が蠕動できず便やガスが貯留・停滞し，腸閉塞症状を呈する疾患である．無神経節腸管の長さにより，超短域型(ultra-short segment, 2〜4 cm)，短域型(short segment, 直腸下部〜S状結腸まで)，長域型(long segment, S状結腸を越える)，全結腸型(total colonic)，広域型(extensive, 小腸にも分布)に分類される．80%以上が短域型である．

症状：腹部膨満，病的便秘，嘔吐などを伴う．

診断：注腸造影では無神経節部が狭くその上部が異常拡張している所見，直腸肛門内圧検査では直腸肛門反射の消失が確認できる．確定診断のために直腸粘膜生検を行い，粘膜の神経節細胞が欠如していることを確認する．

治療：排便管理を行いながら外科的治療を行う．無神経節腸管粘膜を切除し，神経節細胞のある正常腸管を引き下ろして肛門に吻合する手術が行われることが多い．

予後：正常腸管の残存が少ない全結腸型では短腸症候群となり長期栄養管理が必要となる．

2) 後天性疾患

(1) 胃炎・消化性潰瘍

胃粘膜病変に炎症細胞が浸潤し，胃粘膜が炎症を起こした状態が**胃炎**で，病変が粘膜筋板を越えて進行し，粘膜が脱落し陥没した状態が「潰瘍」である．潰瘍が生じる場所により胃潰瘍，十二指腸潰瘍に区別され，併せて**消化性潰瘍**と呼ぶ．小児

の消化性潰瘍は胃潰瘍より十二指腸潰瘍が多く，女児より男児が多い．消化性潰瘍は消化管粘膜を保護する防御因子と，胃酸や消化酵素・病原体や薬剤などの攻撃因子のバランスの不均衡により発症するとされている．主な悪化因子は，精神・身体的ストレス，薬剤，感染症であり，薬剤では鎮痛薬(NSAIDs)，感染ではピロリ菌(*H.pylori*)感染が重要である．

症状：急性胃炎では心窩部痛，悪心・嘔吐などの上腹部症状を急性に発症する．慢性胃炎は通常無症状に病変が進行する．消化性潰瘍では上腹部痛のほか，腹部膨満や食欲不振を伴い，時に吐血・下血を伴う．胃潰瘍は胃酸が分泌される食直後に，十二指腸潰瘍では消化酵素を中和する食物がなくなる食後2～5時間後や消化酵素分泌が盛んになる夜間に症状が増悪しやすいとされるが，その通りでないこともあり，症状だけでは区別できない．

診断：上部消化管内視鏡検査が必須である．内視鏡検査と同時にピロリ菌培養を行う．幼小児期では全身麻酔が必要となることが多く内視鏡検査の敷居が高いため，臨床診断に頼らざるを得ないことも多い．ピロリ菌感染は便中抗原測定法などにより間接的に診断することが可能である．**治療**：胃酸分泌抑制薬による治療を行う．薬剤性の場合は原因薬剤を中止する．ピロリ菌が陽性の場合はピロリ菌の除菌療法を行う．

予後：小児では一般的に予後は良好である．

(2) 腸重積症(図1-45)

腸管の一部が腸管の内腔にはまり込んでしまう急性疾患である．生後4か月～2歳が好発年齢で，生後3か月未満や，6歳以上での発症は稀である．重積部位は回腸末端が上行結腸内に嵌入する回腸結腸型が大部分(95％)で，時に小腸が小腸内に嵌入する小腸小腸型がみられる．腸管の嵌入により腸閉塞となり，嵌入部位の腸管の虚血とうっ血により腸管から粘膜出血をきたし粘血便となる．

症状：①間欠的啼泣(腹痛)，②嘔吐，③血便が

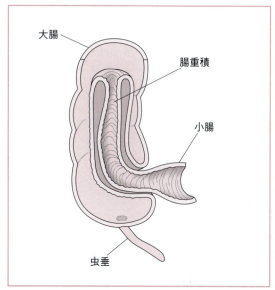

図1-45　腸重積

三主徴であるが，すべての症状がそろわないこともある．

診断：超音波で重積腸管を描出する．注腸造影により肛門から造影剤を注入して閉塞部位を描出する．

治療：高圧注腸整復(造影剤を高い場所から直腸内に滴下注入する圧力により嵌頓を押し出す方法)や空気整復(肛門から直腸内に空気を注入し，空気圧で嵌頓を押し出す方法)が行われる．整復ができない場合，外科的整復を考慮する．

予後：整復後24時間以内は腸重積の再発が多いため，整復後は経過観察が必要である．

(3) 急性虫垂炎(図1-46)

虫垂は盲腸から発生する直径3～5mmの管腔である．**虫垂炎**は虫垂が炎症を起こした状態である．虫垂炎の発症機序は不明であるが，糞石の嵌頓や消化管粘膜の浮腫により虫垂が閉塞することにより発症することが多い．虫垂が閉塞すると急激に虫垂内圧が上昇して腹痛を生じ，さらに虫垂粘膜の血流低下が進行すると虫垂粘膜が壊死して穿孔し，腹膜炎をきたす．

症状：悪心や臍周囲の腹痛から始まり，右下腹部のマックバーニー点に腹痛が限局してくること

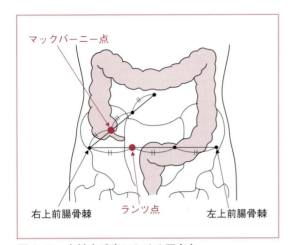

図1-46　急性虫垂炎における圧痛点
マックバーニー McBurney, ランツ Lanz.

が典型的である．ただし正中部や左下腹部に腹痛を伴う非典型例もある．

診断：超音波検査〔虫垂の腫脹(6 mm 以上)を描出する〕や造影 CT により診断する．

治療：保存的治療(輸液・抗菌薬)と外科的治療(虫垂切除術)がある．炎症の強さや波及の程度，腹膜炎や腸管穿孔の有無に合わせて治療を選択する．軽症例では保存的治療が行われるが，炎症が強い場合は虫垂切除を行うことが多い．腸管穿孔をきたしている場合は，抗菌薬治療で状態を改善させた後に外科的治療が行われる．

予後：早期診断すれば予後は良好である．

(4) 過敏性腸症候群

過敏性腸症候群(irritable bowel syndrome；IBS)は，明らかな器質的病変がないにもかかわらず，腹痛や腹部不快感と便通異常(下痢や便秘)を繰り返す，機能性消化管障害である．環境変化や心理的緊張などが誘因となることが多い．腸と脳は自律神経を介して協調しているが(腸脳相関)，その協調不良による腸管蠕動の不調(蠕動の過剰亢進や蠕動不良)と内臓知覚過敏が主な病態だと考えられる．

症状：急な下痢や便秘，腹痛や腹部不快感．

診断：国際的な診断基準(Rome Ⅲ)を参照し，臨床症状で診断する．週1回以上，2か月以上にわたり腹痛や腹部不快感，それに伴う急な便通・便性の変化を認め，原因となる他の疾患が除外される場合に，IBS と診断する．

治療：生活の質と自尊心を保つことが大切である．周囲の理解と日常生活を過ごしやすくするための環境調整(腹部症状が強くなったときの対策を事前に決めておく，トイレ環境を整備する)が基本となる．加えて症状に合わせて薬物療法を併用する．不安や抑うつが強い場合は精神療法の併用を考慮する．

予後：無理解・無対応の場合 QOL が低下し，社会生活への参加が困難となることがある．

(5) 炎症性腸疾患

大炎症性腸疾患(inflammatory bowel disease；IBD)は大腸や小腸に原因不明の炎症性病変を伴い，再発・再燃を繰り返す，難治性の慢性炎症性疾患の総称である．クローン(Crohn)病と潰瘍性大腸炎(ulcerative colitis；UC)が主な疾患である．クローン病は非連続性の病変が特徴で，大腸のみでなく全消化管に病変を発症しうる．発症の好発年齢は20〜30歳，16歳以下の発症は約10%で，やや男性が多い．UCは大腸に限局した連続性病変が特徴で，発症年齢は20歳台から高齢者まで幅広く，16歳以下の発症は約6%で，性差はない．

症状：腹痛，下痢，血便などの消化器症状のほか，微熱や体重減少，全身倦怠感などがみられる．

診断：消化管内視鏡検査を行い，内視鏡所見と生検組織の病理学的検査により診断する．

治療：栄養療法を行いながら，重症度や病勢に合わせて薬物療法を選択する．難治例では手術療法が検討される．小児では成長への影響を考慮して治療を選択する必要があり，専門施設での治療が基本となる．

予後：長期的なフォローアップが必要である．

4 肝胆膵疾患

1）先天性疾患・解剖学的異常

（1）胆道閉鎖症

胆道閉鎖症（biliary atresia；BA）は胆管が生まれつきまたは生後間もなく閉塞し，肝から十二指腸に胆汁が排泄できなくなる疾患である．胆管が閉塞する原因は不明である．胆汁が肝臓内にうっ滞することにより肝組織は破壊され線維化が進み，胆汁性肝硬変から肝不全へと至る．

症状：黄疸，白色便（便色カードの1〜3番）が初期症状となる．無治療で経過すると黄疸が増強し，肝不全により出血傾向，腹水貯留が進み全身状態が悪化する．

診断：超音波検査，肝胆道シンチグラムなどの画像検査を組み合わせて診断する．

治療：早期に肝門部空腸吻合術（葛西手術）を行い胆汁うっ滞を解除する．葛西手術困難例や肝不全進行例には早期の肝移植が検討される．

予後：早期診断，早期手術がなされれば長期生存の可能性があるが，長期のフォローアップが必要である．

（2）胆道拡張症，膵管・胆管合流異常

胆道が囊腫状・紡錘状に拡張する疾患である．胆管と膵管の合流に異常を伴う場合が多い．膵液と胆汁の相互逆流により，膵胆道系に悪影響を及ぼす．

症状：反復する腹痛，悪心・嘔吐が主症状である．黄疸や膵炎を合併することがある．発症は10歳以下が多く，女児に多い（男女比は約3倍）．

診断：腹部超音波検査，MR胆管膵管造影（MRCP）により診断される．

治療：外科治療が基本となる．

予後：胆囊・胆管がんの発生リスクと考えられており，長期のフォローアップが必要である．

2）後天性疾患

（1）ウイルス肝炎

ウイルス肝炎とはウイルス感染により引き起こされる肝炎である．肝炎を起こす病原体は多数あるが，特に重要なものが，肝炎ウイルス（A〜E型）とサイトメガロウイルス（CMV），EBウイルス（EBV）である．肝炎は，発熱や肝機能障害が急性に進行し一過性の経過をたどり肝機能が正常化する急性肝炎と，6か月以上ウイルス感染と肝機能障害が持続する慢性肝炎に分けられる．ウイルスの種類により臨床経過が異なる．A型肝炎とE型肝炎は汚染された食材や水から経口的に感染し，急性肝炎の経過をたどることが多い．B型肝炎とC型肝炎はともに血液や体液を介して感染し，慢性肝炎を呈することが多い．小児では母子垂直感染が主な感染経路となる．2016年10月からB型肝炎ワクチンが定期接種化され，B型肝炎発症予防が期待される．CMV，EBVは唾液などを介して多くの小児が感染し，通常は無症候または一過性の症状で経過するが，胎児期の感染（先天性CMV感染）と免疫不全状態での感染が臨床的に問題となる．

症状：急性肝炎では発熱，倦怠感，肝機能障害などの全身状態を伴うが，慢性肝炎は無症状のうちに肝機能障害が進行することがある．

診断：ウイルス抗体価や，ウイルス遺伝子をPCR法で検出する方法などを組み合わせて診断する．

治療：急性肝炎は対症療法が基本となる．CMVの慢性感染や免疫不全状態での感染に対しては抗ウイルス薬の治療を行う．C型慢性肝炎に対しては抗ウイルス薬を含めた治療が検討される．

予後：急性肝炎は通常予後は良好であるが，時に劇症経過をたどる．慢性肝炎は肝硬変に移行する場合があり，定期的なフォローアップが必要である．

(2) 急性肝不全

　肝不全とは，肝障害の結果，肝臓の働きが十分に果たせなくなった状態である．肝臓の主な働きは，合成・代謝（体に必要な物質を作り出す），解毒（体に有害な物質を毒性の低い物質に変え，尿や胆汁中に排泄する），消化（胆汁を合成し排泄する）である．肝不全が進行すると，肝臓が合成する血液凝固因子が欠乏して出血傾向を示し，アンモニアが体内に蓄積し，胆汁を排泄することができず黄疸が進行する．肝障害が出現してから8週以内に肝不全に至る場合を，急性肝不全という．肝不全の原因は，ウイルス感染，薬剤性，先天代謝異常症など多岐にわたる．

　症状：原因により症状は一定ではないが，倦怠感，食欲不振や黄疸を伴うことが多い．肝不全が進行すると，肝性脳症により意識障害を認めるようになる．

　診断：血液検査〔凝固因子欠乏（プロトロンビン時間が40%以下）や高ビリルビン血症など〕，臨床症状により急性肝不全と診断する．ウイルス検査，画像所見（超音波，CT），必要に応じて肝生検を行い，原因検索を行う．

　治療：全身管理が必要となる．肝補助療法・血液浄化療法を行い肝機能の回復を待つが，改善が得られない場合は肝移植が必要となる．

　予後：適切な治療を行わなければ予後は不良である．

(3) 肝硬変

　肝硬変は慢性の肝障害の結果，肝組織が壊れて線維化し，固く萎縮した肝臓の終末像である．肝硬変の原因疾患は年齢により大きく異なるが，小児期ではウイルス感染（B型慢性肝炎，サイトメガロウイルス肝炎），先天性代謝疾患〔ウィルソン（Wilson）病，シトリン欠損症〕，胆汁うっ滞性疾患〔胆道閉鎖症，アラジール（Alagille）症候群〕などがあげられる．

　症状：黄疸，浮腫・腹水貯留，成長障害，脾腫，腹壁静脈の怒張，食道静脈瘤など．

　診断：血液検査，画像検査（腹部超音波，CT）で診断する．確定診断のためには肝生検が必要である．

　治療：栄養療法や合併症の治療などの対症療法を行う．肝硬変は不可逆な状態であり，根本治療は肝移植のほかにない．

　予後：肝硬変が進行すると予後は不良である．

(4) 急性膵炎

　急性膵炎は膵臓に生じた急性炎症である．蛋白分解酵素であるトリプシンの過剰な活性化などにより膵臓や膵周囲に炎症が生じる．年齢により原因疾患は異なるが，小児では薬剤性，感染症（ムンプスなど），胆道拡張症や膵管・胆管合流異常などの解剖学的異常に起因するものが多い．

　症状：腹痛，嘔吐，発熱や不機嫌など．

　診断：血液検査（アミラーゼ，リパーゼの高値），画像検査（腹部超音波，造影CT，MRI）により診断する．膵管・胆管の解剖学的異常の有無を確認することが重要である．

　治療：輸液，疼痛緩和，蛋白分解酵素阻害薬などの支持療法が基本となる．

　予後：原因や重症度によるが，一般的に良好である．

12 内分泌・代謝疾患

A 内分泌疾患

　本項では内分泌腺におけるホルモンの合成障害や分泌不全，もしくは標的臓器における作用不全によって生じる機能低下症状と，その反対にホルモンの過剰分泌や標的臓器における過活動によって生じる機能亢進症，もしくはそれらの組み合わせによって生じる内分泌疾患と分類される疾患群を，下垂体，甲状腺，副腎，性腺に分類して解説する．これらの内分泌腺は各々視床下部−下垂体−甲状腺（副甲状腺）・副腎・性腺系とのフィードバック機構によってそのホルモン分泌を調節されている．

　特に小児においてその分泌は年齢ごとに大きく変化し，それぞれ年齢特異的な疾患を生じることを整理して理解することが小児の内分泌疾患の理解を容易にする．図1-47に示すように（I期）乳児期～3歳にかけて，（C期）生後9か月～前思春期，（P期）思春期～成人期，その他胎児期および新生児期に大きく分類する．胎児期は性腺の分化と外性器を形成する時期であるため，この時期の性腺もしくは副腎疾患によって外性器異常を生じる．胎児期からI期において成長に大きく影響を与えるものは栄養であり，この時期の栄養不良は成長ホルモン分泌不全様の成長障害をきたす．C期は成長ホルモンによって成長する時期であり，成長ホルモン分泌不全があれば標準的な成長曲線から大きく外れてしまう．P期になると下垂体か

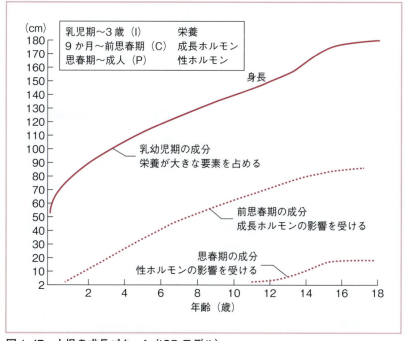

図1-47　小児の成長パターン（ICPモデル）
〔Kallburg J：Analysis of liner growth using a mathematical model. Acta Pediatr Scand 76：478−488，1987を和訳して引用〕

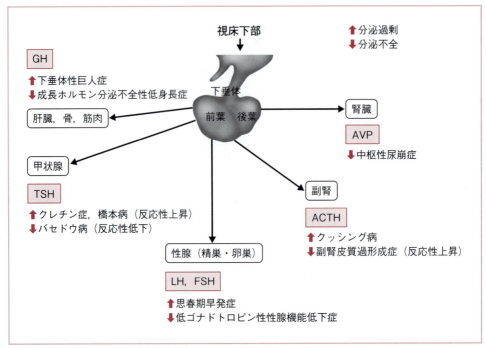

図 1-48 下垂体ホルモンと分泌異常

らのゴナドトロピンの分泌増加に伴って男女それぞれの性腺から性ステロイドホルモンの分泌が始まり，外性器の発育や，それまでよりも高い成長率の身長のスパートが認められる．このゴナドトロピンの分泌開始が早く始まると思春期早発症になり，遅く始まると思春期遅発症になる．

1 下垂体疾患

視床下部がホルモンなどを介してフィードバック機構で調節を受けて放出ホルモンを分泌し，その刺激を受けた下垂体前葉から成長ホルモン（GH），甲状腺刺激ホルモン（TSH），副腎皮質刺激ホルモン（ACTH），ゴナドトロピン（LH，FSH）が分泌される．また下垂体後葉からは抗利尿ホルモン（AVP）が分泌される（図 1-48）．

1）成長ホルモン系の異常

GH は下垂体から分泌され，直接もしくは肝細胞を刺激してインスリン様成長因子（IGF1，ソマトメジン C）を合成分泌させて骨の成長軟骨に作用し骨の成長を促すのに加えて，血糖上昇作用を有する．よって小児において分泌不全があれば成長率の低下や低血糖を認め，過剰分泌があれば高身長や高血糖をきたす．成長ホルモン分泌不全性低身長症は成長ホルモンの補充にて治療する．

2）ゴナドトロピン系の異常

LH と FSH は下垂体から分泌され，精巣もしくは卵巣の発育および精子や卵子形成に作用する．ゴナドトロピンは，生後しばらくしてから思春期に入るまでは視床下部によって分泌が抑制されているが，思春期年齢になると徐々に脈動的に分泌が上昇することによって性腺が発育し，そこから性ステロイドホルモンが分泌されることで二次性徴が発来する．この二次性徴が基準より早く発来することを**思春期早発症**，遅れて発来することを**思春期遅発症**．ゴナドトロピンが分泌されずに二次性徴が発来しない場合は低ゴナドトロピン性性腺機能低下症になる．思春期早発症の治療で

はゴナドトロピン放出ホルモンアナログの投与でゴナドトロピンの分泌を抑制することができる．

3）抗利尿ホルモン（AVP）の異常

尿は糸球体で水や電解質，尿素などが濾過されたのち尿細管での再吸収によって尿量が調整される．視床下部で合成され，下垂体後葉から分泌されるAVPが，血液量や浸透圧に応じてこの再吸収の調整を行っている．この調節機構が破綻すると大量の尿が出る尿崩症を発症する．下垂体からのAVPの分泌不全によって発症する中枢性尿崩症の場合，小児期以降に発症する稀な家族性中枢性尿崩症よりも，視床下部下垂体の腫瘍性病変によって生じるものが大半を占める．治療はAVPの作用を持続性にしたデスモプレシン（DDAVP）の点鼻薬や，口腔内崩壊錠によって尿量を調節する．

2 甲状腺・副甲状腺疾患

1）甲状腺ホルモンの異常

甲状腺は血液中のヨードから甲状腺ホルモンを合成しており，下垂体とのフィードバック機構でTSHによって甲状腺ホルモンの分泌を調整している．甲状腺は胎児期には舌根部に位置し，出生までに前頸部の喉頭隆起前面まで移動してくるため，腫大などがあれば容易に触知できる内分泌腺である．

(1) 先天性甲状腺機能低下症（クレチン症）

甲状腺の低形成や，胎児期の甲状腺細胞の移動が不十分であった異所性甲状腺，ヨードから甲状腺ホルモンであるチロキシンへの合成障害などが原因で発症する．現在ではほとんど新生児マススクリーニングによって発見され，Lチロキシンによって治療されることにより，ほとんどの場合正常に発達する．なお新生児マススクリーニングで発見されることはないが，甲状腺内のチロキシンの合成過程に必要なペンドリンという蛋白質の異常によって甲状腺の腫大と甲状腺機能低下を10歳以降に生じるペンドレッド（Pendred）症候群という疾患があり，感音性難聴を合併する．

(2) 慢性甲状腺炎（橋本病）

甲状腺に対する自己抗体によって甲状腺細胞が破壊され，長期的には機能低下に陥る疾患である．機能低下になった場合はLチロキシンによって治療する．

(3) 甲状腺機能亢進症〔バセドウ（Basedow）病〕

甲状腺のTSH受容体に対する自己抗体によって甲状腺が過活動になる病態である．甲状腺ホルモンの過分泌による体重減少や，逆に過食による体重増加，甲状腺の腫脹，眼球突出，発汗過多，心悸亢進，多動などで気づかれることが多い．抗甲状腺剤内服で治療するが，難治性の場合は甲状腺疾患の専門機関で手術や放射性ヨード治療を行う場合もある．

2）副甲状腺ホルモンの異常

副甲状腺は甲状腺に接してその左右の上極と下極に計4つあり，副甲状腺ホルモン（PTH）を分泌して骨と消化管，腎臓とでビタミンDを介して血液中のカルシウムとリンの代謝を調節している．

(1) 副甲状腺機能低下症

PTHの分泌低下による低カルシウム，高リン血症によってけいれんが起きることで発見されることがある．小児ではほとんどが22q11.2欠失症候群などのように先天性の遺伝子異常で発症することが多い．ビタミンDとカルシウム製剤で治療する．

(2) 副甲状腺機能亢進症

PTH機能亢進症は小児では稀で，小児でPTH分泌過剰を認めた場合は，腫瘍に関係する遺伝子異常によって下垂体，膵臓，副腎，甲状腺などの他の内分泌腺にも腫瘍を生じる多発性内分泌腫瘍症である場合がある．

3 副腎疾患

1）副腎皮質ホルモンの異常

副腎は発生学的，組織学的に副腎皮質と副腎髄質に分かれ，それぞれ異なるホルモンを分泌する．副腎皮質は主に糖質コルチコイド（コルチゾール）と鉱質コルチコイド（アルドステロン）という2種類のステロイドホルモンを分泌する．コルチゾールは下垂体からのACTHによって調節され，ストレス時などに多く分泌されるが，アルドステロンは腎臓からのレニンに調節されて血液中のナトリウムとカリウムの調節を行う．

（1）先天性副腎皮質過形成

新生児マススクリーニングの対象疾患で小児の副腎疾患としては最も頻度が高い．副腎皮質内のステロイド合成酵素の先天的な欠損によってコルチゾールとアルドステロンが合成できないため，重症の場合，新生児期にショック状態に陥る．またコルチゾールが分泌できないため，ACTHによって過剰に刺激されるため副腎皮質由来の男性ホルモンが分泌される．このため本疾患に罹患した女児は，胎内ですでに男性ホルモンの曝露を受けて外性器が男性化する．治療には糖質コルチコイドと鉱質コルチコイドを内服し，男性化した女性器は泌尿器科的に形成術が必要である．

（2）クッシング（Cushing）症候群，クッシング病

副腎皮質からコルチゾールが過剰に分泌される状態が，下垂体にある腫瘍からのACTHの過剰分泌によるものをクッシング病，副腎皮質または副腎外の腫瘍が原因のものをクッシング症候群と呼び，いずれも原因となる腫瘍への治療が必要である．

2）副腎髄質ホルモンの異常

副腎髄質は副腎皮質の内側に位置して皮質とともに副腎を形成しているが，神経と同じ外胚葉から発生し副腎皮質とは異なる組織である．カテコールアミンと呼ばれるアドレナリン，ノルアドレナリンを分泌し，血圧，脈拍など自律神経の働きを調節する．この副腎髄質組織の腫瘍を褐色細胞腫，副腎髄質と発生が同じ神経細胞から発生した腫瘍を傍神経節細胞腫と呼び，いずれもカテコールアミンを産生して顔面蒼白，高血圧，頻脈などの症状を呈する．

4 性腺疾患

母親の卵子が父親の精子を受精した接合体が，Y染色体をもつかX染色体をもつかによって男女の性別が決定される．Y染色体には*SRY*遺伝子という転写因子があり，これによって未分化性腺は精巣に分化して，精巣から分泌される抗ミューラー管ホルモンが内性器を男性型に分化させ，テストステロンが外性器を男性型に分化させる．一方SRYがなければ未分化性腺は卵巣へ，内性器，外性器は女性型に分化するが，卵巣からのエストロゲンは思春期まで分泌されない（図1-49）．**性分化疾患**は染色体，性腺，または解剖学的性が非典型的である先天的状態と定義される．性染色体異常に伴う性分化疾患は頻度が高く，X染色体が片方欠損したために45,Xの核型で低身長，卵巣機能不全を伴う**ターナー（Turner）症候群**は小児期の低身長や思春期の二次性徴未発来をきっかけに診断される場合が多い．成長ホルモンや性ステロイドホルモンの補充療法を行う．また*CHD7*遺伝子の異常によって生じる**CHARGE症候群**は眼の虹彩欠損，先天性心疾患，後鼻孔閉鎖，成長障害，外陰部低形成，難聴を合併する．

B 代謝性疾患

1 糖代謝異常

食物から吸収したグルコースは膵臓のランゲル

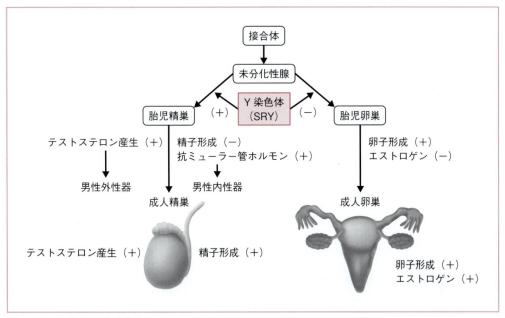

図 1-49　胎児期正常性分化

ハンス氏島(ラ氏島)から分泌されるインスリンの作用によって末梢組織の細胞のエネルギー源として吸収され，一部は肝臓にグリコーゲンとして蓄えられる．空腹時は肝臓のグリコーゲンからグルコースが産生されて血液中に放出される．このためインスリンの分泌不全かインスリンの作用が不十分であれば高血糖が認められ，逆にインスリンの過分泌があれば低血糖を認める．また，肝臓や筋肉でのグリコーゲン産生異常やグリコーゲンからグルコースへの産生異常がある場合にも低血糖を認める．さらに細胞内でグルコースを利用してエネルギー産生を行うミトコンドリアに異常があればグルコースが利用できずに高血糖になるが，ほかにも低身長や難聴を伴う場合がある．

1) 1型糖尿病

感染などのきっかけで膵臓のラ氏島に対する自己抗体が産生された結果，ラ氏島内のβ細胞が減少したためにインスリンの分泌不全が生じる病態である．インスリン欠乏のため細胞内へのグルコースの取り込みができなくなって血中のグルコース(血糖)が上昇し，過剰な糖が腎臓から排泄される際に水も排泄されるため多飲多尿となる．治療としてはインスリン製剤の投与であるが，普段の食生活に対する生理的インスリン分泌パターンに似せて血糖コントロールするために，長時間効果が持続する持効型のインスリンと各食前に投与する超速効型のインスリンを自己注射で投与する治療法と，最近ではインスリンの投与速度がプログラムできるポンプを用いた持続皮下注射の治療も行われている．

2) 2型糖尿病

肥満により末梢組織へのインスリンの取り込みが減少したことによって，相対的なインスリンの作用不足を生じて血糖値が上昇する病態である．減量を目的とした食事運動療法が基本であるが，効果がなければ経口糖尿病治療薬やインスリン自己注射を導入する場合もある．

2　骨代謝異常

骨はコラーゲンの骨組みにカルシウム，リンなどの骨塩が付着することで形成されており，骨を

表1-42 新生児タンデムマススクリーニング対象疾患

	疾患	発見頻度[*1]
一次対象疾患	アミノ酸代謝異常 　1）フェニルケトン尿症[*2] 　2）メープルシロップ尿症[*2] 　3）ホモシスチン尿症[*2]	1：6万 1：156万 1：78万
	尿素回路異常症 　4）シトルリン血症（Ⅰ型） 　5）アルギニノコハク酸尿症	1：26万 1：40万
	有機酸代謝異常症 　6）メチルマロン酸血症 　7）プロピオン酸血症 　8）イソ吉草酸血症 　9）メチルクロトニルグリシン尿症 　10）3-ヒドロキシ-3-メチルグルタル酸血症 　11）マルチプルカルボキシラーゼ欠損症 　12）グルタル酸血症Ⅰ型	1：12万 1：5万 1：52万 1：16万 — 1：52万 1：18万
	β酸化異常症 　13）MCAD欠損症 　14）VLCAD欠損症 　15）ミトコンドリア三頭酵素欠損症 　16）CPT1欠損症	1：10万 1：16万 — 1：31万
二次対象疾患	19）シトリン欠損症 20）βケトチオラーゼ欠損症 21）CPT2欠損症 22）CACT欠損症 23）全身性カルニチン欠乏症 24）グルタル酸血症Ⅱ型	1：8万 — 1：26万 — 1：26万 1：31万

一次対象疾患とは見逃しがきわめて少なく，発見されたとき治療効果が優れていると判断されている疾患で，二次対象疾患とは現時点では見逃しが相当数あると考えられ，また発見された後の診断治療が必ずしも容易でないため，引き続き検討が必要と判断されている疾患．

[*1]：1997～2011年のパイロットスタディ計156万人の検査結果（1997年より福井大学で開始，2004年より厚生労働省研究班で開始）
[*2]：従来のマススクリーニング対象疾患（アミノ酸代謝異常症3疾患）
MCAD：中鎖アシル-CoA脱水素酵素　VLCAD：極長鎖アシル-CoA脱水素酵素
CPT1, CPT2：カルニチンパルミトイルトランスフェラーゼ-Ⅰ，-Ⅱ　CACT：カルニチン・アシルカルニチントランスロカーゼ
〔山口清次：マススクリーニング対象疾患とその要件．タンデムマス・スクリーニングガイドブック（山口清次編）．pp8-11，診断と治療社，2013より〕

形成する骨芽細胞と骨を吸収する破骨細胞のそれぞれの働きによって，作っては壊される骨代謝を繰り返して保たれている．この骨代謝において，調節因子（ビタミンDとPTH）と骨塩の原料（カルシウムとリン）が不足すると，骨の骨化が障害されくる病（成人では骨軟化症という）が生じる．

1）ビタミンD欠乏性くる病

アレルギーによる乳製品除去などによるカルシウムの摂取量不足，戸外で遊ぶ時間の減少や日焼け止めの過剰な使用による体内のビタミンDの活性化不足により，消化管からのカルシウム吸収が減少し骨化が障害される病態である．乳児健診

などで過度なO脚によって発見されることが多く，ビタミンDの内服によって改善する．

2) 骨粗鬆症

成人であれば女性ホルモンが低下した閉経後の女性に認められるが，小児であればステロイド剤の内服によって骨形成が抑制されたり，長期臥床によって骨形成の刺激が低下することで骨塩が低下する病態である．

3 先天代謝異常

これまでは生後5日で産科で採取された濾紙血を用いて，各都道府県で検査される**新生児マススクリーニング**によって発見される疾患が，フェニルケトン尿症，メープルシロップ尿症，ホモシスチン尿症など6疾患であったが，2013年から**タンデムマススクリーニング**が導入され表1-42のような疾患が発見されるようになった．検査の結果，基準値を超える異常値を認め，各疾患特異的なパターンを認めた場合は専門機関に紹介になり精査加療される．基本的にこれらの先天代謝異常は蛋白質を合成する過程で必須の酵素の機能低下によって，毒性のある中間代謝物が体内に蓄積することによって症状が生じる．よって摂取する総蛋白質もしくは合成の上流のアミノ酸を制限する治療と絶食などの際に筋肉などの蛋白質を分解することで毒性のある中間代謝物が血中に放出されないよう，糖やビタミン類を加えた輸液を十分量投与して治療する．

参考文献

1) 長谷川行洋：はじめて学ぶ小児内分泌学．診断と治療社，2011

13 免疫・アレルギー疾患・膠原病

A 免疫疾患

1 免疫

免疫とは，基本的には自己と非自己とを区別して，自己には反応せず，非自己を効率よく排除する機構である．

免疫反応には，大きく分けて**獲得免疫**と**自然免疫**がある．獲得免疫は非自己を精密に鑑別する特異性の高い反応であるが，獲得免疫だけでは効率的に非自己を排除できず，排除するのに時間がかかるため，鑑別の精度は落ちるが直ちに非自己に対応ができる自然免疫という機構が生体に備わっている．

免疫機能を担当する細胞にはリンパ球(T細胞，B細胞，NK細胞，LAK細胞)，食細胞(好中球，マクロファージ)，樹状細胞，好塩基球，肥満細胞，好酸球があり，これらは単一でなく，相互に働いて**免疫機構**ができあがっている．

1) 自然免疫

ある種の病原体に対して，生体が生まれながらに有している免疫力である．具体的には好中球，マクロファージといった食細胞により，非特異的な原始的認識に基づいて異物を捕食して処理する免疫である．NK細胞は正常細胞とは違う表面の性状をもつ細胞(ウイルス感染細胞や腫瘍細胞)を傷害する．

2）獲得免疫

生後何らかの原因（多くは感染あるいは予防接種など）により獲得された免疫をいう．無数の異なる非自己に選択的に応答するリンパ球による免疫で，非常に特異性が高い．

(1) 体液性免疫

免疫グロブリン（Ig）である抗体分子が，マクロファージなどの抗原提示細胞とヘルパーT細胞の協力を得てB細胞から産生される．B細胞が形質細胞に分化して産生する抗体分子が，抗原特異的に中和反応，補体結合反応などの抗原抗体反応により感染防御に働く．

(2) 細胞性免疫

感染T細胞やマクロファージによる細胞性免疫には種々のサイトカイン産生とそれによるマクロファージの活性化，キラーT細胞によるウイルス感染細胞や腫瘍細胞の傷害などがあげられる．

2 免疫グロブリン

抗体活性を有するグロブリン蛋白の総称である．放出された抗体は，①遊離したウイルスなどの抗原の中和，②細菌を捕らえて好中球への貪食を助ける（オプソニン抗体），③細菌に結合して補体系を活性化して溶菌を起こす，④肥満細胞と結合して，ヒスタミン，ロイコトリエンなどの化学伝達物質を放出させる，といった作用をもつ．

1）免疫グロブリンの種類

B細胞から産生される免疫グロブリンIg（immunoglobulin）には種々のクラス（アイソタイプ）があり，IgM，IgG，IgA，IgD，IgEの5種類がある．さらに，IgGにはIgG1，IgG2，IgG3，IgG4が，IgAにはIgA1，IgA2のサブクラスがあり，抗原の種類により反応しやすいサブクラスが異なる．

2）免疫グロブリンの基準値

基準値は月齢，年齢により異なる．IgMは1歳過ぎに，IgGは5～6歳，IgAは10歳ぐらいでそれぞれ成人に近づく．

3）IgGについて

IgGは経胎盤性により母体より胎児に移行する．胎生6週ごろに移行が開始され，出生時には母体のレベルあるいはそれ以上の血清濃度になる．そして出生後，3～4週の半減期で母体由来のIgGは減少していき，児自身のIgGの産生は生後3～4か月過ぎから盛んになる．この両者を合わせると血清IgGのレベルは生後4～5か月ごろが最低となる．一般的に新生児期に感冒に罹患しないといわれる理由である．

4）抗原抗体反応

感染早期（一次反応）はIgMが増加して抗原抗体反応を起こし，次（二次反応）にIgGが増加して抗原抗体反応を起こす．

3 免疫学的検査

免疫不全症の診断は容易ではない．はじめはスクリーニング検査でカテゴリーを決定して，その後に特殊検査を行い病型を決定する．

1）スクリーニング検査

①白血球：血液像で好中球異常増加は好中球機能異常を疑い，リンパ球の異常減少は何らかの免疫不全症を疑う．

②血小板：ウィスコット-アルドリッチ（Wiskott-Aldrich）症候群では減少する．

③免疫グロブリン値

④遅延型過敏反応

⑤胸部X線：胸腺の大きさを判断する．ディジョージ（DiGeorge）症候群では小さい．

⑥NBT還元試験：陰性のときには慢性肉芽腫症

を疑う.
⑦血清補体価

2）特殊検査

①B細胞数とT細胞数
②IgGサブクラス：IgGサブクラス欠損症の診断に重要であるが，年齢的な要素を考慮する必要がある.
③特異抗体価
④サイトカイン測定
⑤B細胞のIgG産生
⑥染色体
⑦好中球の機能検査：a）運動能，b）貪食能，c）殺菌能，およびd）オプソニン活性をみる.

4 先天性免疫不全症各論

1）複合免疫不全症

TおよびB細胞両系に異常が認められるため，細胞性免疫不全と抗体産生不全を合併しており，幼少期より重症感染症に罹患する.

(1) 重症複合免疫不全症（severe combined immunodeficiency；SCID）

①抗体不全を主とする免疫不全症

B細胞またはB細胞が抗体を産生するのを調整するT細胞側の異常によるもの.

- X連鎖無ガンマグロブリン血症：X連鎖劣性遺伝で男子のみに発症する．血清Ig値はすべて低値または欠如している．末梢血中にB細胞や形質細胞を認めない．母体由来のIgGが減少する生後数か月ないし半年ごろから細菌感染を繰り返す．しかし，T細胞系には異常がないことから，一般にウイルス感染には強い．治療はガンマグロブリン補充療法である.
- 高IgM症候群：X連鎖劣性遺伝または常染色体劣性遺伝をとる．主に男子．血清Ig値のIgMは増加ないし正常であるが，IgGとIgAは低値を示す．治療はガンマグロブリン補充療法，幹細胞移植.
- 乳児一過性低ガンマグロブリン血症：生理的な乳児の低ガンマグロブリン血症が異常に高度かつ遷延する．1歳半〜2歳半に自然に正常化する．感染を繰り返す場合のみガンマグロブリン補充療法を行う.

②明確に定義された免疫不全症

- ウィスコット-アルドリッチ（Wiskott-Aldrich）症候群：X連鎖劣性遺伝．①サイズの減少を伴う血小板減少，②易感染性，③湿疹を三主徴とする．T細胞，B細胞両者の傷害をきたす．治療は骨髄移植.
- 毛細血管拡張性失調症（ataxia-telangiectasia）：常染色体劣性遺伝．①小児期早期から発症する小脳失調症（ataxia），②眼球結膜と皮膚の毛細血管拡張（telangiectasia），リンパ系の異常による上気道反復感染が特徴的で，高率（16〜29％）に悪性腫瘍を合併する.
- ディジョージ（DiGeorge）症候群：胸腺の部分的または完全欠損による細胞性免疫不全を主徴とし，副甲状腺機能低下症，心血管系奇形，特異顔貌を認める．80〜90％に22番染色体の欠損を認める.

③食細胞機能不全症

- 慢性肉芽腫症：乳児期に反復性の細菌，真菌感染症および肉芽腫形成が出現する．好中球機能検査では遊走能，貪食能には異常がなく殺菌能の異常を認める.
- チェディアック-東（Chédiak-Higashi症候群）：赤毛，皮膚・眼底の部分的白子が特徴である．好中球遊走能，殺菌能が低下している.

B アレルギー総論

1 アレルギーの定義

広義のアレルギーの定義は，免疫反応に基づく

生体の全身的または局所的な障害である．狭義には，IgEが主要な役割を担うⅠ型アレルギーを意味している．

2 クームス(Coombs)によるアレルギーの分類

免疫機構が本来は感染症など生体への障害に対する防御反応であるのに対して，アレルギーは花粉など生体に無害性の外来因子に対する不適切な反応ととらえられる．この生体に障害性の反応のメカニズムは，感染防御反応と基本的には同じものであり，**液性免疫**と**細胞性免疫**よりなるが，その両者の関与の違いと障害機序から4つの型に分類される．Ⅰ型からⅢ型アレルギーまでは抗体が関与する液性免疫によるものであり，Ⅳ型アレルギーはリンパ球やマクロファージがかかわる細胞性免疫による障害である．

1) Ⅰ型アレルギー

Ⅰ型アレルギーは，IgE抗体が主要な役割を担う反応であり，抗原との接触から症状発現までの時間は15～30分以内と短く，即時型過敏症とも呼ばれる．

2) Ⅱ型アレルギー

Ⅱ型アレルギーは**細胞融解型**とも呼ばれる反応である．本来，自分自身に対して抗体産生することはないはずだが自身に対して抗体(主にIgM，IgG)を産生し補体を活性化して標的細胞の融解を起こす．この反応は抗アセチルコリンレセプター抗体による重症筋無力症や抗TSH抗体によるバセドウ(Basedow)病などの自己免疫疾患でみられる．

3) Ⅲ型アレルギー

Ⅲ型アレルギーは，可溶性抗原に抗体が結合した免疫複合体が引き金となった反応により組織傷害が引き起こされ，アルサス(Arthus)反応とも呼ばれる．

4) Ⅳ型アレルギー

Ⅳ型アレルギーは，抗原による曝露によって感作が成立した後に再度抗原が侵入し，単球や組織中のマクロファージが提示する抗原に感作リンパ球が反応して遊走し炎症を引き起こす反応である．T細胞を介した反応であり，細胞性免疫とも呼ばれる．遅延型過敏反応と細胞傷害性反応からなり，狭義には遅延型過敏反応をさす．

3 ヘルパーT細胞の働き

CD4陽性ヘルパーT細胞はその産生するサイトカインの違いからTh1細胞とTh2細胞に分けられる．Th2細胞はアレルギーの発症に促進的に働き，Th1細胞は逆に抑制的に働くとされ，Th1細胞優位のバランスがTh2細胞優位に偏ることがアレルギー発現の重要な要因と考えられ，T細胞機能からアレルギーの発症機序ならびに治療の開発が進められている．

C アレルギーの診断

アレルギーを診断するには，患者を注意深く観察することと問診が重要である．具体的には発症時期とその経過，発症までの時間や家族歴，既往歴，生活環境，症状の発現部位，季節，場所，食物摂取との関係などの詳細な問診を行い検討することが不可欠である．アレルギーの診断はこの問診と，以下に示す各種の検査成績とを組み合わせて総合的に行われる．

1 in vitro test

1）好酸球数

末梢血中の好酸球数の増加は直接アレルギーの診断に結びつくものではないが，大多数の気管支喘息やアトピー性皮膚炎の患者で認められることより補助診断としては有用である．また，好酸球の増多は症状の増悪や寛解と相関する場合が多く，病勢の把握にも使われる．

2）血清 IgE 値

血清総 IgE 値は患者のアトピー性の体質を表すことが多く，アレルギーのある 60％の症例で高値を示す．また，血清 IgE 値は乳児期に上昇し，5〜6歳ごろに一定のレベルに達する．

3）RAST（radio-allergo-sorbent test）

Ⅰ型アレルギー反応の抗原の同定に有用である．しかし，年齢による反応の特徴として，新生児期が最も低値でその後次第に高値となることや，年長時では食物抗原に対する RAST が症状と相関しにくい点などを考慮して判断する必要がある．

2 in vivo test

1）スクラッチテスト，プリックテスト

Ⅰ型アレルギー反応の抗原の推定に用いられる検査である．前腕の屈側の皮膚の表皮に注射針で傷をつけ，そこから侵入する抗原によって主として即時型の反応（紅斑や膨疹）が起きるかどうかを判定する．アナフィラキシーショックの危険性が少なく，一度に多数の抗原について行える．

2）皮内テスト

前腕の屈側に抗原を皮内注射してその部位の変化を観察する方法である．接種後15分後の即時型反応だけでなく 48 時間後の遅延型過敏症反応も同時に測定できるが，アナフィラキシーショックの危険性があるために十分な注意が必要である．

3）パッチテスト

Ⅳ型アレルギー反応の抗原推定に用いる．前腕の屈側や背部の皮膚に抗原や薬剤を含ませた絆創膏を貼付して 24〜48 時間後の局所の発赤，紅斑，膨疹などの変化を観察する方法である．

D アレルギー性疾患各論

1 気管支喘息

1）定義

小児気管支喘息は喘鳴を伴う呼吸困難を繰り返す疾患である．その背景には環境アレルゲンによる気道の慢性アレルギー性炎症と気道の過敏性がある．

2）病態

小児喘息患者の 90％以上がアトピー体質（環境性アレルゲンに対して即時型アレルギー反応を起こす IgE 抗体を作る体質）をもっている．そのため，環境アレルゲンを吸入することにより気管支粘膜で免疫反応が起こり，ヒスタミン，ロイコトリエン，化学伝達物質が遊離され，マスト細胞，好酸球，好中球，リンパ球によるアレルギー性炎症反応が起こり，さらに①気管支粘膜腫脹，②気管支周囲平滑筋収縮，③粘液栓形成（喀痰の増加），④気管壁リモデリング（気管壁が硬くなる）が起こる．つまり空気の通り道が狭くなってしまうために喘鳴や呼吸困難が起こる．

3）喘息発作とは

喘息発作とは喘鳴，呼吸困難症状を意味する．発作の誘発因子には①抗原，②感染（ウイルス感染，乳児でRSウイルス，パラインフルエンザウイルス，アデノウイルス），③気圧（低気圧），④運動（運動誘発喘息；EIA），⑤食物，⑥疲労・ストレス，⑦薬剤（アスピリン），⑧副鼻腔炎がある．

4）発症年齢

2～3歳でほとんどが発症し，成人になるまでに70％が自然寛解する．

5）治療

現在は日本小児アレルギー学会が出しているガイドラインに則って行われることが多い．ガイドラインは数年ごとに改訂される（最新は2017年度版）．急性発作に対する治療法と長期管理に対する治療法があり，いずれも乳児（2歳未満），幼児（2～5歳），および年長児（6～15歳）に分けて記してある．長期管理薬に，乳児期より吸入ステロイドが使われるようになってきていることが最近の特徴である．

2　アレルギー性鼻炎

鼻の粘膜で起こるⅠ型アレルギー反応が中心で，くしゃみ，鼻水，鼻づまりといった症状が反復して起こるのが特徴的である．通年性と季節性に分けられ，通年性の場合は生活環境のハウスダスト，ダニ，カビ，ほかに犬や猫などのペットの皮屑（ひせつ）が原因となることが多い．一方，季節性アレルギー性鼻炎の原因の大部分は花粉で，花粉症とも呼ばれる．

発症年齢はハウスダストでは7～8歳がピークであり，頻度は15～20％といわれている．近年は発症が低年齢化してきている．

治療は①抗原の回避，②薬物療法があるが，根本的治療とはならない．

3　アトピー性皮膚炎

アトピー性皮膚炎は，増悪・寛解を繰り返す瘙痒感のある湿疹を主病変とする疾患であり，患者の多くはアトピー素因をもつ．アトピー素因とは①家族歴，既往歴（気管支喘息，アレルギー性鼻炎・結膜炎，アトピー性皮膚炎のうちいずれか，あるいは複数の疾患）または②IgE抗体を産生しやすい素因のことである．

生後3～6か月の間に発症することが多く年齢により症状が異なる．乳児期は頭・顔に紅斑や丘疹がみられ瘙痒が強い．幼小児期は頸部四肢屈曲部位に乾燥した苔癬化皮膚（たいせん），丘疹，痒疹が主体で乾燥皮膚と呼ばれる．思春期以降は分布は幼小児期と同様であるが乾燥傾向が強くなる．

治療は①スキンケア，②抗原回避（抗原が確定していれば）・刺激回避，③外用薬（保湿剤，ステロイド）塗布である．

4　食物アレルギー

食物アレルギーとは，原因となる食物を摂取した後にアレルギーの機序によって，体に不利益な症状が引き起こされる現象をいう．

食物アレルギーでみられる症状の頻度は，皮膚・粘膜症状＞消化器症状＞上気道症状＞下気道症状＞アナフィラキシー症状（食物アレルギーの中で約12％）の順であり，摂取するアレルゲン量や年齢によっても症状の出現の仕方が異なる．

食物アレルギーの三大アレルゲンは卵・牛乳・小麦である．また，症状が重篤なものとしてソバ，ピーナッツがあげられており，この5品目は食品表示が義務づけられている．年齢によってアレルゲンが変化したり，新たに加わったりすることがある．牛乳，小麦および鶏卵アレルギーは年齢が増すとともにしばしば自然寛解するが，ソバ，ピーナッツ，貝・甲殻類，魚などのアレル

ギーは生涯持続する傾向がある．

新しいタイプの食物アレルギーとして**口腔アレルギー症候群**と**食物依存性運動誘発アナフィラキシー**があげられる．口腔アレルギー症候群は近年報告が増加しており幼児以降に認める．アレルゲンとしては果物（キウイフルーツ，モモ，パイナップル），野菜（トマト）で認め，口腔内だけに症状（違和感，痛み）を認める．食物依存性運動誘発アナフィラキシーは非常に稀な疾患であるが，ある特定の食物と運動の組み合わせでじんましんから始まりショック症状に至る．原因としては小麦，魚介類がある．

E 膠原病・自己免疫疾患

1 自己免疫疾患

1940年代には，自己成分と反応するさまざまな抗体（自己抗体）が，血液中を高頻度で流れていることが報告された．その中に，強い組織障害を起こし，病気の原因となるものもあることが注目されるようになった．病から逃れるための免疫が，病を起こしていたのである．

免疫系が抗体やリンパ球を介して「自己」を破壊するために起こる病変を，**自己免疫疾患**と呼んでいる．これまでに多くの自己免疫疾患が発見されている．

自己免疫疾患は大別して2つのタイプに分けられる．1つは，一定の臓器，例えば甲状腺，腎臓，胃などの臓器に限局して病気を起こす，臓器特異的自己免疫疾患で，もう1つは全身の血管，結合組織，関節，漿膜など，体内のさまざまな組織に炎症が広がる，全身性自己免疫疾患（膠原病）である．

2 臓器特異的自己免疫疾患

臓器特異的自己免疫疾患では，甲状腺に障害を起こすバセドウ病や橋本甲状腺炎のように，内分泌臓器の細胞や組織と反応する抗体や細胞で起こるものがよく知られている．インスリンを分泌する膵臓のランゲルハンス島のB細胞が破壊されて起こる1型糖尿病や，副腎皮質の破壊で起こるアジソン（Addison）病なども，その範疇である．

自己免疫性溶血性貧血や，特発性血小板減少症のように，血液成分に対する抗体で起こる自己免疫性の血液疾患，脱髄性脳炎や多発性硬化症のような，脳神経組織を破壊するT細胞で引き起こされる神経系の病気などがある．

さらに，神経細胞のシナプスや，神経・筋接合部で，アセチルコリンなどの神経刺激伝達物質を受け取る受容体に対する自己抗体が結合して，神経系の情報伝達が行われなくなるため，筋肉が無力化したり萎縮したりする重症筋無力症や，同じようにインスリンに対する受容体が抗体でブロックされて起こる糖尿病などもある．

そのほかにも，皮膚の細胞や胃の粘膜細胞に対する自己免疫疾患，睾丸の造精細胞などに対する抗体で起こる無精子症など，人体のほとんどあらゆる臓器組織で自己免疫疾患が起こりうることが知られている．

3 全身性自己免疫疾患（膠原病）

一方，全身性自己免疫疾患は膠原病にあたる．「血管および結合組織に原因不明の急性あるいは慢性炎症をきたす多臓器疾患」である．つまり，体中に張り巡らされた結合組織や血管などの細胞，さらには，細胞が作り出した線維成分や基質の蛋白質，多糖類などに対する抗体が作り出されることによって起こる．抗体は，直接細胞に結合して傷害するだけでなく，破壊された細胞から流れ出た抗原物質と抗原抗体結合物を作って，血管，腎臓，皮膚，関節などの組織に沈着し，さら

にそこに血液由来の炎症性の補体成分などが結合することによって，全身に広がる激しい炎症をもたらす．

膠原病には治療法の見つかっていない難病が多く，全身性エリテマトーデス(SLE)では生命の設計図である DNA に対する自己抗体が大量に作り出される．抗体の標的となる細胞や核の成分は，体内にほぼ無尽蔵にあるため，破壊が始まって自己抗体が作り出されると，それに対して次々に抗体が作り出されるという悪循環に陥る．作られた抗体は，細胞などが破壊されて流れ出た抗原と結合することによって，組織に沈着して障害を拡大していく．こうして病気は，無制限に広がっていく．

膠原病では，しばしば免疫細胞に対する抗体も見つかっている．免疫反応が，免疫系まで破壊していくのである．まさしくシステム自体がシステムを否定するような形で病気は進行していく．自己免疫疾患が難病中の難病として恐れられているのはこのためである．

1) 症状

原因不明の発熱，皮疹，関節痛・筋肉痛，レイノー(Raynaud)現象，リンパ節腫脹を認めることが多く，皮疹の種類，関節痛の部位・関節のX線所見は各種疾患に特異的所見があり診断に役立つ．

2) 検査所見

膠原病では赤沈亢進，CRP 陽性，血清ガンマグロブリン高値，貧血，アルブミン低値を共通に認める．

3) 代表的な疾患(表1-43)

(1) リウマチ熱(rheumatic fever ; RF)

定義：A 群β溶連菌感染1～5週後に続発して起こる全身性の炎症性疾患である．

好発年齢：5～15歳に多いが，先進国での発症は激減している．

表1-43 小児期の膠原病

・リウマチ熱	・混合性結合織病
・若年性特発性関節リウマチ	・結節性動脈周囲炎
・全身性エリテマトーデス	・大動脈炎症候群
・シェーグレン(Sjögren)症候群	・Wegener 肉芽腫
	・血管性紫斑病
・皮膚筋炎，多発性筋炎	・多形滲出性紅斑
・強皮症	

症状：溶連菌感染後に，発熱・関節痛を伴って発症する．特徴的な症状は①心炎，②多関節炎，③小舞踏病，④輪状紅斑，⑤皮下結節である．

診断：本症に比較的特徴的な大症状と非特異的な小症状を組み合わせ，先行する溶連菌感染の証明(咽頭培養で菌の検出，抗溶連菌抗体の上昇)をする．

(2) 若年性特発性関節リウマチ
(juvenile idiopathic arthritis ; JIA)

定義：小児膠原病の中で最も頻度の高い疾患である．滑膜炎による関節の炎症が長期間繰り返す結果，関節軟骨および骨破壊が進行し関節拘縮や障害を引き起こす．

症状：臨床病型から多関節型，単関節型，全身型〔スティル(Still)病〕に分類される．

診断：6週間以上続いている関節炎があると本症が疑われるが，関節炎が6週未満のときは虹彩毛様体炎，リウマトイド反応陽性，朝のこわばり，関節屈曲拘縮，弛張熱とリウマトイド疹を認めることが JIA 診断のポイントである．

予後：幼児期発症の全身型とリウマトイド因子陽性の多関節型は遷延することがあるが，その他のタイプでは2～3年の経過で治癒可能である．

(3) 全身性エリテマトーデス(SLE)

定義：全身の諸臓器に対する自己抗体の出現と免疫複合体の存在による組織障害が多因子遺伝による遺伝的素因を背景に引き起こされる疾患である．

症状：特徴的な皮膚症状として頬部の蝶形紅斑，慢性円板状紅斑性狼瘡の発疹が紫外線や温度変化の影響で出やすい．次いで，口腔内潰瘍，レ

イノー現象，関節炎，ループス腎炎（浮腫，蛋白尿，血尿）が診断時の主な臨床症状である．時にけいれん発作・意識喪失・多発神経炎などの神経症状と抑うつ・情緒不安定などの精神症状を伴う．

診断：特徴的な症状に加えて，免疫学的異常（LE細胞，抗DNA抗体，抗Sm抗体，梅毒反応生物学的偽陽性），抗核抗体の出現などがみられる．

(4) 皮膚筋炎・多発性筋炎

定義：原発性の横紋筋の炎症性疾患で，近位筋群の筋痛を伴う対称性の筋力低下を特徴とする疾患である．

症状：皮膚症状としては，ヘリオトロープ疹（両上眼瞼部の紫紅色調の浮腫性紅斑），ゴットロン（Gottron）徴候（手指関節伸背面の赤紫色の紅斑）があり，ほかにレイノー現象，関節痛を認める．

診断：筋生検で筋線維の変性と血管周囲の炎症細胞浸潤を認める．免疫学的異常は抗Jo-1抗体陽性である．

(5) ヘノッホ-シェーンライン（Henoch-Schönlein）症候群

全身の小血管の壊死性血管炎による紫斑病である．皮膚症状，腹部症状，関節症状が三大主徴で，腎症状の有無が予後を左右する．

14 腎・泌尿器・生殖器疾患

A 基本的知識

1 腎・泌尿器の役割

体内の有害な物質や老廃物は尿によって体外に排出されるが，その尿を作って排泄する器官が腎・泌尿器である．泌尿器は，腎盂・腎杯から膀胱まで尿を運ぶ尿管，尿を貯留する膀胱，膀胱から体外に送る尿道からなる（図1-50）．

尿が作られる過程で，水分や栄養素，電解質などの再吸収が行われ，体液の浸透圧や循環血液量，電解質バランスが調節される．また重炭酸イオンの再吸収を調節することで，体の酸塩基平衡を保つ役割もある．

2 腎の構造

腎は，背中側の腹膜に接する左右一対の後腹膜臓器で，右腎が左腎より少し低い位置にある．外側に膨らみ内側にへこんだソラマメのような形をしていて，内側のへこみから尿管や腎動静脈が腎に交通する．縦断面では，皮質，髄質に分けられる（図1-51）．

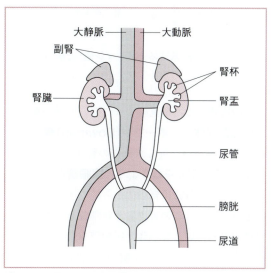

図1-50　腎，泌尿器の構成

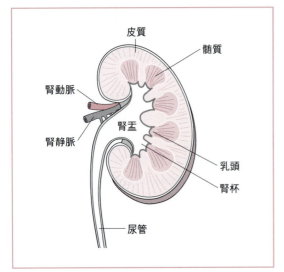

図 1-51　腎の皮質と髄質

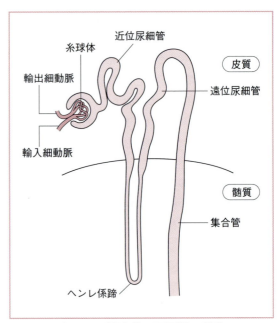

図 1-53　ネフロン(腎小体＋尿細管)の構造

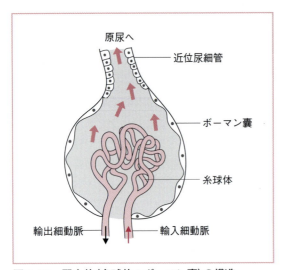

図 1-52　腎小体(糸球体＋ボーマン嚢)の構造

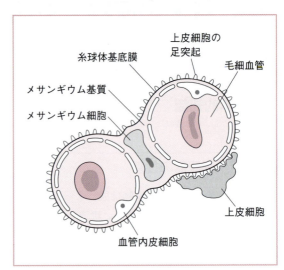

図 1-54　糸球体の構造

　腎の皮質には，糸玉のように細い血管が集まっている**糸球体**を，**ボーマン(Bowman)嚢**と呼ばれる袋状のもので包んだ構造の腎小体があり(図1-52)，その隙間を縫うように**尿細管**が走っている．また腎髄質には腎小体から続く尿細管が上下に走っている．この腎皮質と腎髄質をまたぐように構成されている腎小体と尿細管を合わせて**ネフロン**という(図1-53)．1個の腎には，このネフロンが約100万個あるといわれている．また，糸球体は血管内皮細胞，糸球体基底膜，上皮細胞，メサンギウム細胞とメサンギウム基質(毛細血管を束ねる細胞・支持組織)からなる(図1-54)．

3　尿を作るしくみ

　腎臓に流れ込んだ血液は，フィルターの役割をもつ糸球体においてボーマン嚢へ濾過される．そ

の量は通過血液の10％で，濾過された血液は原尿と呼ばれ，その量は成人で1日約170Lにも及ぶが，最終的に排泄される尿は1日約1.5Lであるので，原尿の99％以上は尿細管・集合管で再吸収されて静脈に入り，心臓に還流される．再吸収されなかった残りの成分が尿として体外に排泄される．

4 ホルモンの産生と分泌

糸球体からレニンを分泌することで，アンジオテンシン-アルドステロンを活性化し，血圧や尿量を調節している．また，腎間質細胞からエリスロポエチンを分泌し，骨髄での赤血球の産生を促進する．このため，腎障害が進行すると貧血になる（腎性貧血）．その他，腎の血流を調節するプロスタグランジンの産生や，近位尿細管でのカルシウムやリンの再吸収に重要なビタミンDの活性化など，さまざまなホルモンが産生され，内分泌代謝器官としても重要な役割を担っている．

5 排尿のしくみ

膀胱は尿を一時的に貯留するための伸縮性のある袋状の臓器で，成人では約500mLの容量がある．尿がある程度たまると膀胱の内圧が急上昇して膀胱内にあるセンサーがそれを感知し，内圧上昇の情報が脊髄を通じて大脳へ伝わる．これにより尿意を感じ，排尿を抑える指令が脳から出されるが，排尿の準備ができると脳からの抑制が解除され，膀胱が収縮して尿道括約筋が緩み，排尿が行われる（図1-55）．

Side Memo 20
小児で脱水になりやすいのはなぜ？

体液は体の液体成分で，成人の場合は体重の60％を占めるといわれていて，そのうち2/3が細胞内液，1/3が細胞外液に分けられる．細胞外液は，細胞外にある体液で，血漿や間質液のことをいう．細胞内液は細胞内にある体液で，細胞膜と間質を介して血漿との間で物質交換が行われている．小児は，体重の70～80％が体液であり，また細胞外液が多いという特徴がある．通常体液の喪失は細胞外液から始まるため，小児は脱水になりやすく，また体重当たりの不感蒸泄が多いこと，腎の機能の発達が十分でないことも関係している．

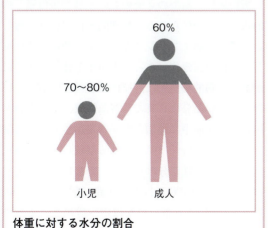

体重に対する水分の割合

Topics 13
レニン-アンジオテンシン-アルドステロン系

血液量の減少や血圧の低下があると，腎からレニンが分泌される．レニンは肝臓で分泌されるアンジオテンシノゲンを分解して，アンジオテンシンⅠを生成する．アンジオテンシンⅠはアンジオテンシン変換酵素（ACE）によって分解され，アンジオテンシンⅡという物質に変換される．このアンジオテンシンⅡは，全身の血管を収縮させて血圧を上昇させるとともに，副腎皮質からアルドステロンを分泌させる．アルドステロンは，腎に作用してナトリウムや水の再吸収の促進をして，体液量・血圧の上昇に働く．

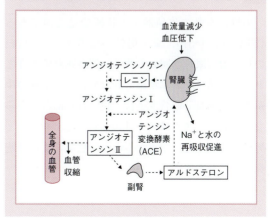

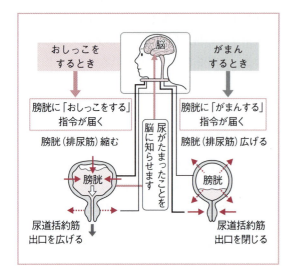

図1-55 排尿の調節

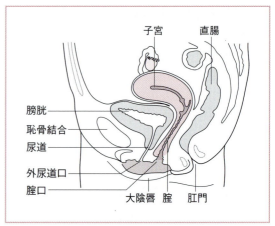

図1-57 女性生殖器

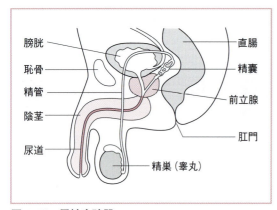

図1-56 男性生殖器

6 生殖器の構造

　男性，女性の生殖器を矢状断で見た図である（図1-56，1-57）．成人男性の尿道は15〜20 cmの長さで，尿を膀胱から体外へ運ぶ尿路であるとともに，精子を運ぶ精路も兼ねている．女性の生殖器は，卵巣，卵管，子宮，腟，外陰部などからなっている．また成人女性の尿道は2.5〜4 cmと男性に比べ短く，尿道からの上行感染による膀胱炎を起こしやすい．

B 症候

1 蛋白尿

　肉眼では**蛋白尿**の判断は難しいので，3歳児検尿や学校検尿で指摘されることが多い．最も正確な蛋白尿の評価方法は，24時間尿をためて1日の蛋白量を測定する方法だが，おむつをしている乳幼児や幼稚園や学校に通っている子どもが1日の尿をすべてためるのは難しいことが多いので，実際には起床時に行う早朝尿や外来に来たときに行う随時尿で評価する．

　蛋白尿は，治療の必要のない生理的蛋白尿と病的蛋白尿に分けられる．生理的蛋白尿には，激しい運動や発熱・ストレスなどによる機能性蛋白尿と，立位や前彎位によって出現する体位性蛋白尿がある．病的蛋白尿は，原因によって腎前性，腎性，腎後性に分けられる．腎前性は，全身性の疾患により血液中に増加した異常蛋白質が尿中に漏出するもの，腎性は障害される部位によって糸球体性と尿細管性に分けられる．腎後性は，腎実質に異常はないが腎盂以下の尿路（尿管，膀胱，尿道）の異常により蛋白質が尿中へ排出されるものをいう．

2 血尿

血尿は，糸球体から尿道までの尿路で尿中に血液が混入したときにみられる．肉眼的血尿と顕微鏡的血尿とに分類される．血尿の所見から出血部位を推定することができる．膀胱や尿道などの下部尿路からの出血の場合，尿は鮮紅色で凝血塊を伴うことが多い．一方，上部尿路の出血の場合は，尿の色は黒褐色で凝血塊を認めない．糸球体性の血尿の場合には，赤血球円柱を伴い，尿沈渣では赤血球の変形が観察される．

3 白血球尿(膿尿)，細菌尿

尿中に白血球が混入した状態を**白血球尿**(**膿尿**)と呼ぶ．白血球尿の多くは尿路感染症で，培養にて細菌が検出される．**細菌尿**は清潔に採取した尿(中間尿)の培養で有意な菌量(10^5 CFU/mL 以上)が検出された場合をいう．2歳ごろまではその差は少ないものの，大きくなると尿道の長さが短い女児のほうが男児に比べて尿路感染症が起こりやすい．

4 尿糖

正常では，ブドウ糖は近位尿細管でほぼ100％再吸収される．**尿糖**がみられるのは血糖値が上昇した場合(糖尿病)，近位尿細管障害によりブドウ糖の再吸収がうまく行えない場合〔腎性糖尿，ファンコーニ(Fanconi)症候群，尿細管間質性腎炎など〕である．

5 尿量の異常

多尿は，尿量が増加した状態で，成人では2.5 L/日，小児では2 L/日以上を多尿とする．多尿は水分の過剰摂取(心因性多尿)，水分の再吸収障害(中枢性尿崩症，腎性尿崩症)や浸透圧利尿(糖尿病など)によるものがある．乏尿・無尿とは，腎での尿生成の低下により尿量が減少した状態で，乏尿は400 mL/日以下，無尿は100 mL/日以下の場合をいう．また，腎で尿は作られており膀胱内にたまっているものの，尿道の閉塞により排泄できない状態を尿閉といい，乏尿・無尿とは区別される．

6 排尿障害

尿失禁は，自分の意思とは関係なく尿が漏れる状態で，腹圧上昇時や過活動膀胱，神経因性膀胱

Topics 14　ナットクラッカー現象

左腎静脈が大動脈と上腸間膜動脈の間で圧迫されて左腎のうっ血をきたした状態をいう．うっ血した左腎静脈は静脈洞と腎杯の間に短絡路を形成し，血尿の原因となる．

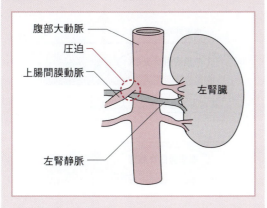

Side Memo 21　夜尿症とは

夜尿は，寝ているとき，しらずしらずのうちに布団の中で尿を漏らしてしまうことをいう．これは夜寝ている間に作られる尿の量と，その尿をためる膀胱の大きさのバランスがとれないために起こる．おねしょと夜尿症は，夜寝ている間に無意識に排尿してしまうという点は同じだが，その違いのポイントは年齢である．幼児期の夜尿をおねしょといい，5～6歳(小学校入学前後)以降の夜尿を夜尿症という．夜尿症患者の人数は，幼稚園年長児で約15％，小学校3年生で約8％，小学校5～6年生で約5％と頻度の高い疾患である．

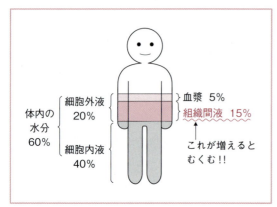

図1-58 体液の組成

などでみられる．**排尿困難**とは，自分の意思に反して排尿しにくい状態で，尿道・膀胱の機能低下，前立腺肥大，神経因性膀胱などでみられる．**頻尿**は，排尿回数が多い状態で，膀胱炎や前立腺肥大でみられる．**排尿痛**は，排尿に伴う疼痛で，尿路の炎症，尿路結石などでみられる．

7 浮腫

浮腫とは，細胞外液（組織間液と血漿）のうち組織間液が過剰に増加した状態をいう（図1-58）．眼瞼，顔面，下腿脛骨前面など，組織圧の低いところから現れやすい．指圧により圧痕を生じる．浮腫の主な原因は，循環血液量増加と低蛋白血症である．急性腎炎・腎不全では，糸球体濾過値が低下し，水や塩分の排泄が障害され，体内の水分が増加し，浮腫を生じる．ネフローゼ症候群などの低蛋白血症では，血管内の膠質浸透圧が低下し，血管内から血管外へ移動する水分量が増加し，浮腫を生じる．

8 高血圧

原因の明らかな高血圧を二次性高血圧，原因の不明な高血圧を本態性高血圧と呼ぶが，成人に比較して小児では二次性高血圧の比率が高く，なかでも腎疾患に起因する高血圧が多い．腎疾患における高血圧は腎からの水分・ナトリウム排泄低下によって循環血液量が増加する場合（急性腎炎，腎不全）と，腎動脈狭窄によるレニン-アンジオテンシン系の亢進（腎血管性高血圧など）による場合が多い．

C 検査

1 尿検査

排尿コントロールできる年齢では，中間尿をとる．乳幼児の場合には，採尿パックを貼付して採尿する．蛋白尿の定量や，腎機能検査のために24時間蓄尿を行う場合もある．試験紙によりpH，蛋白，潜血，白血球，ブドウ糖，ケトン体などを判定する．また，尿を遠心して得られた沈渣中の赤血球，白血球，上皮細胞などの細胞成分や結晶成分，円柱を顕微鏡で観察する．尿路感染

 Topics 15 膠質浸透圧

濃度の違う液体が半透膜を介して接しているときに生じる圧を浸透圧というが，生体では血管がこの半透膜の働きをし，主に蛋白質の濃度によって浸透圧が働いている．これを膠質浸透圧といい，細胞間隙から血管内に水を引き付ける役割をしている．

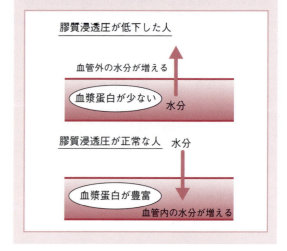

症が疑われるときには，原因菌特定のため尿培養検査を行う．尿細管機能検査のため，尿中低分子蛋白尿，尿糖，尿中アミノ酸，電解質の測定を行う．

2 腎機能検査

腎機能は，腎血流量(RBF)，糸球体濾過量(GFR)，近位尿細管機能，遠位尿細管・集合管機能で評価され，それぞれの機能を反映する検査がある．臨床的に，GFRが腎機能の指標としてよく用いられる．

3 超音波検査

非侵襲的でかつ簡便であるため，形態異常の疑われる小児腎・泌尿器疾患に対しては最初に行われるべき検査である．結石や血管系の異常にも有用である．

4 X線検査

腹部単純撮影(KUB)：腎の位置，大きさ，輪郭，石灰化病変(腎，尿管，膀胱結石)の有無などを評価する．

経静脈性腎盂造影(IVP)：静注された造影剤が，尿へ排泄される様子を撮影する．腎の大きさ，腎盂・腎杯の形，排泄機能，尿管の走行などを評価する．

排尿時膀胱尿道造影(VCUG)：膀胱へ造影剤を注入し，排尿するときに撮影する．膀胱・尿道の形態，膀胱尿管逆流の有無と程度，残尿の有無などを評価する．

5 核医学検査

放射性物質で標識した腎排泄性の薬剤を体内に投与すると，その薬剤が腎へ集まり尿路に排泄される．その放射線を高感度カメラでとらえて，腎の形態や機能を評価する．左右それぞれの腎機能の評価が可能である．腎奇形，腎嚢胞，低形成腎，水腎症，腎瘢痕，急性腎盂腎炎などの診断に有用である．

6 腎生検

腎臓の一部を取り病理診断をする検査である．腎疾患の診断，治療方針の決定，予後や治療効果

 Topics 16 糸球体濾過量(GFR)

糸球体が，1分当たりどれくらいの血液を濾過することができるかを表す数値をいう．厳密に測定するにはイヌリン・クリアランスを用いるが，医療の現場ではクレアチニン・クリアランスまたは採血のみでGFRを推定する**eGFR**(estimated GFR；推定糸球体濾過率)で代用することが多い．小児では以前シュワルツの式が汎用されていたが，日本人と欧米人の体格や腎機能の差から小児の評価に適切でないと考えられ，現在は**日本人小児のGFR推算式**が報告されている．

① 5次式(2歳以上19歳未満)
身長をHt(m)として血清Cr基準値を算出し，それを基にeGFRを算出する．

$$eGFR(mL/min/1.73\ m^2) = 110.2 \times \frac{血清Cr基準値(mg/dL)}{血清Cr実測値(mg/dL)} + 2.93$$

〈血清Cr基準値(mg/dL)〉
男児：$-1.259\ Ht^5 + 7.815\ Ht^4 - 18.57\ Ht^3 + 21.39\ Ht^2 - 11.71\ Ht + 2.628$
女児：$-4.536\ Ht^5 + 27.16\ Ht^4 - 63.47\ Ht^3 + 72.43\ Ht^2 - 40.06\ Ht + 8.778$

② 簡易式(2歳以上12歳未満)

$$eGFR(mL/min/1.73\ m^2) = 0.35 \times \frac{身長(m)}{血清Cr(mg/dL)} \times 100$$

①の式は複雑な式であるが，テンプレートを利用すれば容易に使用可能である．したがって基本的には①式を使い，ベッドサイドなどで②簡易式を使用する．

表 1-44　糸球体疾患の臨床症候分類と特徴

臨床症候分類	臨床的特徴	腎機能低下速度	主な疾患
1. 急性腎炎症候群	急性に発症する血尿，蛋白尿，高血圧，浮腫を呈する症候群．小児では，A群β溶連菌感染後急性糸球体腎炎が圧倒的に多い．	日の単位	溶連菌感染後急性糸球体腎炎
2. 急速進行性腎炎症候群	急性に肉眼的血尿や蛋白尿が出現し，数週から数か月の経過で末期腎不全に陥る．	週・月の単位	半月体形成性糸球体腎炎
3. 無症候性蛋白尿・血尿	検診などで顕微鏡的血尿を指摘されたり，突然肉眼的血尿がみられ気づくもので，蛋白尿は認めないか微量で，他の腎炎症候群の症状は有さない．	低下することは少ない．	良性家族性血尿
4. 慢性腎炎症候群	蛋白尿，血尿が持続し，経過中に高血圧や浮腫が認められ，徐々に腎不全に進行する症候群．一般に尿異常所見（蛋白尿，血尿）が1年以上持続して存在するものをさす．	数年・数十年の単位	IgA腎症 膜性増殖性糸球体腎炎 紫斑病性腎炎 ループス腎炎 Alport症候群
5. ネフローゼ症候群	大量の蛋白尿，浮腫，低アルブミン血症および脂質異常症を呈する症候群．	小児に多い微小変化型は腎機能が低下することは少ない．	微小変化型ネフローゼ症候群 巣状糸球体硬化症

の判定をするために行う．超音波検査で腎臓の位置を確認して，生検用の針で経皮的に組織をとる．年少児の場合には，全身麻酔下で行う．

7 膀胱鏡

経尿道的に膀胱に挿入し，膀胱や尿道の内腔を観察する内視鏡である．膀胱がんや血尿，排尿障害の原因精査などに用いられ，検査だけでなく治療も行う．

D 糸球体疾患

糸球体疾患は，糸球体に病変が生じる疾患で，臨床症状や経過から臨床症候分類される（表 1-44）．また病理所見による組織学的分類もあり，臨床症候診断名と病理組織学的診断名には，頻度の高い組み合わせがある（表 1-45）．

1 急性腎炎症候群

血尿，蛋白尿，高血圧，浮腫，乏尿などが出現し，日の単位で経過するもの．小児では次に述べるA群β溶血性レンサ球菌感染後のものが圧倒的に多い．

1）溶連菌感染後急性糸球体腎炎

A群β溶血性レンサ球菌（溶連菌）感染から1～2週間後に突然，血尿，蛋白尿，高血圧，浮腫，乏尿を認める腎炎である．好発年齢は5～12歳で，先行感染としての溶連菌感染症の証明と，臨床症状から診断する．検査所見は，血清クレアチニン，尿素窒素上昇，ASO・ASKなど溶連菌に対する抗体価の上昇，血清補体価の低下などがみられる．組織診断としては，管内増殖性糸球体腎炎を示すことが多い．治療としては，急性期には安静と食事療法（塩分・水分制限）および利尿薬や降圧薬の投与を必要に応じて行う．また，溶連菌に対しては主としてペニシリン系の抗菌薬を投与する．比較的予後のよい疾患だが，時に血尿，蛋

表 1-45　糸球体疾患の臨床症候分類と病理組織学的分類の関係

病理組織学的分類＼臨床症候分類	急性腎炎症候群	急速進行性腎炎症候群	無症候性蛋白尿・血尿	慢性腎炎症候群	ネフローゼ症候群
微小糸球体病変			○		◎
巣状分節性糸球体硬化症				○	◎
管内増殖性糸球体腎炎	◎				
メサンギウム増殖性糸球体腎炎	○		◎	◎	○
半月体形成性糸球体腎炎		◎		○	
膜性腎症				○	◎
膜性増殖性糸球体腎炎	○	○		○	◎

◎：頻度の高い組み合わせ，○：◎ほどではないが比較的みられる組み合わせ，なし：あまりみられない組み合わせ

白尿が遷延し，腎機能障害が残ることもある．

2　急速進行性腎炎症候群

急性に肉眼的血尿や蛋白尿が出現し，数週から数か月の経過で腎不全に陥る腎炎である．

1）半月体形成性糸球体腎炎

好発年齢は中高年で，発熱，全身倦怠感などの全身症状とともに，血尿，蛋白尿，浮腫，高血圧などがみられる．臨床経過にて疑われ，腎生検にて確定される．病理組織学的には著明な半月体形成が特徴である．予後不良な疾患であり，早期診断・早期治療が重要である．ステロイドに加え，免疫抑制薬，抗凝固薬，抗血小板薬を併用する．

3　無症候性蛋白尿・血尿

蛋白尿，血尿あるいはその両者が持続して認められ，浮腫や高血圧などの臨床症状や腎機能低下が認められないものをいう．IgA 腎症など慢性に経過する疾患の初期であることもあるため，定期的な検診が必要である．

4　慢性腎炎症候群

蛋白尿，血尿が 1 年以上持続し，経過中に高血圧や浮腫が認められ，徐々に腎不全に進行するものをいう．次に述べる IgA 腎症は，慢性腎炎症候群を呈することが多い．

1）IgA 腎症

健康診断などでの顕微鏡的血尿や蛋白尿の指摘，また感冒時の肉眼的血尿により発見される．一般に経過は緩慢であるが，20 年の経過で約 40％が末期腎不全に進行する．半数で血清 IgA 値が高値となる．腎の糸球体メサンギウム領域と血管係蹄に IgA 免疫複合体が顆粒状に沈着する腎炎であり，病理組織学的には，メサンギウム増殖性糸球体腎炎を示す．治療としては，ステロイド，免疫抑制薬，抗凝固薬を組み合わせて治療を行う．高血圧には降圧薬を投与する．予後は自然にあるいは治療により尿所見が正常化するものから，蛋白尿の悪化，腎機能の低下をきたして末期腎不全に至るものまでさまざまである．

5　ネフローゼ症候群

高度の蛋白尿と低蛋白血症を主症状とする症候群で，浮腫，脂質異常症を伴うことが多い．診断

表 1-46 小児ネフローゼ症候群の診断基準

1. 高度蛋白尿
   夜間蓄尿で 40 mg/hr/m² 以上または早朝尿で尿蛋白クレアチニン比 2.0 g/gCr 以上.
2. 低アルブミン血症
   血清アルブミン 2.5 g/dL 以下

1 と 2 を両方満たす

基準を表 1-46 に示す．病理組織学的には，小児のネフローゼ症候群の 80〜90％が微小変化型ネフローゼ症候群，5〜10％が巣状分節性糸球体硬化症であり，残りを膜性腎症，膜性増殖性糸球体腎炎などが占める．

1) 微小変化型ネフローゼ症候群

好発年齢は小児（特に 3〜6 歳）・若年者であり，急激な浮腫の出現，体重増加，高度の蛋白尿がみられる．血尿はほとんどみられない．病理組織学的には，糸球体病変が軽微な微小糸球体病変を示す．浮腫に対して，安静と食事療法（塩分・水分制限）を行う．ステロイドが有効であるが，ステロイドの減量・中止後の再発も多い．ステロイドが効かない場合や再発を繰り返す場合，免疫抑制薬を併用する．

2) 巣状分節性糸球体硬化症

好発年齢は若年者であり，急激な浮腫の出現，体重増加がみられる．急性発症のネフローゼ症候群として発症することが多い．病理組織学的には，一部の糸球体（巣状）に分節性（糸球体の中の一部分）の硬化性病変を認める疾患をいう．微小変化型ネフローゼ症候群と違い，ステロイド抵抗性を示すことが多く，その場合は免疫抑制薬を併用する．治療に反応しない場合，数年の経過で末期腎不全に至る例が多い．

E 全身性疾患に伴う腎障害

1 紫斑病性腎炎

ヘノッホ-シェーンライン（Henoch-Schönlein）紫斑病に合併する糸球体腎炎である．ヘノッホ-シェーンライン紫斑病は，好発年齢は 3〜10 歳であり，約 50％の症例で風邪などの先行感染を認める．紫斑，腹痛，関節痛を三主徴とし，約半数に腎炎の合併がみられる．腎炎は，紫斑出現後 1 か月以内に発症することが多い．尿検査で，血尿や蛋白尿が指摘されるのみで自覚症状がない場合は自然治癒することが多いが，急性腎炎症候群やネフローゼ症候群で発症する場合では，浮腫や高血圧がみられ，腎不全に進行することもある．病理組織学的には，メサンギウム領域への IgA 免疫複合体の沈着がみられ，IgA 腎症と同様の病理所見を示す．治療は腎炎の重症度に応じて，ステロイドや免疫抑制薬，抗血小板薬，抗凝固薬を使用する．

2 ループス腎炎

全身性エリテマトーデス（SLE）に合併する腎炎である．小児期 SLE の 90％以上の症例で腎炎を発症する．急性腎炎症候群，急速進行性腎炎症候群，無症候性蛋白尿・血尿，慢性腎炎症候群，ネフローゼ症候群などさまざまな症候を示し，腎不全に至ることがある．持続する血清補体価の低下は，腎病変の進行と一致するため，ループス腎炎の活動性の指標となる．治療はステロイドと免疫抑制薬を主体とし，一般に難治性で長い経過をとる．

3 溶血性尿毒症症候群

血小板減少，溶血性貧血，急性腎不全を三徴と

する症候群のことで，多くは腸管出血性大腸菌が産生する志賀毒素(別名，ベロ毒素)が原因となる．血便を伴う下痢，嘔吐，腹痛，発熱をきたす腸管出血性大腸炎に引き続き，数%～10%の頻度で溶血性尿毒症症候群を発症する．症状としては，血小板減少に伴う出血症状(鼻血・歯茎の出血，全身のあざなど)，赤血球減少に伴う貧血症状，腎機能低下による症状(乏尿，血尿，浮腫，高血圧など)，時に脳症(意識障害，けいれん)がみられることもある．治療としては，輸液，降圧療法，血液浄化療法などが行われる．

F 遺伝性腎疾患

1 アルポート(Alport)症候群

難聴や視力障害を伴う遺伝性の糸球体腎炎をいう．X連鎖優性遺伝が最も多い．病因は糸球体基底膜を構成するIV型コラーゲンの遺伝子異常である．乳幼児に顕微鏡的，時に肉眼的血尿で発見され，加齢とともに蛋白尿が出現し，ネフローゼ症候群を呈することもある．電子顕微鏡所見は特異的で，糸球体基底膜の肥厚がみられる．根本治療はなく，男性は30歳代までに末期腎不全になる確率が高い．女性患者の進行は遅いが，中年期以降に腎不全に進行することも珍しくなく，蛋白尿が持続する症例では注意が必要である．

2 良性家族性血尿

糸球体基底膜の菲薄化を特徴とする遺伝性疾患である．常染色体優性遺伝が多い．検診の尿検査で顕微鏡的血尿を指摘され，発見されることが多い．一般に血尿が主体で蛋白尿はみられないか軽度であり，腎機能が低下することは少ない．家族内に反復性または持続性血尿の集積がみられる．長期予後は良好で，基本的には治療は不要である．

G 尿細管・間質性疾患

1 尿細管機能障害

近位尿細管はブドウ糖，アミノ酸，リンの大部分を再吸収し，近位・遠位尿細管ともに酸塩基平衡を保つ役割をしている．この尿細管機能に異常があると血液の成分の異常をきたし，症状を引き起こす．尿細管機能障害の疾患を表1-47にまとめた．

2 尿細管間質性腎炎

腎の尿細管と間質に炎症をきたす病態の総称をいう．発症様式により，急性と慢性に分類できる．原因としては，薬剤，感染症，自己免疫性疾患などであるが，頻度としては薬剤性(抗菌薬，非ステロイド性抗炎症薬，シスプラチンなど)が多い．急性尿細管間質性腎炎は，しばしば数日～数か月で発症し，急激に腎機能が低下していく．典型例では，発熱，発疹，関節痛がみられ，稀に腎臓腫大による側腹部痛がみられる．慢性尿細管間質性腎炎は，病変が慢性に経過して間質の線維化が進行し，徐々に腎機能が低下する．治療としては，原因となっている病気の治療を行う．薬剤が原因の場合は，薬剤の中止を基本とする．

H 腎不全

腎不全とは，糸球体濾過量の低下を中心とした腎機能障害がある状態をいう．腎不全状態出現の経過により，急性腎不全と慢性腎不全に分けられる．また近年，急性腎不全，慢性腎不全に至る前に，より早期から腎機能障害を疾患としてとらえるための概念である急性腎障害(AKI)，慢性腎臓

表1-47 尿細管疾患

	概念	症状	治療
遠位尿細管性アシドーシス（Ⅰ型）	遠位尿細管におけるH⁺の排泄障害により代謝性アシドーシスを呈する疾患．	尿濃縮障害による多飲，多尿，腎石灰化，くる病，低カリウム血症	アルカリ療法 カリウムの補充
近位尿細管性アシドーシス（Ⅱ型）	近位尿細管におけるHCO₃⁻の再吸収障害により代謝性アシドーシスを呈する疾患．	多くはファンコーニ症候群の一症状として発症する．成長障害が主症状である．	アルカリ療法
ファンコーニ(Fanconi)症候群	近位尿細管のさまざまな機能が同時に障害されて発症する．(HCO₃⁻，ブドウ糖，リン酸，アミノ酸の再吸収障害)	腎性糖尿，アミノ酸尿，低リン血症，近位尿細管性アシドーシス，低カリウム血症などがみられる．	アルカリ療法 リンの補充
腎性糖尿	近位尿細管におけるブドウ糖の再吸収障害のため，血糖値は正常であるが，尿糖がみられる疾患．	自覚症状を欠く	特に治療は要しない．
アミノ酸転送異常	近位尿細管におけるアミノ酸再吸収障害により，尿中にアミノ酸が排泄される疾患．	アミノ酸の種類により異なる．ハートナップ病（日光過敏症，小脳症状） シスチン尿症（尿路結石）など．	ニコチン酸投与 水分摂取，アルカリ剤による腎結石予防．
低リン血症性ビタミンD抵抗性くる病	近位尿細管における無機リンの再吸収障害により，低リン血症，くる病を呈する疾患．	くる病の徴候	リンの補充
腎性尿崩症	集合管の抗利尿ホルモンに対する反応性が先天的に低下していて尿の濃縮力が低下する疾患．	多飲，多尿	水分摂取による，脱水症と高電解質血症の改善．

病(CKD)という概念が提唱されている．

1 急性腎不全/急性腎障害(AKI)

　腎機能が数日ないし数時間の経過で低下して，体液の恒常性を維持できなくなった状態をいう．
　腎機能障害の原因となる障害部位がどこにあるかにより，腎前性腎不全，腎性腎不全，腎後性腎不全に分類する．乏尿で発見されることが多い．血液生化学的所見（尿素窒素や血清クレアチニンの上昇，血清カリウムの上昇，代謝性アシドーシス），病歴，臨床症状から診断される．障害部位を鑑別し，適切な治療を行う（表1-48）．一方，急性腎不全と診断されたときには，すでに重症であることが多く，その定義もさまざまであった．そのため，より軽度な腎障害を含めた幅広い病態として，**急性腎障害(AKI)** という概念が広まっている（表1-49）．AKIは必ずしも完全に回復する病態ではなく，腎機能改善が不完全で慢性腎臓病(CKD)となったり，透析が必要な末期腎不全となることもありうる．

2 慢性腎不全/慢性腎臓病(CKD)

　何らかの腎疾患によって徐々に腎機能が低下し，末期腎不全に至る疾患概念として慢性腎不全が定義されてきた．**慢性腎臓病(CKD)** とは，腎障害が慢性的に持続する病態すべてをとらえる新しい概念で，従来の慢性腎不全の概念で疾病としてとらえられていなかった早期の症例に対して治療・介入を行うことで，より効果的に進行の防止を図ることができるようになった．CKDの診断は，糸球体濾過量(GFR)で表される腎機能の低下があるか，もしくは腎臓の障害を示唆する所見

14 腎・泌尿器・生殖器疾患

表1-48 急性腎不全の分類

	概念	原因	治療
腎前性急性腎不全	腎血流量の減少により, 腎糸球体濾過量の低下が生じて引き起こされる腎不全.	脱水, 失血, ショック, 心不全など.	心不全以外では, 輸液, 輸血などを行う. 心不全では, 利尿薬, 強心薬などの投与を行う.
腎性急性腎不全	腎実質の障害により発症する腎不全.	原発性糸球体疾患, 急性間質性腎炎など.	①高血圧, 心不全, 肺水腫, ②電解質異常, ③代謝性アシドーシスなどに対しての治療を行う. 保存的療法で効果ない場合には, 透析療法の適応となる.
腎後性急性腎不全	腎盂以降の尿路の閉塞が原因で引き起こされる腎不全.	腎盂腫瘍, 尿路奇形, 尿路結石など.	小児泌尿器科との連携により適切な処置を行う.

表1-49 急性腎障害(AKI)の定義

以下のうちのいずれかにより定義される.

- 48時間以内に血清Cr値が≧0.3 mg/dL上昇した場合

または

- 血清Cr値がそれ以前7日以内に判っていたか予想される基礎値より≧1.5倍の増加があった場合

または

- 尿量が6時間にわたって＜0.5 mL/kg/時間に減少した場合

〔KDIGO分類より〕

が慢性的に(3か月以上)持続するものと定義される. 腎臓の障害を示唆する所見としては, 蛋白尿が最も重要である. 原因, 腎機能, 蛋白尿で重症度分類を行い, そのステージに合わせて適切な診療を行う. 小児で慢性腎不全に至る原因疾患としては, 先天性腎尿路異常(低形成腎など)が多い. 初期は無症状であるが, 進行すると腎性貧血, 成長障害, 高血圧がみられ, さらに進むと浮腫, 乏尿, 心不全, 意識障害をきたす. 慢性腎臓病の治療目的は, QOLが著しく低下する末期腎不全への進展を抑制することであり, 生活管理や食事療法, 薬物治療が行われる. 保存的療法で生体の恒常性が維持できない場合には, 透析療法や腎移植の適応となる.

I 腫瘍

1 ウィルムス(Wilms)腫瘍

小児腎腫瘍の中で最も頻度が高く, 90%を占めている. 発生学的には中胚葉の後腎芽組織に由来する腫瘍である. 幼児に多く, さまざまな奇形を伴い, 多くの症候群に出現することが多いという特徴がある. 症状としては, 腹部腫瘤と腹部膨隆が最も多い. 治療方法としては, 手術療法, 化学療法, 放射線療法がある.

J 尿路感染症

腎, 尿管, 膀胱, 尿道に生じた感染症である. 尿路奇形や膀胱尿管逆流などの基礎疾患がある"複雑性"と, 基礎疾患のない"単純性"に分類される. 同時に, 感染部位により上部尿路感染症(腎盂腎炎)と下部尿路感染症(膀胱炎, 尿道炎)に分けられる. 上部尿路感染症では, 発熱, 腰背部の鈍痛, 強い倦怠感がみられる. 新生児や乳児では腎尿路の症状に乏しいのが特徴で, 発熱や不機嫌, 哺乳不良などの非特異的なものがほとんどである. 下部尿路感染症の膀胱炎では, 膀胱刺

激症状（頻尿，排尿痛，残尿感）を訴え，発熱はみられないことが多い．尿中細菌の定量培養で 10^5 CFU/mL 以上の単一細菌が検出されたら起炎菌と判断する．起炎菌は大腸菌が最も多く，適切な抗菌薬の投与を行う．

1 出血性膀胱炎

激しい膀胱刺激症状（頻尿，排尿痛，残尿感）と肉眼的血尿・膿尿を呈する．原因はアデノウイルス感染によるものが多いが，免疫抑制薬によって起こることもある．

K 腎・尿路の先天異常

1 多発性囊胞腎

多数の囊胞が両側の腎臓に生じ，腎機能が徐々に低下し腎不全に至る遺伝性疾患である．常染色体劣性遺伝形式をとるものと常染色体優性遺伝形式をとるものに大別される．常染色体劣性多発性囊胞腎（ARPKD）は幼児型と呼ばれるもので，すべての集合管が拡張して腎内に小囊胞が多発した形態をとる．生後まもなく腹部腫瘤で発見され，新生児期から乳児期に腎不全に至る場合がある．常染色体優性多発性囊胞腎（ADPKD）は成人型と呼ばれるもので，皮質・髄質に大小さまざまな囊胞が多発する．約半数が肝囊胞を伴い，その他の臓器にも囊胞を伴うことがある．約70歳までに半数の患者が末期腎不全に至る（図1-59）．

2 馬蹄腎

左右の腎が融合している形態異常を融合腎という．その中で腎の下部が融合しているものが多く，馬の蹄鉄に似た形であることから馬蹄腎と呼ぶ．結合部が尿管を圧迫して通過障害を起こしや

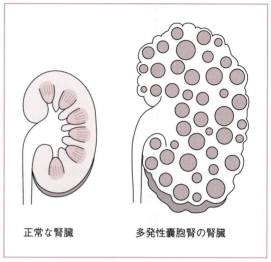

図1-59 多発性囊胞腎

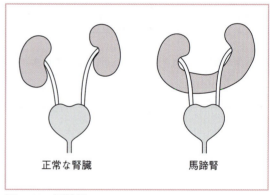

図1-60 馬蹄腎

すく，水腎症，尿路結石，尿路感染症を合併することがある（図1-60）．

3 先天性水腎症

先天的な腎盂尿管移行部の狭窄により，腎盂・腎杯の拡張した状態である．無症状で経過し年齢とともに改善することが多い．定期的に検査をし，腎障害の徴候が出てきた場合や腹痛などの症状が出た場合には手術を行う（図1-61）．

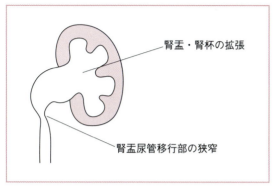

図1-61　先天性水腎症

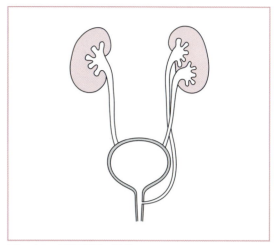

図1-62　重複腎盂・尿管

4　重複腎盂・尿管

　1つの腎に対し腎盂および尿管が重複して存在する異常をいう．2本の尿管が別々に膀胱に開口する完全型と，途中で1本にまとまる不完全型とがある．完全型では，上位腎盂からの尿管は膀胱の下内側に，下位腎盂からの尿管は膀胱の上外側に開口する(Weigert-Meyerの法則)．この疾患は，次に述べる尿管異所性開口や尿管瘤などの異常を互いに合併しやすく，膀胱尿管逆流も生じやすいため，さまざまな症状を呈する(図1-62)．

5　尿管異所性開口

　尿管が本来の膀胱内ではなく，膀胱頸部や膀胱外に開口するものをいう．女児に多く，尿路感染症や持続的な尿失禁で発見されることが多い．

6　尿管瘤

　尿管の下端が瘤状に膨らんだ状態で，尿の通過障害のため水腎水尿管となる．膀胱尿管逆流を伴うことが多く，尿路感染症の頻度が高い．尿管瘤が尿道に落ち込んで排尿困難になることもある．

7　膀胱尿管逆流

　膀胱と尿管の接合部にある逆流防止機能の異常により，膀胱内の尿が尿管に逆流する現象である．膀胱尿管逆流自体は無症状であるが，尿路感染症を発症しやすい．多くが尿路感染症(特に上部尿路感染症)を契機に，超音波検査やVCUG(排尿時膀胱尿道造影)を行って発見される．膀胱から尿管への逆流の程度により5段階に分類されている(図1-63)．自然治癒する可能性があり，保存的に経過観察する場合は少量の抗菌薬を予防的に投与する場合もある．膀胱尿管逆流が持続する場合や尿路異常を伴うものは手術適応となる．

L　生殖器疾患

1　停留精巣

　精巣は，発生過程において陰嚢内に下降するが，陰嚢に達しなかった場合をいう．1歳までに自然に下降することが多い．治療としては，陰嚢内精巣固定術を行う．放置すると将来，不妊症や悪性腫瘍を発生する可能性がある(図1-64)．

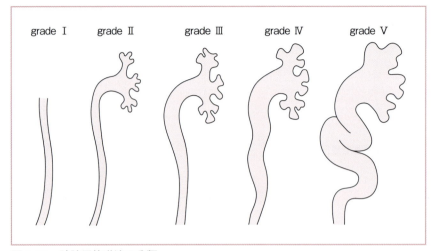

図 1-63 膀胱尿管逆流の分類

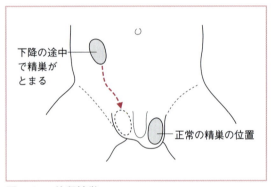

図 1-64 停留精巣

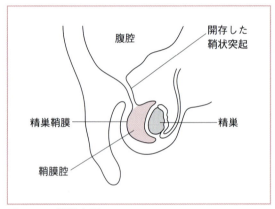

図 1-65 精巣水腫

2 精巣水腫

精巣周囲の固有鞘膜内に漿液が貯留した状態で，透光性・弾力性のある無痛性腫瘤として触知する．鞘状突起が開存し，腹腔内の漿液がたまったものを交通性といい，陰囊内の病変(外傷や炎症)に伴い滲出液がたまったものを非交通性という．小児では交通性陰囊水腫がほとんどであり，自然治癒することが多い(図 1-65)．

3 精巣捻転

精巣の軸捻転で，新生児期と思春期に多い．発赤，腫脹，疼痛を呈し，放置すると壊死に陥る．

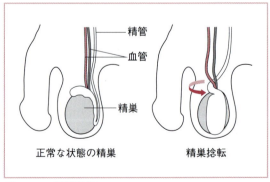

図 1-66 精巣捻転

用手困難な場合は，緊急手術として整復と固定術を行う(図 1-66)．

4 尿道下裂

尿の出口が陰茎の先より根元側にあるものをいう．排尿するときに飛び散ったり，立位での排尿ができないことがある．陰茎が曲がっていることが多く，性交困難につながる．手術は1～2歳で行うのが一般的である．

5 包茎

包茎は，包皮が亀頭を覆っている状態で，乳幼児では生理的である．包茎輪が狭く亀頭が露出できないものを真性包茎，用手的に露出できるものを仮性包茎という．一般的に子どもの包茎はほとんど治療を必要としないが，排尿障害を呈するもの，亀頭包皮炎や尿路感染症を繰り返すものは手術を行う．

6 亀頭包皮炎

亀頭包皮炎は，亀頭と包皮の間に恥垢がたまりやすいため，細菌感染を起こし，発赤・腫脹がみられ，痛みや排尿痛を訴える．

15 血液疾患・悪性腫瘍

A 貧血

何らかの原因で血液中の赤血球数が減少するか，ヘモグロビン濃度が低下することを貧血という．小児期の貧血は頻度が高く，顔色不良，何となく元気がないなどが主症状であることが多い．原因は，①赤血球の形成の低下による低形成性貧血，②失血・出血による貧血，③赤血球の破壊亢進による溶血性貧血に大別される．

1 低形成性貧血

要素欠乏性，骨髄機能抑制，骨髄の器質的障害，二次的骨髄障害，骨髄幹細胞の量的・質的異常に分けられる．要素欠乏性は鉄欠乏性貧血，巨赤芽球性貧血（ビタミンB_{12}，葉酸欠乏）などである．貯蔵鉄は生後6か月で使い果たされるため，鉄欠乏性貧血は特に頻度が高く，MCV低値，ヘモグロビン低値のほかに血清鉄，フェリチン値も低くなる．巨赤芽球性貧血はビタミンB_{12}または葉酸欠乏によって生じ，大球性貧血を呈する．治療は不足した物質の補充である．

骨髄幹細胞の量的・質的異常には再生不良性貧血，骨髄異形成症候群などがあてはまる．先天性のものにはファンコーニ(Fanconi)貧血，ダイアモンド-ブラックファン(Diamond-Blackfan)貧血がある．後天性には特発性のほか，薬剤，化学物質，放射線，肝炎後などが原因となる．治療は原因の除去，輸血による支持療法，造血回復（免疫抑制，骨髄移植など）である．

2 失血・出血による貧血

急性・慢性，体外・体内に分けられる．

3 溶血性貧血

赤血球膜の異常，赤血球酵素異常，ヘモグロビンの異常，免疫機序による溶血，赤血球破砕症候群に分けられる．

B 出血性疾患

誘因なく，あるいは些細な外傷や打撲により出血しやすく，いったん出血すると止血が困難な状態をさす．出血は，①血小板の異常，②凝固因子・線溶因子の異常，③血管壁の異常の3つに大別され，これらが重複していることもある．先天性と後天性に分けられるが，先天性は稀である．

1 先天性疾患

血小板無力症，血友病，結合織異常などがある．**血友病**Aは第Ⅷ因子欠乏，血友病Bは第Ⅸ因子欠乏によって起こる．伴性劣性遺伝または孤発で男児のみに発症する．生涯にわたって欠乏因子の補充が必要となる．

2 後天性疾患

小児では**特発性血小板減少性紫斑病**，**アレルギー性紫斑病**の頻度が高い．特発性血小板減少性紫斑病では著明な血小板数の低下が認められるが，凝固因子などには異常が認められないのが特徴である．血小板数2万/μL以下では口腔内の粘膜出血が顕著となり，頭蓋内出血の危険がある．8割は半年以内に治癒する急性型であるが，年長になるほど6か月以上遷延する慢性型が多くなる．急性型ではガンマグロブリンの点滴静注が効果的である．

アレルギー性紫斑病は血管炎の一種で，先行感染の後2〜3週間して足関節の浮腫を伴った下腿の紫斑で発症することが多い．紫斑は特に下腿後面にやや隆起して出現するのが特徴である．5, 6歳の児に好発する．腹痛や腎障害を伴うことがあり，特に年長児では腹痛が紫斑に先行して出現することがあるため診断に難渋する．

乳児では**ビタミンK欠乏による出血**を起こすことがあり，頭蓋内出血や消化管出血など重篤な出血になりやすい．母乳中のビタミンKは人工乳と比較して少ないことが知られており，産科退院前や1か月健診でビタミンKシロップを内服させている医療機関が多い．

C 白血病

白血病は小児の悪性腫瘍で最も多く，わが国では15歳以下の小児から年間約800人の白血病が発生している．特にダウン症候群，染色体脆弱症候群の一部で発症頻度が高くなる．急性リンパ球性白血病（ALL）が75％，急性骨髄性白血病（AML）が20％，慢性骨髄性白血病や分類不能が5％である．

主な症状は白血病細胞の骨髄浸潤による骨髄機能不全から生じるもので，貧血，出血傾向，発熱である．また，四肢や関節の疼痛，腫脹がしばしば認められる．血算では白血球，赤血球，血小板のうち1系統以上の低値がみられることが多いが，白血球は増加，減少どちらもありうる．生化学では尿酸値やLDH（乳酸脱水素酵素）などの逸脱酵素の高値を認めることがある．細胞崩壊から著明な高K血症が生じたり，尿酸高値から急性腎不全を起こして血液透析が必要となることを回避するために尿酸分解薬の投与が必要なことがある．

診断するうえで最も重要な検査は骨髄穿刺である．骨髄所見で病型の決定が行われ，染色体異常，遺伝子再構成，発症年齢，初診時の白血球数，初期治療におけるステロイドへの反応などを加味して治療方針が決定される．

1 急性リンパ球性白血病(acute lymphoblastic leukemia ; ALL)

3〜6歳に発症のピークがある．骨髄塗抹標本

で芽球のペルオキシダーゼ反応が陰性であることが必須である．長らくFAB分類が用いられたが現在は使われなくなった．

治療は寛解導入療法，強化療法，維持療法からなる．寛解導入療法ではステロイドと抗がん剤を組み合わせて用いる．近年ではこの治療により98％が完全寛解に到達している．強化療法は6～12か月間行われ，抗がん剤投与により残存している白血病細胞を段階的に減らしていく治療である．白血病細胞は中枢神経浸潤を起こすことがあるため，抗がん剤の髄腔内投与も行われる．以前は中枢神経浸潤に対して頭部への放射線照射が行われていたが，年少児に行うと知的発達の停滞あるいは退行などがみられるため，現在では中枢神経再発の可能性の高い症例に限って行われてい

る．維持療法は抗がん剤の内服を1～2年かけて行う．通院で可能である．また，超ハイリスク症例では造血幹細胞移植が必要である．

2 急性骨髄性白血病(acute myelogenous leukemia；AML)

芽球細胞質内にアズール顆粒を示すのが原則で，ペルオキシダーゼ反応，表面免疫マーカーなどからFAB分類でM0～7(表1-50)に分類されるが，最近では白血病細胞の染色体検査あるいは遺伝子検査により病型を決定するWHO分類が用いられるようになってきた(表1-51)．ダウン症候群では特にM7が多い．治療は寛解導入療法，強化療法からなり，維持療法は必要ないとされる．急性リンパ球性白血病と比べて造血幹細胞移植を必要とする例が多い．

Topics 17　急性リンパ球性白血病(ALL)

1) 分類
白血病の分類には1970年代からFAB分類が用いられてきたが，現在ではその分類にあまり大きな意味はないと考えられている．現在の治療上の分類で重要視されているのは細胞表面マーカー，遺伝子検査，染色体検査である．

2) 代表的な染色体異常・遺伝子異常

	染色体異常	遺伝子異常	予後因子
B前駆細胞型ALL	t(9;22) フィラデルフィア染色体	BCR/ABL融合	治りにくい
	t(4;11)	MLL/AF4融合	治りにくい
	染色体数45本未満		治りにくい
	t(12;21)	TEL/AML1融合	治りやすい
	t(1;19)	E2A/PBX1融合	治りやすい
	染色体数50本以上		治りやすい
T前駆細胞型ALL	t(11;19)	TAL1変異	治りにくい
		MLL/ENL	治りやすい
		HOX11高発現	治りやすい
		NOTCH11変異	不明

Side Memo 22　小児がん治療と晩期合併症

急性リンパ球性白血病では骨髄の病気は消えても(これを寛解と呼ぶ)，中枢神経系に病気が逃げ込んで再発することが多いことが知られていた．そのため，1970年代からすべての患者に対して頭蓋照射が行われ，中枢神経再発は減少し，生存率が大きく改善した．しかしながら特に5歳以下など，年少児への頭蓋照射はホルモンの産生に影響したり，認知能が低下したり，数は少ないものの二次がんとして脳腫瘍が発症するなどの晩期合併症が起きうる．そのため，抗がん剤の大量点滴投与や抗がん剤の髄液内投与などが開発され，現在では頭蓋照射を受ける症例は1％以内に激減している．また骨髄移植は白血病の再発を減らす効果はあるものの，全身放射線照射や抗がん剤の超大量投与などにより，低身長や妊孕性の低下などの内分泌障害をきたす．そのため小児白血病に対する移植の適応は厳しく制限されている．このように，全体として生存率が向上した小児がん治療であるが，現在の目的は生存率の向上に加えて生活の質(quality of life；QOL)の向上に重点が置かれてきている．

表1-50　急性骨髄性白血病のFAB分類

FAB分類	急性骨髄性白血病
M0	微分化型骨髄性白血病（ペルオキシダーゼ陰性，骨髄系抗原陽性）
M1	未分化型骨髄性白血病（骨髄系抗原陽性）
M2	分化型骨髄性白血病〔骨髄系抗原陽性，t(8；21)転座型〕
M3	前骨髄球性白血病〔骨髄系抗原陽性，t(15；17)転座型〕
M4	骨髄単球性白血病（骨髄系および単球系抗原陽性，11q23転座型）
M5	単球性白血病（単球系抗原陽性，11q23転座型）
M6	赤白血病（著明な赤芽球増多と骨髄芽球増多）
M7	巨核芽球性白血病（巨核球系抗原陽性）

表1-51　急性骨髄性白血病ならびに類縁腫瘍

```
反復する遺伝子異常を伴う急性骨髄性白血病
  (8;21)転座型急性骨髄性白血病
  (16)逆位型急性骨髄性白血病
  PML-RARA を伴う急性前骨髄球性白血病
  (9;11)転座型急性骨髄性白血病
  (6;9)転座型急性骨髄性白血病
  (3)逆位型または(3;3)転座型急性骨髄性白血病
  (1;22)転座型急性巨核芽球性白血病
  暫定：BCR-ABL1 を伴う急性骨髄性白血病
  NPM1 遺伝子変異型急性骨髄性白血病
  CEBPA 両アレル変異を伴う急性骨髄性白血病
  暫定：RUNX1 変異を伴う急性骨髄性白血病
異形成像を伴う急性骨髄性白血病
治療関連骨髄性白血病
急性骨髄性白血病，非特定型
  低分化急性骨髄性白血病
  成熟傾向のない急性骨髄性白血病
  成熟傾向のある急性骨髄性白血病
  急性骨髄単球性白血病
  急性単球性白血病
  急性赤白血病
  急性巨核球性白血病
  急性好塩基球性白血病
  骨髄線維症を伴う急性汎骨髄症
```

D　悪性腫瘍

小児の悪性腫瘍の発生頻度は，年間小児人口の約1万人に1人と推定され，日本では1年に2,000〜2,500人が発症する．そのうちの半分近くが白血病である．次いで脳腫瘍，神経芽腫，悪性リンパ腫，胚細胞性腫瘍，網膜芽細胞腫，肝腫瘍，腎腫瘍，骨腫瘍，軟部腫瘍の順である．なお，小児腫瘍の大半は非上皮性腫瘍である肉腫であり，胃がん，肺がん，大腸がん，乳がんなどの上皮性腫瘍がほとんどを占める成人の悪性腫瘍とは根本的に異なる．

1　脳腫瘍 (brain tumor)

白血病に次いで多く，小児悪性腫瘍の20%を占める．およそ1/3が良性，2/3が悪性である．2歳以下と10歳以上では大脳テント上に多く発生するが，4〜8歳の小児では60%が大脳テント下に発生する．また脳の正中に沿って発生する腫瘍，特に小脳，第4脳室底を主とするものが多い．症状は嘔吐，複視，頭囲拡大，けいれんなどである．乳頭浮腫は頭蓋内圧亢進症状の1つであるが，頭蓋縫合が完成していない小児では，進行するまで症状が起こらないことが多い．CT，MRI，血中腫瘍マーカー，髄液検査，生検によって診断する．

脳腫瘍のうち最も多いのは神経膠腫である．小脳に発生する毛様細胞性星細胞腫と脳幹に発生する脳幹グリオーマとに分けられる．毛様細胞性星細胞腫は良性であるのに対し脳幹グリオーマは悪性度が高く，摘出が困難であるうえに化学療法や放射線療法も十分な効果は期待できない．ふらつきや嘔吐で発症し急速に進行する予後不良な疾患である．ほかには胚細胞腫瘍，髄芽腫，頭蓋咽頭腫，上衣腫などがあげられる．いずれも外科療法，化学療法，放射線照射を組み合わせて治療が行われる．

表 1-52　神経芽腫国際病期分類（INSS）

病期 1		限局性腫瘍で，肉眼的に完全切除．組織学的な腫瘍残存は問わない．同側のリンパ節に組織学的に転移を認めない（原発腫瘍に接し，一緒に切除されたリンパ節に転移はあってもよい）．
病期 2	A	限局性腫瘍で，肉眼的に不完全切除．原発腫瘍に接しない同側リンパ節に組織学的に転移を認めない．
	B	限局性腫瘍で，肉眼的に完全または不完全切除．原発腫瘍に接しない同側リンパ節に転移を認める．対側のリンパ節には組織学的に転移を認めない．
病期 3		切除不能の片側性腫瘍で，正中線を越えて浸潤．同側の局所リンパ節の転移は問わない．または，片側発生の限局性腫瘍で対側リンパ節転移を認める．または，正中発生の腫瘍で椎体縁を越えた両側浸潤（切除不能）か，両側リンパ節転移を認める．
病期 4		遠隔リンパ節，骨，骨髄，肝，皮膚，および/または他の臓器に播種している（病期 4S は除く）．
病期 4S		限局性腫瘍（1，2A または 2B で定義される）で，播種は皮膚，肝，および/または骨髄に限られる（1 歳未満に限定）．

2　神経芽腫（neuroblastoma）

末梢神経系の腫瘍で，副腎，交感神経節に発生する．小児の頭蓋外の固形悪性腫瘍として最も多く，年間発生数は約 150 例である．初期の段階ではほとんど無症状で，進行してから腹部腫瘤で気づかれることが多い．また初診時には 70％以上が広範囲な転移を有しているため，発熱，貧血などの転移症状が診断のきっかけとなることも多い．病期分類を表 1-52 に示す．好発転移部位は骨，骨髄，肝などで，肺や脳への転移は稀である．診断は腫瘍の生検のほか，尿中カテコールアミン代謝産物（VMA，HVA）の排泄，血清神経特異エノラーゼ（NSE）の高値が有用であり，これらは病勢の判定にも使用できる．転移の検索には骨髄穿刺，MIBG シンチグラフィが有用である．

治療は外科治療，化学療法，放射線照射を組み合わせて行われる．*MYCN* 遺伝子の増幅がない乳児例や病期 1，2A，2B の早期例は摘出術のみが行われ，摘出不能例などには術前に化学療法を行い，腫瘍が縮小してから摘出を行うことがある．高リスク腫瘍では初回手術での全摘が困難なため，生検を行って確定診断した後，高用量の化学療法での原発巣と転移巣の縮小を図って 2 回目の手術で全摘を目指す．その後も化学療法の継続，造血幹細胞移植を併用した超大量抗がん剤治療などを行う．1 歳未満と比較して 1 歳以上の例では全体的に予後不良である．リスク分類を表 1-53 に示す．

3　悪性リンパ腫（malignant lymphoma）

悪性リンパ腫はリンパ組織から発生する悪性腫瘍である．頸部，縦隔，腹部のリンパ節に発生することが多い．頸部原発では頸部リンパ節腫脹，縦隔原発では腫瘍の静脈圧迫による顔面のうっ血や呼吸困難，腹部原発では腹部膨満などを呈するが，いずれも病変が小さいうちは無症状のことが多い．診断には病変部の生検と細胞表面抗原マーカーの検索，CT スキャンや PET CT，骨髄穿刺などの全身転移の検索が必須である．生検組織の特徴からホジキン（Hodgkin）リンパ腫と非ホジキンリンパ腫に大別される．大部分の病型で 70～90％の長期生存が期待できる．

1）ホジキンリンパ腫

大部分が頸部リンパ節腫脹を呈し，時に夜間の発汗，体重減少，発熱，瘙痒などの全身症状がみられる．組織学的にリード-ステルンベルグ細胞の存在が特徴的である．治療はアナーバー（Ann Arbor）分類の病期 I，IIA には放射線療法，IIB，

表 1-53 神経芽腫のリスク分類

生物学的因子	低リスク	中間リスク	高リスク
年齢	12 か月未満	12 か月以上	12 か月〜5 歳
INSS 病期分類	1, 2, 4S	3, 4	3, 4
MYCN 増幅	なし	なし	あり
島田分類	予後良好群	予後良好群/不良群	予後不良群
DNA ploidy	3 倍体腫瘍, 高 4 倍体腫瘍	2 倍体, 低 4 倍体腫瘍	2 倍体, 低 4 倍体腫瘍
1p 欠失	まれ	少数	あり
17q 増加	まれ	あり	あり
TrkA 発現	高発現	低発現/なし	低発現/なし
Ha ras 発現	高発現	低発現/なし	低発現/なし

表 1-54 ホジキンリンパ腫の病期分類（アナーバー分類）

Ⅰ期	1 つのリンパ節領域の侵襲（Ⅰ），または 1 つのリンパ組織以外の臓器や部位への限局性侵襲（Ⅰ_E）．
Ⅱ期	横隔膜の片側にとどまる 2 か所以上のリンパ節領域の侵襲（Ⅱ），または 1 つのリンパ組織以外の臓器や部位への限局性病変と横隔膜の同側の 1 つ以上のリンパ節領域の病変（Ⅱ_E）．
Ⅲ期	横隔膜の上下にわたる複数のリンパ節領域の侵襲（Ⅲ），または 1 つのリンパ組織以外の臓器や部位への限局性侵襲（Ⅲ_E），または脾臓への侵襲（Ⅲ_S），あるいはこの両方（Ⅲ_SE）．
Ⅳ期	リンパ節病変の有無にかかわりなく，1 つあるいは複数のリンパ組織以外の臓器や部位へのびまん性侵襲（Ⅳ）．

A：症状なし．
B：以下の症状のうちいずれかを有する．
　1) 初診 6 か月以内における 10% 以上の体重減少
　2) 38℃以上の原因不明の発熱
　3) 盗汗
リンパ組織：リンパ節，脾臓，胸腺，ワルダイエル輪，虫垂とパイエル板．

表 1-55 非ホジキンリンパ腫の病期分類（マーフィ分類）

Ⅰ期	節外の限局性腫瘍，または限局性リンパ節腫瘍（腹腔内と縦隔は除く）
Ⅱ期	所属リンパ節浸潤を伴う限局性腫瘍，横隔膜の一方側に限局する数個の節外腫瘍やリンパ節腫瘍，摘出可能な消化管腫瘍（所属リンパ節浸潤を伴うものを含む）
Ⅲ期	横隔膜の両側に広がる節外およびリンパ節腫瘍，胸郭内原発および広範浸潤性腹腔内腫瘍，傍脊椎および傍硬膜腫瘍
Ⅳ期	原発部位にかかわらず，骨髄や中枢神経浸潤の認められるもの．骨髄浸潤とは，5% 以上の腫瘍細胞浸潤が認められる場合とする．25% 以上の腫瘍細胞浸潤が認められるリンパ芽球性リンパ腫は白血病として扱う．

Ⅲ, Ⅳには化学療法が行われる．予後は組織型と病期によって影響される（表 1-54）．

2) 非ホジキンリンパ腫

B 細胞型は腹部原発が多く，リンパ腫を先進部とした腸重積で発症することがある．T 細胞型ではしばしば縦隔腫瘍を認める．予後は病期〔マーフィ（Murphy）分類（表 1-55）〕と B 細胞性か T 細胞性かによって異なる．再発は 10〜20% の症例でみられ，再発した場合の長期生存率は 20〜40% である．

組織学的特徴から 4 つの病型に分類される．
①リンパ芽球型リンパ腫：小児非ホジキンリンパ腫の約 40% を占める．急性リンパ球性白血病との境界が不明瞭で，骨髄の芽球が 25% 以上の場合は白血病，25% 以下の場合は非ホジキンリンパ腫としている．治療も急性リンパ球性白血病と類似したプロトコールで

ある．
②小細胞型リンパ腫〔バーキット（Burkitt）リンパ腫〕：90％の症例が腹部原発であるほとんどの症例はB細胞由来である．約25％は発症にEBウイルスが関与している．
③びまん性大細胞B細胞リンパ腫：小児非ホジキンリンパ腫の約20〜25％を占める
④未分化大細胞リンパ腫

4 網膜芽細胞腫

乳幼児の網膜に発生する腫瘍で，白色瞳孔が特徴的である．小児悪性腫瘍の6％を占める．常染色体優性遺伝形式を呈する例があり，両側性，多発性の25％，片側性の10％を占める．遺伝性の診断時平均年齢は8か月であり，非遺伝性の26か月に比して早く，発生にはtwo hit theoryが考えられている．また，遺伝性の場合は二次がんの発生の危険性が高いので，長期にわたる追跡観察が必要である．

眼底所見とエコー，CT，MRIにより診断される．両側性，多発性のことがあるので全身麻酔下に全網膜を観察する．治療は患側の眼球摘出と術後の放射線照射，化学療法を組み合わせて行われる．両側性の場合に眼球摘出により視力を失うことがありうる．それを回避するために新たな治療法が試みられている．

Topics 18 two hit theory

クヌードソン（Knudson）の提唱した癌の2段階突然変異説（two hit theory）である．網膜芽細胞腫は癌抑制遺伝子であるRb遺伝子の両対立遺伝子の欠損または変異による．遺伝性の網膜芽細胞腫では出生時にすでに1つ目の変異をもっているため，2つ目の変異が揃う可能性が高い．また，遺伝性では発症年齢が早まり，両眼または多発性に腫瘍が発生することになる．

5 腎腫瘍

後腎組織を発生母地とする**ウィルムス**（Wilms）**腫瘍**が大半を占め，年間40〜50人の発生がある．小児悪性腫瘍の4％を占める．1歳までが最も多く，3歳までに80％が発症する．時に血尿などがみられることがあるが腹部腫瘤以外に症状に乏しく，他の疾患で受診した際に巨大な腹部腫瘤として発見されることも稀ではない．病理学的にfavorable typeとanaplastic typeとに分類され，前者が80％を占める．治療は切除後に化学療法を行い，必要に応じて放射線照射を利用する．favorable typeの予後は良好で，遠隔転移を認めるものでも4年生存率は90％である．anaplastic typeではより強力な治療を行う必要があるが，その予後は大きく改善してきた．

6 骨腫瘍

骨肉腫および**ユーイング**（Ewing）**肉腫**がある．前者は，初診時に肺転移がない症例における治癒率は約70％と高い．現在は，なるべく患肢を温存するべく努力が続けられている．後者のユーイング肉腫は，骨や肺に転移しやすいため，病期の判定が重要である．化学療法にも放射線療法にも反応しやすいが，遠隔転移を有するステージ4症例の予後は不良である．なお，骨外の軟部組織にできる場合があり，従来PNET（primitive neuroectodermal tumor）と呼ばれていた疾患と同じ遺伝子異常（*EWS/FLI1*融合遺伝子）を有する場合には，それらはユーイング肉腫ファミリー腫瘍と総称される．

7 横紋筋肉腫

泌尿生殖器，四肢，頭蓋，鼻咽頭・副鼻腔，頸部，眼窩，体幹，後腹膜腔，消化管など，全身のあらゆる部位から発生する．症状もさまざまである．組織分類では，胎児型は数も多く，また予後

が良好であるが，t(1;13)あるいはt(2;13)などの染色体転座を有する胞巣型は予後不良である．**ブドウ状肉腫**は主に2歳以下の乳幼児の膀胱・前立腺・腟・子宮に発生するが，予後は良好である．

横紋筋肉腫全体では，外科手術，化学療法，放射線療法を組み合わせた集学的治療により，約70％の患児が治癒する．

16 心身症・神経症

A 子どもの心身症

　日本心身医学会は心身症を「身体疾患の中で，その発症や経過に心理社会的因子が密接に関与し，器質的ないし機能的障害が認められる病態をいう．ただし，神経症やうつ病など，他の精神障害に伴う身体症状は除外する」と定義している（1991年）．すなわち，患者はたとえ身体症状を訴えていても，その症状改善には身体疾患の診断・治療だけでなく，心理社会的因子へのアプローチが必須の状態といえる．日本小児心身医学会は「外来心身医療ガイドライン」（2012年）のなかで「子どもの心が大きく関与する疾患・状態」の心身症として，起立性調節障害，過敏性腸症候群，慢性頭痛，摂食障害，チック障害，頻尿，夜尿・遺尿，遺糞，解離性・転換性障害を記載している（表1-56）．ただしどのような身体症状を訴えるかは個人の身体的要因（体質や既往歴など）によるところが大きいので，心身症が上記疾患に限るわけではない．

　心身症の対応で大切なことは，まずは訴えている身体症状にしっかり対処することである．特に診療の初期段階では心理社会的因子の関与に対して否定的，もしくは認識していない子どもや家族が少なくないので，信頼関係の構築のためにも心理社会的因子の関与を必要以上に強調することは避けるべきである．また心理社会的因子に注目するあまり重大な器質的疾患を見逃さないためにも，身体症状から考えられる鑑別疾患の除外には最大の注意を払うべきである．

B 各論

1 循環器系

1）起立性調節障害
（orthostatic dysregulation ; OD）

　起立という動作に対する心臓，血管を主体とする循環器系の反応，調節が十分でないために立ちくらみやめまいなどを起こしやすい状態である．「小児起立性調節障害診断・治療ガイドライン（改訂版）」には診断アルゴリズムや患者・保護者用ガイド（Q&A）などがあり，臨床に役立つ．主要症候は立ちくらみやめまいなどの11項目（表1-57）で，3つ以上あるいは2つであってもODが強く疑われる場合にはアルゴリズムに沿って診療することが推奨されている．

　一般的に患者は午前中に症状が強く，午後から改善する．そのため不登校を合併することも多い．保護者は「朝，起きられないのは夜更かしのせい」と子どもを責めている場合が圧倒的に多く，子どもの抑うつ感を助長している．治療者は薬物療法も併用しながら身体症状の改善に努めるとと

表1-56 子どもの心が関与する疾患・状態

1. ストレス関連身体疾患・身体症状(心身症など)： 　　起立性調節障害，過敏性腸症候群，慢性頭痛，摂食障害，チック障害，頻尿，夜尿・遺尿，遺糞，解離性・転換性障害 2. 慢性疾患・悪性疾患など身体疾患に関わる諸問題 3. 精神疾患・精神症状： 　　不安障害，抑うつ状態，双極性障害，(初期)統合失調症 4. 発達障害： 　　知的障害，自閉スペクトラム症，注意欠如・多動症，学習障害 5. 行動の問題： 　　不登校，ひきこもり，反社会的行動，性問題行動 6. 養育の問題： 　　虐待，ネグレクト，家族の病気・経済的問題による養育困難

〔小児心身医学総論研究班：専門医向け外来心身医療ガイドライン．日本小児心身医学会雑誌 21：259, 2012 より改変〕

表1-57 起立性調節障害の主要症候

OD 身体症状項目(項目が3つ以上当てはまるか，あるいは2つであってもODが強く疑われる場合には，アルゴリズムに沿って診療する) 1. 立ちくらみ，あるいはめまいを起こしやすい 2. 立っていると気持ちが悪くなる，ひどくなると倒れる 3. 入浴時あるいは嫌なことを見聞きすると気持ちが悪くなる 4. 少し動くと動悸あるいは息切れがする 5. 朝なかなか起きられず午前中調子が悪い 6. 顔色が青白い 7. 食欲不振 8. 臍疝痛をときどき訴える 9. 倦怠あるいは疲れやすい 10. 頭痛 11. 乗り物に酔いやすい

〔日本小児心身医学会 OD ワーキンググループ：小児起立性調節障害診断・治療ガイドライン(改訂版)．子どもの心とからだ 23：413, 2015 より〕

もに，本人と家族に病態を説明し，本人の不登校や失敗体験から二次的に生じる抑うつや引きこもりを予防することが重要である．

2 呼吸器系

1) 気管支喘息(bronchial asthma)

気管支の収縮により咳嗽，呼気性喘鳴，呼吸困難を生じる発作を反復する．アトピー素因があり，ダニやペットのアレルゲンにより発作が誘発されることが典型的だが，時に叱られたり困った際に発作が誘発される場合がある．発作時の治療は誘因によらず薬物療法が主体であるが，発作の予防については薬物療法以外に心理療法が重要となる．

2) 過換気症候群(hyperventilation syndrome)

突然の過剰な換気運動発作のため血液中の炭酸ガス分圧($PaCO_2$)が低下し(呼吸性アルカローシス)，呼吸困難，全身のしびれ，筋硬直(テタニー)など多彩な症状を呈する．10歳以上の女子に多い．不安やストレスが誘因となることが多い．発作時は紙袋で鼻と口を覆い，自分の呼気を再吸入させることで炭酸ガス分圧の上昇を図るペーパーバック法が有名であるが，低酸素血症のリスクがあるので注意を要する．非発作時にはカウンセリングや心理療法を行う．過呼吸をコントロールする訓練として自律訓練法やバイオフィードバック法を組み合わせることもある．

3) 心因性咳嗽(nervous cough)

乾性咳嗽が発作性反復性または慢性連続性に認められる．咳は感染や気管支喘息によらず，それらの治療にも反応しない．緊張感が高まったり注目されると増強し，何かに集中しているときや睡眠中は消失する．本人と保護者に，身体症状の訴えは受容的にとらえるが，咳の改善は薬物療法に期待せず，心因にアプローチする必要性を説明する．

3 消化器系

器質的疾患を伴わずに腹痛や下痢，嘔吐，便秘などの消化器症状を訴える病態について**機能性消化管障害**(functional gastrointestinal disorders；FGIDs)という概念が広まり，1990年にRome分類が確立した．2006年のRome Ⅲ基準で「小児思春期の腹痛関連消化管機能性障害」には上腹部を中心として腹部症状が持続する**機能性ディスペプシア**(functional dyspepsia；FD)，便通異常や腹痛を中心とした**過敏性腸症候群**(irritable bowel syndrome；IBS)，それらの基準を満たさない**機能性腹痛**(functional abdominal pain；FAP)などがある．

1) 過敏性腸症候群(IBS)

腹痛や便通異常が2か月以上，週1回以上持続するが，その原因となる器質的疾患のない場合をいう(表1-58)．患者が訴える消化器症状に従い下痢型，便秘型，ガス型に分類すると対症療法を選択しやすい．腹痛や便意・下痢に対する予期不安や抑うつが強い場合は精神症状にも対処する．学校に頓服薬や授業中のトイレ使用などについて理解を求める必要もある．

2) その他

心因性嘔吐(psychogenic vomiting)や機能性ディスペプシア(FD)，機能性腹痛(FAP)の際は脳腫瘍や消化性潰瘍などの器質的疾患を見逃さないことが大切である．嘔吐や腹痛の性質をよく確認し，必要かつ十分な血液検査やX線検査を参考にし，薬物療法の効果や体重の推移などを観察して慎重に判断する．

4 泌尿器系

1) 夜尿症(enuresis)

5〜6歳を過ぎても夜間睡眠中に遺尿のある状態をいう．幼児期の生理的夜尿は下垂体機能，神経内分泌機能，睡眠機構，膀胱機能などの発達の結果，自然に消退する．そのいずれかが整わず学童期を迎えた場合，必要に応じて夜間尿量や尿浸透圧などを確認し，薬物療法を選択する．下着センサーが水分を検知すると枕元でブザーが鳴るアラーム療法も有効である．宿泊行事などの際は引率者と話し合い，参加に消極的にならないように配慮する．

2) 昼間遺尿

排尿機構の自立も幼児期にほぼ獲得するが，5〜6歳を過ぎても引き続き昼間遺尿がある場合を一次性昼間遺尿という．潜在性二分脊椎や泌尿器系の奇形などがないことを確認し，生活指導と薬物療法を計画する．トイレット・トレーニングの過誤に注意する．

一方いったんは自立したものの，例えば第二子の誕生，夫婦不和などの環境の変化や心理的ストレスを契機として再び遺尿が認められる場合を二次性昼間遺尿という．この場合の治療は保護者の理解を促すことが重要となる．

3) 遺糞症(encopresis)

4〜5歳を過ぎても排便の自立が整わず，便を漏らしてしまう状態をいう．背景に頑固な便秘がある場合は排便時の疼痛も加わり，排便を逃避しがちになる．すると，本来直腸に便が到達し伸展することで働くはずの排便刺激や便意が起こらなくなり，便が下着についても気づかない．生活習慣の指導と薬物療法が必要で，緊張した母子関係にも配慮が必要である．

表 1-58 小児〜思春期の機能性消化管障害(4歳〜18歳)のうち特に,H2腹痛関連消化管機能障害の概要(ローマⅢ基準より)

H 小児〜思春期の機能性消化管障害
H2 腹痛関連消化管機能障害
H2a 機能性ディスペプシア(FD)
H2b 過敏性腸症候群(IBS)
H2c 腹部片頭痛
H2d 機能性腹痛(FAP)
H2d1 小児機能性腹痛症候群

H2a. 機能性ディスペプシア(FD)
下記のすべての項目があること
1. 上腹部(臍より上)を中心とした持続性または反復性の疼痛や不快感
2. 排便によって緩和されない,あるいは排便回数や形状変化と関連がない(すなわち過敏性腸症候群ではない)
3. 症状の原因になるような炎症性,形態的,代謝性,腫瘍病変がない

2ヵ月以上前から症状があり少なくとも週1回以上,基準を満たしていること

H2b. 過敏性腸症候群(IBS)
下記のすべての項目があること
1. 腹部不快感(痛みとはいえない不快な気分)または腹痛が,下記の2項目以上を少なくとも25%以上の割合で伴う
  a) 排便によって症状が軽減する
  b) 発症時に排便頻度の変化がある
  c) 発症時に便形状(外観)の変化がある
2. 症状を説明する炎症性,形態的,代謝性,腫瘍性病変がない

2ヵ月以上前から症状があり少なくとも週1回以上,基準を満たしていること

H2c. 腹部片頭痛
1. 1時間以上持続する激しい急性発作性の臍周囲痛
2. 発作の間に無症状な状態が数週間から数ヵ月ある
3. 疼痛によって通常の活動が妨げられる
4. 疼痛が以下のうち2つ以上と関連する
  食欲不振,悪心,嘔吐,頭痛,羞明,蒼白
5. 症状の原因になるような炎症性,形態的,代謝性,腫瘍病変がない

12ヵ月間にわたり2回以上,基準を満たしていること

H2d. 機能性腹痛(FAP)
下記のすべての項目があること
1. 偶発的または持続的な腹痛
2. 他のFGID(FDやIBSなど)の基準を満たすには不十分
3. 症状の原因になるような炎症性,形態的,代謝性,腫瘍病変がない

2ヵ月以上前から症状があり少なくとも週1回以上,基準を満たしていること

H2d1. 小児機能性腹痛症候群(FAPS)
小児の機能性腹痛の基準を満たし,下記の項目の1つを少なくとも25%以上の割合で伴う
1. 日常機能の何らかの喪失
2. 頭痛,下肢痛,睡眠困難などの付加的な身体症状

診断前少なくとも2ヵ月間にわたり,週2回以上基準を満たしていること

〔日本小児心身医学会IBSワーキンググループ:くり返す子どもの痛みの理解と対応ガイドライン(改訂版).B:腹痛編.子どもの心とからだ 23:492, 2015 より〕

5 神経系

1) チック(tic)

「突発的,急速,反復性,非律動性,常同的な運動あるいは発声」をいう.運動性チックとしてまばたき,顔しかめ,首ふり,肩すくめなどが多く,音声チックとして咳払い,鼻ならし,奇声などがある.経過中にチックの種類が変化したり,軽快・増悪を繰り返すことがある.多彩な運動性チックと1つ以上の音声チックが1年以上持続しているものをトゥレット(Tourette)症と呼ぶ.

表 1-59　神経性やせ症の診断基準

A. 必要量と比べてカロリー摂取を制限し，年齢，性別，成長曲線，身体的健康状態に対する有意に低い体重に至る．有意に低い体重とは，正常の下限より下回る体重で，子どもまたは青年の場合は，期待される最低体重を下回ると定義される．
B. 有意に低い体重であるにもかかわらず，体重増加または肥満になることに対する強い恐怖，または体重増加を妨げる持続した行動がある．
C. 自分の体重または体型の体験の仕方における障害．自己評価に対する体重や体型の不相応な影響，または現在の低体重の深刻さに対する認識の持続的欠如．

▶いずれかを特定せよ
摂食制限型：最近3か月間，過食または排出行動（つまり，自己誘発性嘔吐，または緩下剤・利尿薬，または浣腸の乱用）の反復的なエピソードがないこと．この下位分類では，主にダイエット，断食，および/または過剰な運動によってもたらされる体重減少についての病態を記載している．
過食・排出型：最近3か月間，過食または排出行動（つまり，自己誘発性嘔吐，または緩下剤・利尿薬，または浣腸の濫用）の反復的なエピソードがあること．

〔日本精神神経学会（日本語版用語監修），髙橋三郎，大野裕（監訳）：DSM-5精神疾患の診断・統計マニュアル．p332，医学書院，2014 より〕

心理的ストレスや緊張が誘因となることも少なくない．家族がチックを静止しようとすると逆に緊張が高まり悪化することもある．多くは1年以内に改善する暫定的チック症であるが，症状が激しい場合などは薬物療法の対象となる．

2）睡眠時随伴症群−ノンレム睡眠からの覚醒障害

睡眠驚愕症型(sleep terror type，**夜驚症**)は，睡眠中に突然泣き叫ぶ．年齢は2〜6歳が90%を占め，緊張や興奮が誘因となることがある．部分的覚醒状態の本人は周囲に反応せず数分以内に入眠することが多く，目覚めた後に泣き叫んだことは覚えていない．

睡眠時遊行症型(sleepwalking type)は，半覚醒状態で歩き回る．学童期に多い．半年程度で消失することが多いが，外に出ようとするなど危険を伴うときは薬物療法を試みる．嘔吐や失禁などを伴う場合はてんかんとの鑑別が必要になる．

6　摂食障害(eating disorders)

2013年に改訂されたDSM-5の日本語訳ではanorexia nervosa(AN)は神経性食欲不振症から**神経性やせ症/神経性無食欲症**に表記が変わった．診断基準から無月経の項目は外されたが，ボディイメージの障害を伴う拒食もしくは過食とその代償行動の反復が持続するという概念は変わらない（表1-59）．特にANは栄養状態が悪化し，低身長，脳萎縮，骨粗鬆症，免疫不全などを伴うことから，死亡率の最も高い思春期心身症である．子どもの食習慣の変化を見逃さず，予防・早期発見に努める．誘因は何か，幼少時からの成育歴で親子関係や情緒の発達に問題がなかったか，などを確認する．治療はまず栄養状態の改善を目指し，同時に精神症状に対する薬物療法やカウンセリングを開始する．多くの場合子どもには病識がなく，診療に消極的である．栄養状態の悪化により起こりうる危険を説明し，診療を継続する大切さの理解を促し，良好な関係を構築することが重要である．

17 眼科・耳鼻科系疾患

A 眼科系疾患

1 先天性障害

1）先天眼瞼下垂(congenital blepharoptosis)

眼瞼挙筋の発達障害による．瞳孔領が上眼瞼に隠れてしまう場合は早期の手術を行い弱視を予防する．

2）発達緑内障(developmental glaucoma)

緑内障とは外膜（角膜・強膜）に包まれた眼球の内圧（眼圧）が高いために視神経，視野の障害を生じた症候群をいう．前房隅角の形成異常による房水の流出障害のため眼圧が上昇する．手術療法が優先される．

3）先天性白内障(congenital cataract)

先天性に水晶体の混濁をみるものをいう．原因は約1/3が遺伝性，約1/3が先天風疹症候群など他の疾患に伴い，約1/3が特発性．片眼か両眼かにより視機能の発達を考慮し，手術の時期が検討される．

2 未熟児網膜症(retinopathy of prematurity; ROP)

網膜血管が視神経乳頭から周辺に伸びる途中で出生した早産児では網膜血管の成長が阻害され，正常とは異なる新生血管が網膜を引っ張り，網膜剥離を起こすことがある．一般に在胎34週未満または出生体重1,800 g以下の症例には生後定期的に眼底検査を行い，必要時にレーザー治療を行う．

3 感染症

1）結膜炎(conjunctivitis)

（1）急性細菌性結膜炎

結膜充血と粘液膿性眼脂が特徴である．起炎菌は上気道炎と同様に乳幼児ではインフルエンザ桿菌，肺炎球菌が多く，年長児では黄色ブドウ球菌が多い．

（2）ウイルス性結膜炎

アデノウイルス結膜炎が多い．代表的な疾患として流行性角結膜炎（急性濾胞性結膜炎で発症し，角膜炎を伴う）や，咽頭結膜熱（咽頭痛，発熱を伴う）がある．感染力が強く，結膜拭い液で迅速診断が可能である．単純ヘルペスウイルスによる結膜炎にはアシクロビル眼軟膏が有効である．

2）麦粒腫(hordeolum)・霰粒腫(chalazion)

眼瞼には汗腺のMoll腺，脂腺のZeiss腺やMeibom腺があり，その細菌感染を麦粒腫（いわゆる"ものもらい"）という．黄色ブドウ球菌が多い．霰粒腫はMeibom腺の閉塞が原因で無痛性の球状の腫脹を生じるが，細菌感染が合併すると麦粒腫と鑑別が難しい．

4 弱視(amblyopia)

視力は6〜8歳までに網膜中心窩に適切な視覚刺激が与えられないと発達できない．そのため斜視や屈折異常（遠視や強度近視）の早期発見・早期訓練が重要である．眼鏡による屈折矯正とアイパッチによる健眼遮閉などを組み合わせて**弱視訓練**を継続する．

5 斜視(strabismus, heterotropia)

1) 乳児内斜視(infantile esotropia)

生後6か月未満発症で大角度内斜視を呈する．両眼視機能(同時視・融像・立体視)を獲得するためには早期手術で眼位を矯正する．

2) 調節性内斜視(accommodative esotropia)

強い遠視を調節するために強い輻輳が必要となるために起こる．発症は6か月～7歳に多い．治療は眼鏡で遠視を矯正する．恒常的になる前にときどき内斜視になるものを間欠性内斜視という．

3) 外斜視(exotropia)

発症は1～2歳に多い．間欠性外斜視が最も多く，視力や両眼視機能は問題ない．外見上の問題や眼精疲労のために手術が検討される．

B 耳鼻科系疾患

1 先天性障害

1) 先天性耳瘻孔(congenital preauricular fistula)

耳介を形成する第一鰓弓と第二鰓弓の癒合不全のため耳前部に瘻孔ができる．日本での頻度は1～2%とされる．感染を反復するときは手術を要する．

2) 先天性難聴(congenital deafness)

頻度は出生1,000人に約1人で，半数以上が遺伝性である．非遺伝性難聴ではサイトメガロウイルス感染の関与が注目されている．多くは内耳性難聴で補聴器や人工内耳が有効である．聴性脳幹反応(auditory brainstem response;ABR)や耳音響反射(otoacoustic emissions;OAE)を用いた**新生児聴覚スクリーニング**などによる早期発見，早期療育の意義は大きい．

2 感染症など

1) 外耳炎(otitis externa)

耳掃除などを契機に，軟骨部外耳道の毛囊や耳垢腺に細菌感染を起こす．原因菌はブドウ球菌が多い．

2) 急性中耳炎(acute otitis media)

上気道感染に続き，鼻咽腔の炎症が経耳管的に中耳腔に波及する場合が多い．ほかにアデノイド，扁桃炎，副鼻腔炎が関与している場合がある．耳痛，発熱，耳漏などがみられる．適切な抗菌薬投与が基本となるが，鼓膜の切開排膿や鼓膜換気チューブ留置術が必要なこともある．

3) 滲出性中耳炎(otitis media with effusion)

鼓膜穿孔を認めず，中耳腔に貯留液を認め，耳痛や発熱などの急性炎症症状を伴わない病態をいう．急性中耳炎後の炎症と耳管機能不全，アデノイド増殖症の関与が重要と考えられている．耳閉感，自声強聴や難聴を生じることもある．保存的治療に抵抗する場合は鼓膜チューブ留置術，必要な場合はアデノイド切除術が行われる．

4) 副鼻腔炎(rhinosinusitis)

急性上気道炎に続発して生じることが多い．細菌性の場合は起炎菌として肺炎球菌，インフルエンザ菌が多い．膿性鼻汁や鼻閉，後鼻漏による咳嗽，頭痛などを呈する．診断には単純X線撮影(Waters法)やCT・MRI画像が有用．一側性の副鼻腔炎・膿性鼻汁では異物の確認が必要である．

3 鼻出血 (nasal bleeding)

鼻中核前方粘膜のキーゼルバッハ (Kiesselbach) 部位は毛細血管が豊富なため，機械的刺激で出血しやすい．圧迫して止血する．反復したり，止血困難，出血量が多い場合は出血素因の検索が必要である．

4 口蓋扁桃肥大 (hypertrophy of the palatine tonsil)

肥大の程度を表すにはマッケンジー (Mackenzie) の分類を用いることが多い．
 1度：前口蓋弓よりわずかに突出しているもの
 2度：前口蓋弓より強く突出し1度と3度の中間
 3度：両側扁桃が正中線で接触する程度のもの
生理的に4～8歳で最大となり10歳ごろから退縮する．高度な肥大ではいびき，呼吸障害，嚥下障害などを生じる．睡眠呼吸障害が著明な場合は手術の適応となる．

5 咽頭扁桃 (アデノイド) 腺様増殖症 (hyperplasia of pharyngeal tonsil)

咽頭扁桃も6歳ごろが最大で10歳ごろから退縮し，ほとんど消失していく組織である．高度な肥大では鼻閉による口呼吸，いびき，いわゆるアデノイド顔貌 (口唇肥厚，顔面筋弛緩など) となる．

6 喉頭軟弱症 (laryngomalacia)

乳幼児の吸気性喘鳴の約75%を占める．原因は軟骨の構造異常，筋運動の不均衡などによる．多くは2歳ごろまでに自然軽快するが，難治例では呼吸管理が長期化する．

7 声帯結節

小児の嗄声をきたす疾患の代表である．声の濫用や間違った発声法が原因で学童期の男子に生じやすい．自然治癒が多く，特に変声期に声帯が伸長するに伴う改善が期待できる．

8 異物

小児では外耳道，鼻腔，咽頭，喉頭-気管のいずれにも玩具やピーナッツなど，思いもよらない異物迷入・誤嚥の危険性がある．特にボタン電池などは組織障害を引き起こすため危険である．箸や歯ブラシをくわえて転倒し咽頭を傷つけることもある．保護者が子どもに危険なものをしっかり管理・監督することが重要であろう．

第 2 章

障害児学

障害児を取り巻く環境と障害児学

A はじめに

障害児に関連する疾病や障害についての医学の基礎研究や臨床研究，診断や治療，予防対策などその進歩は著しい．近年，障害児を含む障害者の権利や支援策の理念や根拠となる法律も大きく変わった．

医療機関外での障害児の治療や支援する地域のシステムは，養育者が子どもの育ちの心配，子育ての困りごとなどをプライマリーに相談する場（保健センター，子ども発達支援センターなど），子どもが日中過ごす生活の場（保育所・幼稚園，障害児通所施設，学校など）などの関係機関があるが，その保健・福祉・教育さらに就労支援の体制整備や連携した支援についても，その根拠法となる法制度なども最近の数年の間に大きく改正されてきた．

本項では，障害児支援に関連する医療や，保健・福祉・教育などの法制度や支援体制について概略を述べる．

B 障害児にかかわる多様な専門職

① 医療の分野（小児科学・小児耳鼻咽喉科学，小児のリハビリテーション医学など）で，言語聴覚士が活躍する分野は広い．（1）〜（6）などの評価や治療・指導を行う．
(1) 聴覚障害（先天性，遺伝性，後天性）：聴覚評価，補聴器を含む言語指導．
(2) 言語発達の遅れや障害（知的障害，運動障害に伴う構音障害）
(3) 発達障害・コミュニケーションの障害（自閉スペクトラム症，学習障害（読み書き障害，音韻障害，選択性緘黙，吃音など）
(4) 咀嚼・嚥下障害（運動障害として嚥下障害，気管切開による）
(5) 音声機能障害（気管切開，人工呼吸器療法など医療的ケアなどと代替機器）
(6) 高次脳機能障害（幼児期以後の失語，失読・失書など）

② 小児リハビリテーションにかかわるとき，正常（定型）発達を知ることは必須である．

③ 障害児支援は「療育」と呼ばれるが，本人の最善の利益保障（本人への発達支援），家族支援，地域支援が基本とされ，従来の「医学モデル」から

本章では，「障害児」には障害や疾病が診断されたケースだけでなく，その疑いのある児を含むこととする．
1) 障害児についての表現は「害」の文字を避け，「障がい児」「障碍児」などと表記する地方自治体など増加しているが，ここでは，諸法律上使用されている「障害」を使用する．
2) 障害児は，障害者基本法（改正）〔第16条（➡266頁），第17条（➡267頁）参照〕などでは，「障害者である児童」であるが，児童福祉法第4条における定義として「障害児」を使用する〔第4条○2（➡269頁）参照〕．
3) WHO国際分類などで，childの訳を「小児」「児童」「子ども」と表記するが，小児科領域では「小児」「子ども」，発達障害を含む精神科領域では青年期（Adolescent）を意識し「児童」と表現することが多い．厚生労働省「雇用均等・児童家庭局」は，2017年7月「子ども家庭局」として独立した．
4) 教育の分野では，小学年齢：児童，中学・高校年齢：生徒，大学・専門学校：学生，と表現する．
5) リハビリテーション（rehabilitation）は，小児においては言語，歩行などまだ獲得していないので，ハビリテーション（habilitation）である．

「生活社会モデル」へ変遷している．成育基本法の下，将来の自立を見すえた支援が求められている．

④医療機関内外での多職種連携・地域連携と協働した治療や支援（横の連携）が重要である．小児は成長発達することから，年齢軸に応じて異なる連携機関との連携（縦の連携）も大事である．
- 医療機関内：本人と養育者（親）に対し，医師・看護師，心理職を含む他のリハスタッフ，保育士など
- 医療機関外：地域の母子保健（保健センターを含む），福祉（保育所・障害児通所，児童相談所，子ども家庭相談室），教育〔特別支援学校（難聴ほか）小中学校（通級，難言学級・特別支援学級）〕，就労（産業・労働）機関など

⑤福祉的支援にあたり，身体障害者手帳，療育手帳（知的障害），精神障害者保健福祉手帳（発達障害を含む精神疾患）の取得は任意だが，福祉的・経済的支援や各種証明として利用できる（表2-1）．

⑥障害児は虐待を受けるリスクが高いことを念頭におく．虐待予防の観点からも，障害児とその家族を孤立させない，親まかせにせず，障害がある子ども，ない子どもすべての子どもは社会の皆で育てる意識をもち，インクルーシブな社会作りが大切である．

C 言語聴覚士が関わる小児（耳鼻咽喉科を含む）の疾病や障害とその周辺

障害児（その疑いのある児を含む）に言語聴覚士がかかわる分野は広い．

医療機関における，（リ）ハビリテーション〔前頁脚注5）〕として「医療」だけでなく，小児保健，福祉，教育，さらに就労までの分野において，言語検査・聴覚検査などでの診断補助や評価だけでなく，言語発達の相談や直接の指導・支援や支援計画などの作成，モニタリングなど，言語聴覚士がかかわる範囲や業務内容は極めて多い．心理職とともにその業務で中心的役割を担うこともあり非常に重要な分野である．

年齢軸に沿って変わる小児（耳鼻咽喉科を含む）の疾病や障害とその周辺の進歩は，以下のとおりである．

(1) 出生前
先天性聴覚障害（染色体・遺伝子異常，胎内感染など出生前）診断・治療の進歩

(2) 新生児期・乳児期
①運動障害・奇形など：MRIなど画像診断技術，染色体・遺伝子検査などの進歩，NICU治療の進歩など
②聴覚障害：新生児聴力スクリーニングの普及，人工内耳開発埋め込み術などの開発進歩

(3) 乳幼児期
①聴覚障害：診断技術，補聴器の進歩，代替コミュニケーション手段（手話・口話），学校教育〔特別支援学校（聴覚）地域支援；幼児教育相談〕
②運動障害・呼吸・咀嚼嚥下障害：評価法と治療，摂食指導方法
③気管切開などに伴う音声機能障害：気管切開法，人工呼吸器療法および関連した意思伝達手段代替機器の開発，普及など
④知的障害・発達障害：診断，有効な指導支援の進歩，向上など

(4) 学齢期以後
①聴覚障害：学校教育（特別支援教育）〔特別支援学校（聴覚）幼児教育相談，難言学級〕
②知的障害・発達障害：診断，指導支援の進歩〔発達障害・コミュニケーションの障害（自閉スペクトラム症，学習障害（読み書き障害など），チック，吃音，選択性緘黙など〕
③高次脳機能障害：（主に幼児期以後診断される，失語，失読・失書，注意，情動，意欲の変化など）診断検査法，治療法の進歩．などがある．

（医学関連の詳細は，各項目を参照のこと．）

表2-1 主な障害児・者福祉制度一覧（板橋区）平成30年度

	制度名	手帳の等級 身体障害者手帳（肢体） 1 2 3 4 5 6	愛の手帳 1 2 3 4	精神保健福祉手帳 1 2 3	所得制限	一部負担	内容	窓口
医療	心身障害者医療費助成 マル障	○ ○ ○	○			○	保険診療の自己負担分の助成	区役所
	自立支援医療 更生医療	○ ○ ○ ○ ○ ○			○	○	18歳以上（手帳所持必須）	福祉事務所
	育成医療	○ ○ ○ ○ ○ ○			○	○	18歳未満	健康福祉センター
	精神通院医療			○ ○ ○	○	○	精神通院医療費の助成	
	小児精神障害者入院費助成			○ ○ ○	○		18歳未満 精神科入院治療費の助成	
税金・手当・年金等	所得税・住民税	○ ○ ○ ○ ○ ○	○ ○ ○ ○	○ ○ ○			税の控除・減免	税務署
	自動車税・自動車取得税	○ ○ ○	○ ○	○			税の減免	都税事務所
	特別児童扶養手当	○ ○ △ △	○ ○ △	△	○		1級：月額 51,700円 2級：月額 34,430円	
	障害児福祉手当	○ △	○ △	△	○		月額 14,650円	
	児童育成手当（障害手当）	○ ○ ○	○ ○ △		○		月額 13,500円 脳性麻痺、筋ジスは身体障害者手帳1～6級程度	
	重度心身障害者手当	○			○		月額 60,000円 都身障センターの判定による	
	特別障害者手当	○ ○	○	△	○		月額 26,940円	
	心身障害者福祉手当	○ ○ ○ ○	○ ○ ○ ○	△ △ △	○		身障1.2級・愛の手帳1～3度 月額 15,500円 身障3級・愛の手帳4度 月額 10,000円 脳性麻痺、筋ジスは等級制限なし	区役所
	心身障害者扶養共済（都制度）	○ ○ ○	○ ○	△	○		加入者（保護者）が死亡又は重度障がいとなった時に支給	
	国民年金障害基礎年金	○ ○	○ ○	△ △	○		1級：年額 974,125円 2級：年額 779,300円	
自立支援給付	自立支援給付 介護給付	△ △ △ △ △ △	△ △ △ △	△ △ △		○	居宅介護 短期入所 生活介護（入所・通所） 施設入所支援 など	福祉事務所 各施設
	訓練等給付	△ △ △ △ △ △	△ △ △ △	△ △ △		○	自立訓練 就労支援 グループホーム など	各事業所

（つづく）

1 障害児を取り巻く環境と障害児学 165

表2-1 主な障害児・者福祉制度一覧(板橋区)平成30年度(つづき)

自立支援給付								*医療の欄参照	
	自立支援医療								
	補装具	△	△	△	△	△	○	補装具作製・修理費用の助成	
								修理費用の助成	
地域生活支援事業		△	△	△	△	△	—	日常生活用具の支給	福祉事務所
							部	移動支援	各施設
								訪問入浴	各事業所
							○	日中一時支援 など	
障害児通所支援		△	△	△	△	△	○	児童発達支援	
								放課後等デイサービス	
								保育所等訪問支援	
自立支援	都立公園の無料入場	○	○	○	○	○		窓口への手帳提示によって本人および介護人の入場無料	都立公園
日常生活	携帯電話利用料金の割引	○	○	○	○	○		本人が契約者である場合など割引率は各社による	各携帯電話会社
	心身障害者休養ホーム事業	○	○	○	○	○		指定保養施設(旅館など)の宿泊料の助成	福祉事務所
	都営住宅の優先入居	○	○	○	○	○		抽選優遇制度(ポイント方式)	都住宅供給公社
住宅	都営住宅使用料特別減額	○	○	○	△	○		所得による使用料の減額	区役所
	都営交通の乗車証の発行	○	○	○	○	○		無料乗車証の発行	
	民営バスの割引	○	○	○	○	○		第1種:本人および介護人5割引 第2種:本人のみ5割引	
	鉄道運賃等の割引	○	○	○	○	○		第1種:本人および介護人5割引 第2種:本人のみ5割引	福祉事務所各鉄道会社
移動	航空運賃の割引	○	○	○	○	○		本人および介護人の運賃割引割引率は各社による	各航空会社
	有料道路の交通料の割引	○	○	○	○	○		5割引家族の運転の場合は第1種のみ	福祉事務所
	駐車禁止除外用車両ステッカー	○	○	△				ステッカーの交付	警察署
	タクシー運賃の割引	○	○	○	○	○		手帳の提示で運賃の1割引	乗務員
	福祉タクシー or 自動車燃料費の交付	○	△					タクシー券か自動車燃料費のどちらかを選択	福祉事務所
	生活福祉資金の貸付	○	○	○	○	○		生活資金、就業資金などの貸付審査あり	社会福祉協議会
他	紙おむつの助成	○	○	○	○	○	○	2才以上、常時失禁状態の重度身障者に支給、月上限枚数あり	福祉協議会
区	板橋区緊急保護事業(赤塚ホーム)	○	○	○	○	○		保護者の病気、冠婚葬祭などで一時的に家庭介護が出来ないとき赤塚ホームでの介護	赤塚ホーム
	ぬくもりサービス	○	○	○	○	○	○	協力会員による家事援助、外出援助、見守りなど	社会福祉協議会 (心身障害児総合医療育センター)

※ ○印は対象、△印は一部対象を示す ○印概ね対象、△印は一部対象を示す

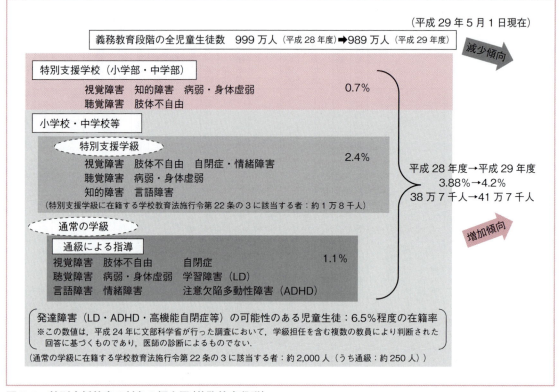

図 2-1　特別支援教育の対象の概念図（義務教育段階）
注：高機能自閉症等は DSM-5 では ASD に分類される．
〔文部科学省ホームページより〕

D 支援対象となる障害児の数

　障害児への治療や支援の対象となる障害児数を，2017（平成 29）年度文部科学省調査統計から概算すると，発達障害も含め義務教育段階（9 年）での，特別支援学校児童生徒の割合は 0.7%，特別支援学級は 2.4%，通級指導は 1.1%（通常学級に在籍），合計 4.2%〔41 万 7 千人（989 万人中）〕各学年平均 4,600 人となるが，特別支援教育を受けている児童生徒数は実数割合とも増加している〔特別支援学校（聴覚障害）116 校在籍者数：8,629 人〕．
　一方，通常学級に在籍する発達障害〔学習障害（LD），注意欠陥多動性障害（ADHD），高機能自閉症（HFPDD）〕の可能性のある児童生徒の割合は 6.5%（平成 24 年調査）とされており，そのデータを引用して推計すると 3.1% ＋ 6.5%，つまりおよそ 9.6% の子どもに障害があり，特別な教育支援が必要とされる（図 2-1）．
　5 歳時健診でも，8～10% が何らかの支援が必要な子どもと報告されている（学習障害は含まない）．なお，米国（CDC 調査）では，およそ 14% の子どもたちが何らかの障害があり配慮が必要とされている．

E 障害児支援に関連する保健，福祉，教育などの法制度や支援体制の概略

　紙面の都合上，医療・福祉関係の法制度の詳細

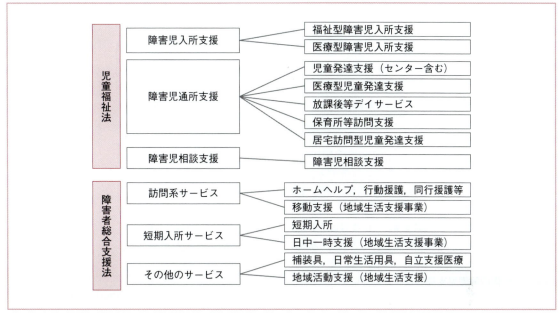

図 2-2　主な障害児支援(入所・通所)サービス(福祉)

は，厚生労働省のホームページや成書を参考にしていただきたい．また，独立行政法人福祉医療機構の WAM NET のホームページで最新の情報を得ることができるので，活用をお勧めする．

1　障害児福祉の法律・制度の変遷

「障害者基本法」は 1993 年に制定され 2013 年に大幅に改正された．歴史的には，身体障害者福祉法(1949 年)，知的障害者福祉法(精神薄弱者福祉法として 1960 年)，精神保健福祉法(精神衛生法として 1950 年)，各障害者福祉法が制定され，その後障害者基本法(心身障害者対策基本法として 1970 年)が制定された．1981 年の国際障害者年を契機にノーマライゼーションの理念が徐々に浸透し，2003 年に「措置制度」から「支援費制度」が導入された．その後，身体・知的・精神の 3 障害共通の制度である「障害者自立支援法」(2006)が施行，さらに「障害者総合支援法」へ移行(2012 年 6 月)した．

障害者基本法などの法制度の改革整備が進み，日本は，国連の障害者権利条約(障害児は第 7 条)を批准した(2014 年 1 月)．また，「差別的取り扱いの禁止」「合理的配慮の不提供の禁止」をキーワードとする「障害者差別解消法」が 2016 年 4 月に施行され，日本の障害者を取り巻く法律や制度は大きく変化している．

障害がある児童(以下，障害児)支援への体制整備も大きく変化している．1947 年に制定された児童福祉法は 2012 年に改正(さらに 2018 年 4 月一部改正)され，障害児支援は基本的に児童福祉法の下で，各種支援の法令や制度が整備されることになった．障害種別が一元化され，児童福祉施設である障害児の入所施設・通所施設の体制整備，「相談支援事業」「放課後等デイサービス」「保育所等訪問支援事業」「居宅訪問型児童発達支援等」提供のほか「障害者総合支援法」に基づくサービス提供も整備された(図 2-2)．

「障害者基本法」改正で第 17 条に新規収載された「療育」および，2014 年 7 月の「障害児支援のあり方に関する検討会」報告では，本人の最善の利益保障(発達支援)だけでなく，子どもの育ちの基盤となる家族への支援(家族支援)を重視し，地域で関係機関が縦横連携(地域支援)し，共生社会の

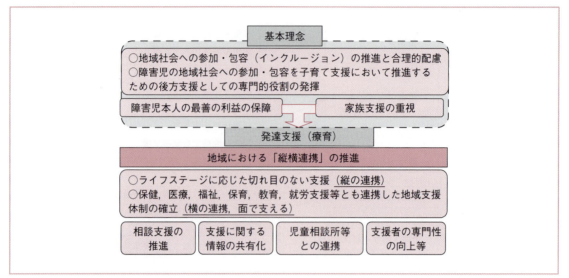

図 2-3　今後の障害児支援の在り方について
〔厚生労働省　障害児支援の在り方に関する検討会(平成 26 年 7 月)16 日〕：〜「発達支援」が必要な子どもの支援はどうあるべきか〜「報告書のポイント」より一部改変〕

構築を図ることが唱われている．教育関係では，特別支援教育とともに，インクルーシブ教育が始まった．

なお国連の「児童の関する権利条約」を，日本は 1994 年に批准した．障害児に関しては第 23 条で述べられている．

「発達障害」は 2005（平成 17）年に「発達障害者支援法」が施行され，2016 年に改正があった．発達障害は精神障害に含まれると位置づけされ，発達障害児については，早期診断とともに，診断される前「気づきの段階」からの支援と切れ目のない継続した支援により「社会的障壁」をなくすべく，保健・医療（母子保健を含む），福祉，教育，産業・労働の連携した支援の体制整備が進んでいる．

F 障害児の治療と支援：「療育」は「医学モデル」から「生活・社会モデル」へ

前述したように，障害児福祉分野において，発達障害を含む障害児およびその疑いのある子ども（以下，障害児）への発達支援，すなわち「療育」のあり方には，2011（平成 23）年公布の改正障害者基本法で，「第 17 条　療育」という項目が初めて法律に収載された．

さらに，2014（平成 26）年 7 月に「障害児支援のあり方に関する検討会」の報告書が厚生労働省より出された．基本理念として，地域社会への参加・包容（インクルージョン）の推進と合理的配慮が提言され，そのインクルージョンの推進を地域の子育て支援の後方支援として役割を担うことが示された．さらに障害児支援は，「障害児本人の最善の利益の保障（発達保障）」と子育ての基盤となる「家族支援」が重視され，身近な地域において「縦横連携」のある「地域支援」が打ち出された（図 2-3，2-4）．

いわゆる「医学モデル」であった従来の「療育」やリハビリテーションは，ICF（国際生活機能分類）に基づく評価によるエビデンス調査研究では，理学療法（PT），作業療法（OT）などのリハビリテーション（ハビリテーション）だけ行うのみでは効果が認められないとの報告があり，また年齢が低い子どもにおいては，本人のモチベーションを高め

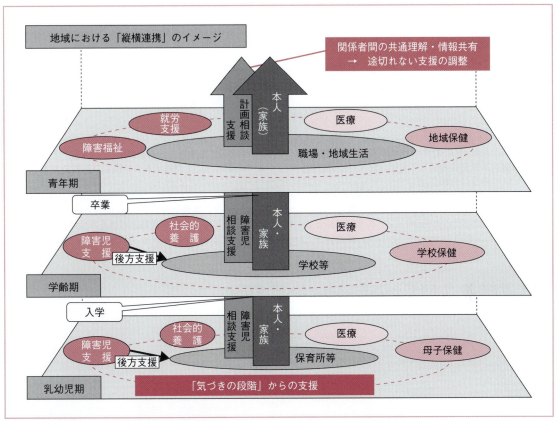

図2-4 地域における顔の見える「縦横連携」
〔厚生労働省ホームページより〕

維持する，例えば遊びを通じ，楽しくできる内容を提供するなど「生活・社会モデル」としての「療育」へ変貌することが求められている（図2-5，2-6）．

療育（発達支援）は，育ちの基盤である家族の生活があり，家族支援は本人支援とともに車の両輪のように支援することが重要である．

また，地域の障害児通所など児童発達支援や放課後等デイサービスにおいても，子ども子育ての後方支援との位置づけがなされた．未就学児については「児童発達支援ガイドライン」（2017厚生労働省）が参考となるが，2018年に改正された保育所保育指針での「保育」のあり方や学校生活時間の後の過ごしの場となる放課後児童クラブの「育成」を基本としながら，安心・安全な環境が保障される下で，「療育」が単に訓練ではなく，子ども子育て支援のなかで「本人の発達支援（ハビリテーション）」が養育者支援，きょうだい支援（家族支援）とともに行われる必要がある（図2-7）．

G これからの障害児学と障害児支援

医学の分野では，遺伝子解析が進むなかで，遺伝子治療やiPS細胞や幹細胞などを使用した神経再生医療の臨床研究が進んでいる．また，障害児に対するハビリテーション，療育や特別支援教育分野でも，IOTを利用した日常生活補助装置やコミュニケーション代替機器などの開発進歩も著しい．2016年に児童福祉法の一部改正と第56条6第2項が公布され，「医療的ケア」を必要とする

1 国際障害分類（International Classification of Impairments, Disabilities and Handicaps：ICIDH）
ICIDH は，2001年 WHO 国際疾病分類（ICD）の補助分類として発表されたもの．
3つのレベル分類．

　①機能障害（impairment）
　②能力障害（disability）
　③社会的不利（handicap）

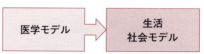

2 国際生活機能分類〔International Classification of Functioning, Disability and Health：ICF（2001）〕
ICF は身体・個人・社会の3つの視点から，健康状態にある人に関連する領域を，**心身機能・身体構造，活動，参加**に系統的に分類しており，個人の生活機能，障害および健康について記録するのに役立つものである．
1,500項目に分類．
生活機能（functioning）が，心身機能・構造（body functions and structures），活動（activities），参加（participation）の包括用語として，障害（disability）は，機能障害，**活動制限**（activity limitation），**参加制約**（participation restriction）の包括用語として用いられている．すべての構成概念と相互作用する**背景因子**（contextual factors）として，**環境因子**（environmental factors）と個人因子（personal factors）を挙げている．

図 2-5　障害児（疑いのある児）への支援 ICIDH から ICF（-CY）へ
〔厚生労働省ホームページより〕

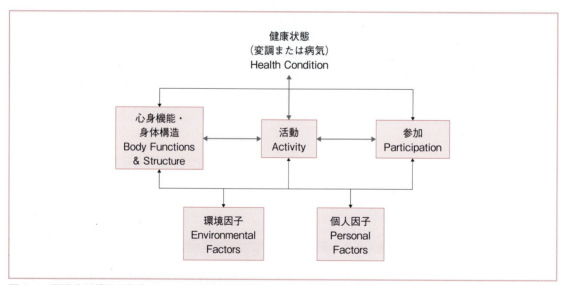

図 2-6　国際生活機能分類（ICF-CY）2006（生活機能・障害・健康の国際分類）

児童（医療的ケア児）への支援体制整備が2018年度から各地域でスタートしている．

　残念ながら，障害児虐待を含め児童虐待の児童相談所への相談件数は増加している．

　障害がある子ども，ない子ども，すべての子どもの子育てを親まかせにせず，日本のことわざにある「子は社会の宝」や，アフリカのことわざにある「子ども1人を育てるのに村1つ必要：It takes a village to raise a child」のように，障害児虐待予防を念頭におきながら，「社会が皆で子どもを育てる」意識をもって障害児支援にあたることが大事である．

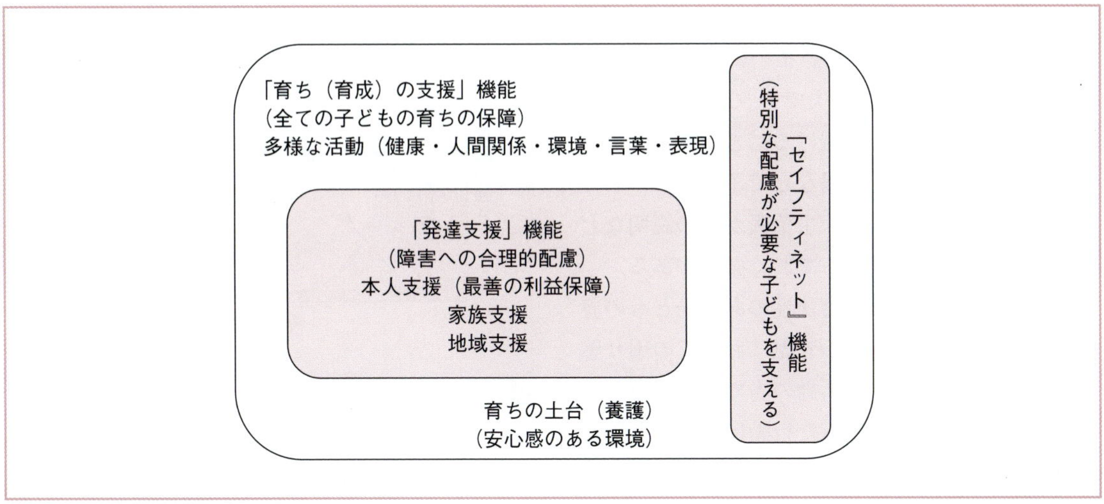

図2-7　今後の療育（発達支援）のあり方
〔平成30年度障害者総合推進福祉事業「放課後等デイサービスガイドラインを用いたサービス提供の実態把握の為の調査報告書」をもとに作成〕

H 診断と告知について

1 診断について

　疾病や障害の診断は，MRI画像診断や遺伝子解析など診断技術は向上した．

　過去に原因不明とされていた疾患や障害が「○○症」と診断されたり（例：原因不明の脳性麻痺とされていたが，遺伝子診断で白質変性症と診断），出生前診断により胎内治療も行われる例も増えた．

　遺伝子，染色体診断などにあたっては，単に本人の診断だけでなく，家族全体の診断となることもあることから，個人情報保護に十分注意する必要がある．また，出生前診断とその後の対応については，胎児の人権や優生思想など倫理的な問題もあり慎重にする必要がある．

　知的障害の診断やその程度〔例：知能指数（IQ）が50〜70（75まで）の軽度知的障害と診断されることが多い〕や，発達障害の診断は，診断基準，発達検査や各種心理検査などを使用する．しかしこれらは診断の補助であり，障害の特性上，本人の観察・診察と家族からの情報，保育所・幼稚園・学校など日中活動の行動や学習状況など，複数の環境での行動などの情報を収集したうえで診断をする必要がある．診断は診断基準に則して行うが，指標となるのは操作的診断（記述精神医学）であるため，医療機関によって診断が異なることもある．

2 告知について

　告知は，診断と治療方針，将来予測される経過や将来予後について，一般に主治医から行われる．障害の診断については，診断名と狭義の治療方針を伝えるだけでなく，保健・福祉・教育機関などが利用できることや，支援を受けることのできる資源について説明を行うことが望ましい．

　発達障害の診断などは，一般的に早いほうがよいと考えられているが，低年齢で診断までに至らないことも多く，養育者の認識と家族以外が見た症状の把握がさまざまであることから，年齢や養育者の障害についての認識の程度によりその時期は異なる．告知に際しては，子育ての不安を解消

する説明とともに実践的な指導・助言を行う．「様子を見ましょう」などとあいまいにしたり，逆に励ましの気持ちから「大丈夫です」などと現実味のない予後を伝えることは避けるべきである．療育やリハビリテーション現場などで子どもについて養育者と直接話す際には，主治医からの説明などの情報をよく共有・把握しておく必要がある．

発達障害と診断される可能性のある子どもの養育者からの訴えは，日常の育児においての困り感や保育所などでの日中の活動の場での問題などが多い．また，そうした困った行動は自分たち養育者のしつけ方が悪いととらえ，養育者自身もさまざまな困難や不安を抱えている．正しく診断され（発達特性が伝えられ），養育方法が助言されることにより，安心する養育者も多く存在する．しかし，告知されたことで「対象喪失感情」を抱き，抑うつ的となったり，結果的に養育拒否にまで陥る養育者もおり，診断と告知は慎重さが求められる．

さらに遺伝的素因で養育者も似た特性をもっていることも稀ではないため，診断や治療の説明にあたっては，口頭だけでなく，具体的な表現で文書や視覚化した説明など工夫をするとよい．養育者への診断の告知については「発達障害への養育者・家族の理解受容は時間がかかるもの」として対応していく必要がある．

障害受容の過程は，外部からの強いストレスに対し，人間の精神心理的反応行動として起こる順応行動（coping behavior）の過程として考えられている．Drotar の「先天性障害をもつ子の親の反応と受容過程」（図2-8）で示されるように，本人

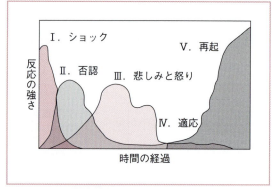

図2-8　親の障害受容モデル

も養育者もそれぞれ同様の反応行動が起こると考えられている．

上述したように，診断によって「対象喪失感情」を抱くことがある．また養育者は「受容」過程を単純にたどるわけではなく，子どものライフステージごとに受容と落胆，不安を繰り返す[1]と言われている．障害がある子どもの養育は定型発達児よりはるかに困難であり，養育者の対応が家族の生活にも影響するため，「きょうだいへの配慮（きょうだい支援）」も大切である．

養育者家族は孤立しやすい．障害児は子ども側の「虐待ハイリスク因子」であり，養育困難となる場合が少なくない．「障害児は社会が育てるもの」という意識のもと「カウンセリングマインド」をもった関わりと，具体的な福祉的資源の提供が必要である．

引用文献
1）中田洋二郎：親の障害の認識と受容に関する考察―受容の段階説と慢性的悲哀．早稲田大学心理学年報 27：83-92，1995

運動機能とその障害──脳性麻痺を中心に

A 脳（中枢神経系）の局在と成長・発達

1 ヒトの脳の発生

ヒトの脳は，他の身体の成長に比べ，胎生期から幼児期（就学前）までに著しく早く成長するが，特に胎生期の発育が著しい．成人の脳の神経細胞数は140億個程度と推定されており，そのほとんどが胎生期に増殖し出生時ごろがそのピークである．出生後にも，少ないながらも増殖（細胞数の増加）が起こっていることが，最近知られてきた．

ヒトの脳の発生は，受精後，母胎内で脳細胞が増加する細胞期，胎芽期，胎児期を経て出生に至る．また出生後にも，重力のかかる外界の新しい環境の下で，脳は発育成長しながらさまざまな機能を獲得して**発達**するが，これは脳細胞の増加ではなく，主に軸索にミエリン鞘（髄鞘）が形成され**シナプス**の形成や結合が密になり，神経回路網が発達したことによるものである．

2 大脳皮質の局在・成長の順序

大脳皮質の局在を図2-9aに，大脳皮質の成長（**髄鞘化**の順序）を図2-9bに示す．図2-9bにおいて色囲みの部分は**大脳連合野**（前頭連合野・頭頂連合野・側頭連合野）で，点状に表示した部分

から斜線状，白色の順に**髄鞘化**が進む．濃い網状の運動野は出生時より髄鞘化が進んでおり，新生児の自発運動や自動歩行（反射）からもわかるように，下肢を多軸的に，左右交互に動かすことができる．

さらに視覚野も髄鞘化が早く，新生児から視覚的には物は見えているが，その物を認知するには，頭頂連合野・側頭連合野の髄鞘化を待つことになる．

言語野を含む，ヒト特有に成長発達する部分である大脳皮質連合野である図2-9bの色囲み部分の髄鞘化が最も遅い．髄鞘化は生後から5歳ごろまでに急激に進みその後は速度は下げながら成人へ向けて髄鞘化が続く．前頭連合野（前頭前野）の髄鞘化は，経験と学習を重ね，言語獲得のほか，知的発達，社会性などがいわゆる社会的動物のヒトとして成長発達する．

B 運動機能（ヒトの随意運動）

外界からの刺激と反応する行動として自らの意思（ほとんど無意識的でも）で行う運動（**随意運動**）は，単純に大脳からの運動の指令が**錐体路**（pyramidal tract）を下行し脊髄を経由して骨格筋へ届き運動が遂行されるわけでなく，**錐体外路**（extrapyramidal tract），小脳系の機能も同時に

> **Side Memo 23　シナプスとは**
>
> シナプス（synapse）は，神経細胞の相互連結で，（筋線維を含む），神経細胞と他種細胞間に形成される，シグナル伝達などの神経活動に関わる接合部位とその構造のこと．

> **Side Memo 24　運動野の髄鞘化**
>
> 早産低出生体重（例：在胎24週700g）で出生直後の呼吸循環障害により脳室周囲白質軟化症を残すと，既に運動野の髄鞘化が胎内で進んでいるため，可塑性に乏しく，結果的に脳性麻痺として障害が残存することになる．

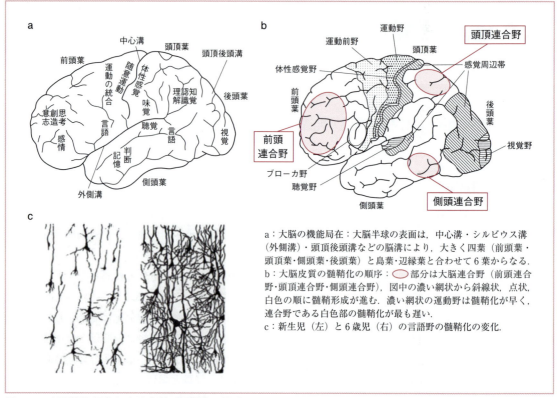

図2-9 大脳機能局在と大脳皮質の髄鞘化の順序
〔飯沼一宇：小児科学改訂第9版，p27，文光堂，2004より〕

協調機能しており複雑協働してスムーズな運動が行われている．図2-10に示す例で説明する．

C 運動障害

前述したように，ヒトの運動は，「脳(中枢神経系)」で運動企画された情報が，脳から長く伸びた**軸索**を通じて**脊髄**まで到達する．「脊髄」内の**脊髄前角細胞**のシナプスにおいて，**末梢神経**に伝達され軸索を通じて，「骨・関節」に付着している**骨格筋**まで伝達される．情報は，骨格筋内の末梢神経シナプス(**神経筋接合部**)を経由し筋肉に伝達され，筋が収縮・弛緩により運動(関節の屈伸，回転・回旋など)が起こる．

脳・脊髄・末梢神経・筋のそれぞれの部位の障害により，神経・筋疾患となる．すなわち，大脳・脳幹・小脳レベルの神経疾患のほか，脊髄レベルによる神経・運動ニューロンの疾患，末梢神経障害によるニューロパチー，神経筋接合部の障害による重症筋無力症，骨格筋障害である筋ジストロフィーやミオパチーがある．さらに，骨形成不全や多発性関節拘縮症などの骨・関節の系統疾患などがある(図2-11，表2-2)．

D 脳性麻痺

1 概要(表2-3)

脳性麻痺は肢体不自由特別支援学校に通学するおよそ40%で最多疾患であり，先進諸国では，

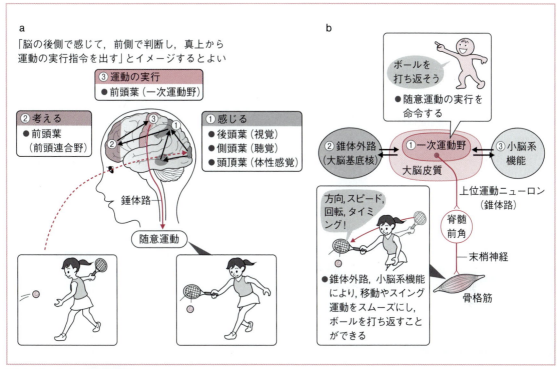

図 2-10 ヒトの随意運動
テニスでボールを打ち返す動作を例に，随意運動がどのような回路をたどって行われるかを考えてみよう．相手が打ったボールのスピード，コース，回転などを確認しながら，ボールの飛んできた位置に移動し，ボールを打ち返すことを想像してほしい．
a-①大脳皮質内で，眼を通して後頭葉（視覚）でボールを識別，スピード，ボール回転や軌道（コースの高さ，コース内の位置）を把握し，相手の打ったボール音も側頭葉で聴き（聴覚），自分の立っている位置も頭頂葉で確認（体性感覚）する．
a-②感覚器からの情報が統合・分析される．すなわち頭頂連合野・側頭連合野で知覚され，その情報が前頭葉（前頭連合野）に伝達され，考える．
a-③一次運動野で指令を出し，ボールを打ち返す．一次運動野で指令された随意運動をなめらかに実行するため，大脳基底核などで高度な調節機能が推敲されている．
b-①一次運動野：「ボールを打ち返そう！（ボールの飛んでくる位置に移動，同時に相手のコートのどこへどのようなボール（方向，スピード，回転など強さ，タイミング）を返す）」と判断を下し，その目的行動を，一次運動野を通じて運動が錐体路を下行し，脊髄前角細胞で末梢神経に伝達され，四肢・体幹の骨格筋の筋肉活動により，移動とボールを打ち返す．
同時に b-②錐体外路（大脳基底核），b-③小脳系機能により，移動やスイング運動がスムーズに行われる（移動し停止した身体の姿勢予測，足幅やバランス＝平衡反応，スピード，タイミング）よう複雑に調整され，ボールの打ち返しができる．

出生数1,000に対し2程度の頻度で発生している．脳性麻痺は，単一の疾患ではなく疾患群であり，以下に述べるように，生理学的分類によりその障害の状態像が大きく異なり，参加・活動を制限される．支援にあたっては特性・ニーズに合わせた柔軟な対応が求められる．

また脳性麻痺は運動機能障害だけではなく，しばしばてんかん，知的障害，発達障害，コミュニケーション障害などを随伴する．また，脳障害が重症であれば，四肢麻痺とともに嚥下障害，呼吸障害も合併しやすく，加齢とともに，障害された中枢神経機能の早期の低下（例：嚥下障害の悪化）も起こりうるとともに，側弯，拘縮変形などや呼吸障害，胃食道逆流症（GERD）など二次性障害を合併しやすくなる．

治療は，単に運動機能障害に対する理学・作業療法などのリハビリテーションではなく，**療育**と呼ばれる，個人を包括的にとらえ成長発達を支援・援助（**本人支援**）し，さらに育ちの基盤となる家族を支援（**家族支援**）するために，地域の皆で連携し協働する支援（地域支援）することが重要で，**参加包容（インクルージョン）**が求められる．

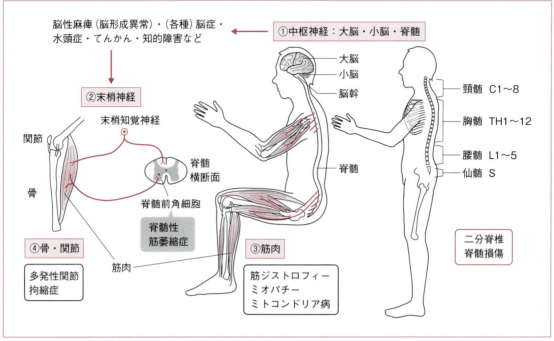

図 2-11 運動障害の責任病変

表 2-2 手足を動かす(運動)の仕組みと障害の原因(責任病変)

1. 中枢神経
脳(大脳):脳性麻痺(脳形成異常を含む),てんかん,知的障害,言語障害,行動障害,発達障害,水頭症,摂食障害(嚥下障害),脳腫瘍,種々の後遺症(脳炎・脳症,髄膜炎,脳梗塞,脳出血,頭部外傷) など
小脳:脊髄小脳変性,小脳低形成,小脳炎,小脳腫瘍後遺症 など
脊髄:二分脊椎,脊髄性筋萎縮症,脊髄損傷腫瘍 など

2. 末梢神経
末梢神経炎,シャルコー–マリー–トゥース病 など

3. 筋肉
先天性ミオパチー進行性筋ジストロフィー(先天性) など

4. 骨・関節
骨系統疾患,骨形成不全,軟骨(無)栄養症ムコ多糖体症,多発関節拘縮 など

5. その他
全身に関係するもの:染色体異常・奇形症候群 など

表 2-3 脳性麻痺と併存する疾患・障害

頻度
出生 1,000:2(重症心身障害児:人口の 0.03〜0.05%)

主な合併症
・認知障害(視知覚障害;学習障害:両麻痺)
・てんかん:10〜90%(頻度:四肢麻痺＞片麻痺＞両麻痺＝アテトーゼ型)
・知的障害:60%程度
・言語障害(曖昧な表現)の医学的診断:
 ①知的障害の症状として
 ②受容性・表出性言語遅滞(失語:頭部外傷など)
 ③構音障害:アテトーゼ型・失調型
・嚥下障害:四肢麻痺・アテトーゼ型
・情緒・行動障害:脳性麻痺全般(ADHD,学習障害,不安性障害,強迫性障害など)

注:出生体重 2,000 g 未満児の 5%は自閉スペクトラム症

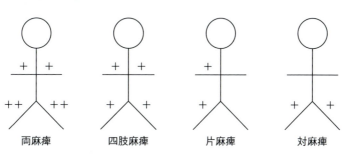

図2-12 脳性麻痺の生理学的分類・障害部位による分類

2 定義

厚生労働省の狭義の定義では,「脳性麻痺は受胎から新生児期(生後4週間以内)までに生じた脳の非進行性病変に基づく永続的なしかし変化しうる運動および姿勢の異常である.その症状は,満2歳までに発現する.進行性疾患や一過性運動障害,または将来正常化するであろうと思われる運動発達遅滞は除外する」とされている.

実際の臨床現場では,発達途上(胎生期～周産期～新生児・乳幼児期)の脳に生じた病変で脳病変は固定しているが症状は年齢とともに変化し得る運動機能の永続的障害と解釈されることもある.

最近,新生児期脳炎や頭蓋内出血などと脳病変の原因が明らかな場合には,医学的診断として「脳性麻痺」と診断されず,「○○後遺症」(例:脳炎後遺症)と記載される場合が多くなった.

3 原因

脳性麻痺は,単一の疾患ではなく下記のような種々の原因によってもたらされる後遺症の状態像である.

- **低酸素血症(脳症)**:早産低出生体重による,呼吸循環障害から発生する頭蓋内出血(脳室内,脳室周囲出血),低酸素による脳室周囲白室軟化症(PVL)や,正期産仮死などによる低酸素性虚血性脳症.
- **重症黄疸(核黄疸)**:血液型不適合など(激減したが存在する).
- **新生児期中枢神経感染症**(脳炎・髄膜炎など).
- 胎生期(胎内)循環障害などによる**中枢神経形成異常**(水頭症・滑脳症・厚脳症など).
- **先天性奇形,染色体異常,代謝異常**など.

4 症状(図2-12, 2-13)

運動機能障害には,**生理学的分類**と**障害部位による診断・分類(部位分類)**がある.障害部位と重症度によりその程度はさまざまであり,生理学的にも重複することが少なくない.

- 生理学的分類:痙直型・不随意運動(アテトーゼ)型・失調型・混合型など.
- 部位分類:四肢麻痺・両麻痺(上肢より下肢の障害が強い:早産低出生体重が多く,MRI検査所見では脳室周囲白質軟化症がみられる),3肢麻痺,片麻痺.

※対麻痺(ついひ)は,脊髄障害で上肢に障害がまったくみられない場合に用いられる用語.

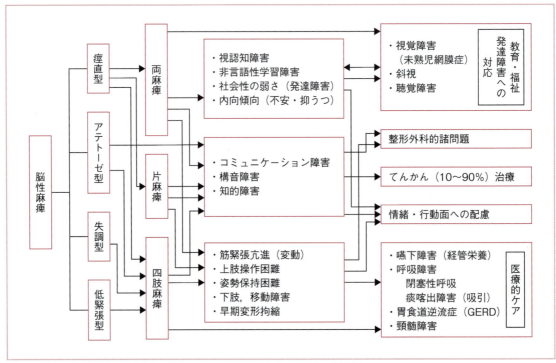

図2-13 脳性麻痺の分類，随伴障害とフォローアップのおける配慮点

以下に主な生理学的分類（部位分類の組み合わせ）における特徴を述べる．

1）痙直型麻痺

大脳からの運動の指令（信号）を脊髄まで伝える錐体路の障害が主な原因で，常に筋緊張が高い（亢進）状態にあるが，筋肉のこわばり・硬さ（痙縮・固縮）も同時に存在することが多く，なめらかな動きができない．拘縮・変形・股関節脱臼をきたしやすい．

（1）痙直型両麻痺

低出生体重児での脳性麻痺の多くはこのタイプで，**脳室周囲白質軟化症**（peri ventricular leukomalacia；**PVL**）を基礎病変とする（図2-14）．

錐体路の神経分布は，脳室周囲に近い順に下肢・体幹・上肢・口と外側に走行しており，脳室周囲に傷害が生じる場合は，下肢の障害が強く，体幹・上肢，口腔機能の障害はないかあっても軽度から中等度である．上肢障害も強い場合は「痙直型四肢麻痺」に分類される．

随伴症状として，**発達障害**（視知覚障害を主とする学習障害（読み書き），**自閉スペクトラム症**，**注意欠如・多動症**など），**知的障害**，および**てんかん**などがある．脳室内出血では**水頭症**を合併している例もある．

痙直型両麻痺では，乳児期に運動発達の遅れや自発運動パターンの特徴が診断の決め手となる．しかし，軽度ケースでは頸定や寝返りはあまり遅れず診断が遅れることがある．**座位獲得**の遅れ，長座位が困難で後ろに倒れる．ずり這いでは，上肢を主に使っての移動（**匍匐前進**），四つ這いでは，両下肢を同時に屈伸させる（**うさぎ跳び** bunny hopping様），**下肢の硬さ**や伸展・内転・内旋・尖足傾向（いわゆる下肢の**蟹バサミ状交叉肢位**）などが特徴的運動である．

（2）痙直型片麻痺（図2-15）

片側の障害，上肢障害が目だつ片麻痺のみであれば歩行可能．大脳皮質の障害まであると感覚障

2 運動機能とその障害―脳性麻痺を中心に　179

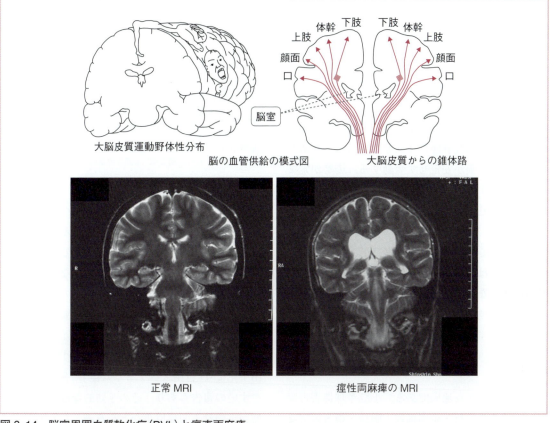

図2-14　脳室周囲白質軟化症（PVL）と痙直両麻痺

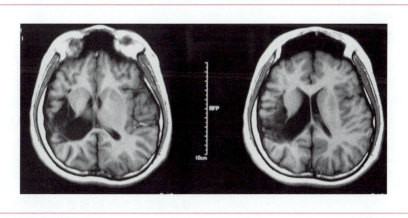

図2-15　脳性麻痺（片麻痺）のMRI

害を伴うことがある．てんかん合併の頻度は高い．右片麻痺でも成人で合併しやすい．失語や言語発達遅滞とならない．

(3) 痙直型四肢麻痺

　両側の上下肢（四肢）・体幹の障害であり，四肢体幹の変形・拘縮を早期にきたしやすい．併存症状は多く重複しやすい．重度の場合，生命維持機能と呼ばれる呼吸障害・嚥下障害を起こすことが多く**医療的ケア**を必要とする（医療的ケア児）ケースも少なくない．症状に対して適切な対応が必要

2）不随意運動（アテトーゼ）型

満期産で重度仮死（最近は激減した重症黄疸による）による，大脳基底核の傷害が原因であることが多い．

障害の程度は軽度から重症まで程度の幅が大きいが，多くが四肢麻痺に部位分類される．特徴として，筋の緊張が安定せず変動する，姿勢が定まらず崩れやすく，**不随意運動**が出てしまう．**左右対称姿勢**や**正中指向動作姿勢**困難〔例：仰臥位で胸の前（正中）で両手合わせができない〕となりやすい．精神心理的要因で**筋緊張亢進**が起こりやすい．睡眠中は逆に筋緊張の低下があり，夜間閉塞性無呼吸となる場合がある．構音障害，嚥下障害を合併しやすい．痙直型の要素を伴っている（混合型と表現する）場合も多い．

3）失調型

小脳傷害が主な原因である．小脳半球傷害の症状は，失調性歩行・企図振戦・眼振・構音障害などがみられ，小脳虫部傷害では体幹部の動揺・失調が主症状である．

4）脳幹型

脳幹部の傷害の部位に応じ，脳神経症状（顔面神経麻痺・咀嚼・嚥下障害など）を合併することもある．

5 治療

1）リハビリテーション

前項の「障害児を取り巻く環境と障害児学」（→162頁）で述べたように，ICFの基づく評価（社会への参加・活動を指標とする）のエビデンス調査などでは，PT/OTなどの訓練の実施だけでは効果が認められないとの報告がある．年齢が低い子どもにおいては，例えば遊びを通じて楽しくでき

表 2-4　粗大運動能力分類システム（GMFCS）

レベルⅠ	制限なしに歩く
レベルⅡ	歩行補助具なしに歩く
レベルⅢ	歩行補助具を使って歩く
レベルⅣ	自力移動が制限
レベルⅤ	電動車椅子や環境制御装置を使っても自動移動が非常に制限されている

〔日本リハビリテーション医学会（監修）：脳性麻痺リハビリテーションガイドライン 第2版，p57，金原出版，2014より〕

る内容を提供するなど，本人のモチベーションを高めこれを維持する工夫が必要である．また補装具の研究，ICTやAIの活用が進んでおり，日常生活・学校生活においての代替手段などの提供も必要である．さらに，子どもの育ちの基盤は，家庭や家族であるので，家族支援も重要なポイントである．

早産低出生体重児（体重 < 2,000 g）では，一般出生児より「自閉スペクトラム症」に5倍程度なりやすいの報告もあり，その予防的な観点から，早期からの対人関係構築などを意識した介入や支援が行われつつある．

2）脳性麻痺への代表的な治療

治療の選択には，運動障害の程度と年齢，知的障害や全身状態（呼吸障害など）を考慮して治療法を選択する．

運動障害の程度の判定は，**粗大運動能力分類システム**（Gross Motor Function Classification System：**GMFCS**）により運動機能レベル評価され，リハビリテーションの短期・中長期の指導目標の指標とされる（表2-4）．

(1) リハビリテーション
　①理学療法：筋力強化とリラクゼーション，変形・拘縮予防，関節可動域訓練，粗大運動の向上・維持，体幹・下肢の装具，杖・歩行器・車椅子作製などの移動手段の相談と提供など．
　②作業療法：筋力強化とリラクゼーション，良姿勢の確保，手腕操作，日常生活活動への工

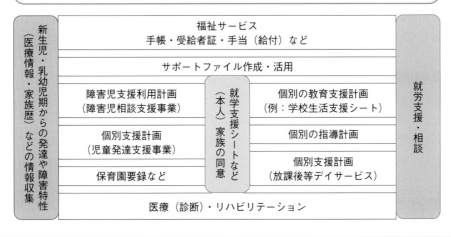

図2-16 サポートファイルを活用した情報共有と移行支援

夫や自助具，代替器具や道具の提供，上肢・手指の装具の提供など．

③言語聴覚療法：構音障害（アテトーゼ・失調型など）・嚥下障害へのリハビリテーション，意思伝達手段の工夫，代替機器の提供と指導，知的障害としての言語遅滞，表出性言語遅滞．

(2) 痙縮・筋緊張亢進に対する治療

米国の「重度痙縮治療ガイドライン」が参考になる．

①経口の薬物療法とリハビリテーション．

②選択的脊髄後根遮断術（SDR）：痙性対麻痺で知的にも良好で歩行が期待できる例（年齢が3〜8歳）．

③それ以外はバクロフェンポンプ（ITB）の埋め込みによる脊髄反射の減弱化．

④ボツリヌス毒素（BOTOX）筋肉注射：効果は約3か月であり，繰り返すことで抗体産生が起こる．矯正ギプスと併用し，軽度の局所拘縮を治療する．ポンプを埋め込められる年齢（3〜4歳）までのつなぎを目的とした治療法である．

⑤整形外科的治療：関節・筋や腱の器質的拘縮に対して適応となる．

(3) 併存疾患への治療

脳性麻痺は，単純な運動機能障害だけではない．すなわち，てんかん，知的障害，コミュニケーション障害など重複し，重度となると「重症心身障害児」と呼ばれる．嚥下障害や呼吸障害など生命維持に関連する障害を随伴しやすい．それらの障害や疑いに対し，各種発達検査・心理検査，脳波，X線，CT，MRI検査を診断の補助とし，そのほかの嚥下障害は，内視鏡やビデオ透視による嚥下評価や造影検査などで評価を十分行い「医療的ケア」を含む適切な治療を行う．

随伴症状の診断と治療の詳細は，他項目〔➡2-7「重症心身障害児」（203頁）参照〕を参照のこと．

(4) 家庭以外の日中生活時間を過ごす，保育所・学校，療育機関との連携，配慮

未就学児では，相談支援事業所と相談し作成する**障害児支援利用計画書**および児童発達支援事業所が作成する**個別支援計画書**などが，保育所と連携する情報となる．さらに就学すると，学校が作成する**個別の教育支援計画，個別の教育指導計画**

書などを通じ，福祉関連機関（放課後等デイサービス），医療機関との連携（医療的ケアの必要なケースの指示書，急変時の対応の確認），協働も重要である．それに併せて，災害時の対応（抗てんかん薬など薬剤の確保・保管，医療的ケア児には，必要に応じて，電源確保や代替機器などの準備など）を確認しておく（図 2-16）．

脳性麻痺は特別支援学校（肢体不自由）に通学するおよそ40％を占める最多疾患である．学校生活活動では，自助具の提供，PC，タブレット端末の使用などの必要性，随伴症状への対応，情緒・精神面への配慮（年齢により，障害受容に向けた配慮，反抗期への対応など），また，発達障害の併存が最近注目されており，各種教育への配慮の他，情緒やコミュニケーション課題への対応や治療を薬物療法も含め小児精神科的対応も考慮する．

なお筑波大学の特別支援教育 教材・指導法データベース（www.human.tsukuba.ac.jp/snerc/kdb/index.html）には，脳性麻痺児に対する学校生活を中心とする姿勢管理や運動機能などの「自立活動」の指導や，学齢前から利用できる視知覚課題などへの配慮点や工夫が収載されており，参考となる．

3 知的障害

A はじめに

知的機能，つまり知能についてはさまざまな定義があるが，一般的には，知能とは物事を理解したり判断したりする能力であり，知覚，弁別，記憶，推理，思考などの知的な諸機能の複合として定義されている．そして，知的機能の遅れがある場合を**知的障害**という．知的障害の診断についての詳細は第3章「発達障害学」（➡214頁）を参照のこと．診断のポイントとしては，知的障害とは，第一に発達期に明らかになること，第二に全般的な知的機能の欠陥があること，第三に日常の社会生活での困難さである適応機能の欠陥があることが特徴である．

用語として「知的障害」ということばは，日本では主に福祉・教育領域で使用されることが多く，医療機関での専門用語としては今までは「精神遅滞」が用いられてきた．WHOの国際疾病分類（International Classification of Diseases）であるICD-10および米国精神医学会の精神疾患の診断・統計マニュアル（Diagnostic and Statistical Manual of Mental Disorders）であるDSM-Ⅳ-TRにおいても「精神遅滞（mental retardation）」が用いられていた．しかし，DSM-5（2014年）では「知的能力障害（知的発達症／知的発達障害）intellectual disability（intellectual developmental disorder）」という用語が使用されることになった．今後は医療面でも「知的障害」が用いられるようになるだろう．ここでは「精神遅滞」，「知的能力障害」をすべて「知的障害」として表記することにする．

B 原因と発症時期

知的障害は，脳の発達過程で脳の形成や成熟が阻害されたり，損傷が起こったりすることで，結果として知的な発達の遅れが生じることである．先天性ではなくとも周産期トラブルや乳児期の疾

表 2-5 知的障害の原因

1. 出生前要因
染色体異常：21トリソミー〔ダウン症候群〕，13トリソミー，18トリソミー，脆弱X症候群，クラインフェルター症候群など
奇形症候群：アンジェルマン症候群，プラダー−ウィリー症候群，ソトス(Sotos)症候群，ウィリアムズ症候群など
脳の奇形：無脳症，全前脳胞症，滑脳症，多小脳回など
先天性代謝異常症：フェニルケトン尿症，ガラクトース血症，ムコ多糖症，ゴーシェ病，ウィルソン病，クレチン症など
神経皮膚症候群：結節性硬化症，神経線維腫症1型〔レックリングハウゼン病〕など
筋疾患：先天性福山型筋ジストロフィー，先天性筋強直性ジストロフィーなど
外因：母体の薬物中毒，アルコール依存症，先天感染(TORCH症候群)など
2. 周産期要因
早産児，低出生体重児，脳室周囲白質軟化症(PVL)
新生児仮死，低酸素性虚血性脳症
分娩損傷(頭蓋内出血など)
中枢神経感染(髄膜炎など)
低血糖
高ビリルビン血症
3. 出生後要因
脳炎・脳症
頭部外傷
低酸素性虚血性脳症
難治てんかん
不適切な養育環境，虐待

患による脳障害などの，発達期での後天的な障害も含まれる．脳が発達した後の成人期の脳血管障害による高次脳機能障害や老年期の認知症などは含まれない．表2-5に主な原因をあげる．ただ，軽度の知的障害では明確な病因がわからないことのほうが多い．

発症時期は，発達期であり，知的障害が先天的な障害であっても，奇形などの合併症がなければ出生時にはわからないことが多い．定型発達との差が明らかになってくるのはことばの遅れなどがみられる幼児期であり，軽度の遅れの場合には就学後に学習についていけないことで明らかになることもある．

知的障害の場合，運動発達もゆっくりであることが多く，乳幼児期は「発達遅滞」と表現されていることがあり，知能検査で知的能力が測れるようになると「知的障害」の診断がつくようになる．また，重い運動障害を伴った重度知的障害を「重症心身障害」と表記する．

C 知能検査と重症度

全般的な知的機能の欠陥については，臨床的評価および個別化，標準化された知能検査，発達検査によって評価される．知能検査は，幼児期以降であれば田中ビネー知能検査，学童期以降であればWISC(Wechsler Intelligence Scale for Children)がよく用いられている．より幼い乳幼児期であれば運動発達も含めて評価する新版K式発達検査が用いられることが多い．

知能指数(IQ)が−2 SD以下にあたるIQ 70以下を知的障害とすることが一般的である．また，知的障害と知的標準域の境目として，IQ 71〜85を境界知能と呼ぶ．重症度分類では，前後5程度の幅をもたせてIQ 50〜55から70を軽度，35〜40から50〜55を中等度，20〜25から35〜40を重度，20〜25未満を最重度と分類することが現実的な目安になる．しかし，IQの数値と実際の生活での困難さにはずれが生じることも多いため，DSM-5では重症度においてIQは明記されなくなった．DSM-5では適応能力として，概念的(学問的)領域，社会的(コミュニケーション)領域，実用的(実生活での自己管理)領域について評価し，重症度を決定する．知的能力と適応能力の両方を考慮し，全体的に判断する必要がある．表2-6に重症度の分類を示す．

表 2-6 知的障害の重症度

	DSM-Ⅳ-TR	DSM-5
	知能指数（IQ）	適応能力（概念的領域，社会的領域，実用的領域）
軽度知的障害	50〜55 から 70	軽度
中等度知的障害	35〜40 から 50〜55	中等度
重度知的障害	20〜25 から 35〜40	重度
最重度知的障害	20〜25 未満	最重度

知能指数（IQ）と適応能力を総合的に判断して決定する．

D 鑑別

　幼少期であれば，ことばの遅れを主訴として医療機関や療育センターにかかることも多く，ことばの遅れといっても，発語のみの遅れなのか，ことばの理解の遅れもあるのか，ことばだけではなく認知全体の知的な遅れがあるのかを見極める必要がある．知能の全体的な遅れであれば知的障害の診断となるが，言語のみの問題であれば言語障害の診断となる．発語の遅れでいずれ追いつくものであれば，発達性表出性言語障害の診断となり，発音の問題であれば構音障害の診断となることもある．

　就学以降であれば，学習についていけないことから知的障害が疑われることが多い．知的障害が疑われても，知能検査で標準的な知能指数を示すことから，読み書きや算数に特化した限局性学習症（specific learning disorder；SLD）とわかることもある．また，落ち着きのなさや多動から注意欠如・多動症（attention-deficit hyperactivity disorder；ADHD）を疑われたが，知的障害による学習のストレスや不安から問題行動につながっており，本人に合わせた学級形態に変えることで落ち着いて取り組めるようになった例もある．自閉スペクトラム症（autism spectrum disorder；ASD）では常同行動や自傷行為のために重い知的障害と思われがちでも，知能指数が高く知的障害を伴わないこともある．このように発達の偏りである発達障害なのか，発達の全体的な遅れである知的障害なのか，鑑別が重要である．

E 合併症

　知的障害ではその原因にもよるが，さまざまな合併症がある．

1 運動機能障害

　運動機能障害は，知的障害の原因である脳の障害が知的な面とともに運動面に影響を与えることにより生じる．脳性麻痺や脳奇形による重い身体障害を合併した重症心身障害から，不器用さや，目と手の連動した動きや手足のリズムに合わせた協力運動が苦手な協調運動障害まで，重症度は幅広く起こりうる．

2 てんかん

　てんかんは知的障害に合併する頻度が高く，報告により異なるが，知的障害におけるてんかんの発症率は3割弱で，知的障害の程度が重くなるほどてんかん発症率は高くなる傾向にある．知的障害の合併を特徴とするてんかん症候群もある．

3 行動・情緒の問題

　行動・情緒の問題は，自傷，興奮，こだわり，うつ，睡眠障害があげられる．ASDの合併によるものが多いが，合併がなくても，知的な認知発達が未発達で感覚運動が主体であったり，概念理解が不可能であったりするために，行動異常や情

緒コントロールの苦手さにつながっていることもあり，注意が必要である．

4 感覚過敏・感覚鈍麻

感覚は，視覚，聴覚，嗅覚，味覚，皮膚感覚，固有感覚と前庭感覚などがある．**感覚過敏・感覚鈍麻**はこれらの感覚器自体には障害はないが，感覚を統合し調整することの障害である．感覚過敏・鈍麻は特にASDで多いが，知的障害に合併していることも多く，感覚過敏のために，行動や情緒に悪影響を与えていることがある．

例えば，視覚では，回るもの，縞模様，キラキラした輝くものなどへの強い興味がよくみられ，視覚刺激に集中しすぎることで，遊びが広がらず，周りに対して不注意になることもある．聴覚過敏は，大きな音や突然の音，また特定の音に対して過剰な反応を示し，耐えられない音に対して，両手で耳をふさぐ行為がみられたり，落ち着かなくなりパニックになったり，また実際に痛みを感じることもある．味覚の問題は偏食として問題になることが多い．偏食の場合には，味覚だけでなく，見た目や色などの視覚の問題や歯触りなどの触覚の問題，熱いものや冷たいものが苦手である温痛覚の問題や，におい（嗅覚）の問題も含む．感覚刺激を求める行動が自己刺激として頭を叩くなどの自傷行為になることもある．前庭感覚と固有感覚の過敏や鈍麻は協調運動の障害につながる．

F 対応・治療

早期治療で知的障害を防げる一部の先天性代謝異常症などの例外を除き，知的障害への対応は治癒を目的とした治療ではなく，早期発見して，適切な保育・教育環境を整え発達を促し，二次障害を予防し，1人ひとりに合った人生を送れるようにサポートするといった療育が重要になってくる．そのためには，地域の医療，福祉，心理，教育の諸機関の連携が必要である．

知的障害児は乳幼児健診で発達の遅れを指摘されることが多く，地域の保健センターでの心理相談や親子教室などにつながり，ある程度の遅れがあれば療育センターでの外来療育や障害児保育の通園を利用する．軽度知的障害であれば通常の幼稚園や保育所を利用することも多いが，障害の程度や合併症の有無，医療ケアの有無により通常の幼稚園や保育所での受け入れが困難であることも多く，障害児保育が推進される現状での課題となっている．

必要に応じて，医療機関や療育センターで作業療法や感覚統合，言語療法などのリハビリテーションを受けることもある．リハビリテーションは1人ひとりの障害の程度に合わせて，訓練内容を組み立てることが重要である．知的障害の場合には，実年齢ではなく，精神年齢や語彙年齢に合わせた難易度で訓練する．また，運動機能障害を合併した知的障害児に対する言語療法では，構音器官の運動機能が障害されている可能性もあり，音声表出よりも言語理解を重視する必要がある．それぞれの児にとって最も有効なコミュニケーション手段を検討すべきであり，音声のみならず身振りなども含めた表出を評価していく．AAC（augmentative and alternative communication，拡大代替コミュニケーション）を導入する場合には知的障害児の知的発達レベルに合わせる必要がある．知的障害児の認知的な特徴として，抽象的な理解が難しいため，絵記号は具象性が高いものがよく，使用語彙も身の回りの物品や日常生活で利用頻度の高い語彙がよい．

就学では，就学相談を通して特別支援教育の利用を検討し，障害児1人ひとりの状態に合わせて特別支援学級や特別支援学校へ進学する．特別支援学校（知的障害）の対象である子どもの障害の程度は，「一　知的発達の遅滞があり，他人との意思疎通が困難で日常生活を営むのに頻繁に援助を

必要とする程度のもの．二　知的発達の遅滞の程度が前号に掲げる程度の達しないもののうち，社会生活への適応が著しく困難なもの」（文部科学省）とされている．また，知的障害特別支援学級の対象は，「知的発達の遅滞があり，他人との意思疎通に軽度の困難があり日常生活を営むのに一部援助が必要で，社会生活への適応が困難である程度のもの」（文部科学省）とされている．このように，現在は知的障害の程度については，単に「中度」「軽度」などの程度では規定せずに，日常生活及び社会生活への適応能力の観点も含めて規定されている．一般的には軽度知的障害の場合には知的障害特別支援学級を利用することが多く，中度から重度知的障害であると特別支援学校（知的障害）を利用することが多い．

　福祉支援サービスとして，知的障害者に発行される障害者手帳には「療育手帳」がある．自治体により制度が異なるが，療育手帳を取得することで，さまざまな制度やサービスを利用しやすくなり，割引・給付が受けられるほか，教育や就労にあたり配慮や支援を受けやすくなる．また，2012（平成24）年の児童福祉法改正により，児童発達支援や放課後等デイサービスなど身近な地域で障害児通所支援が受けられるようになった．療育手帳をもっていなくとも，児童発達支援利用の必要性が認められれば，市町村から受給者証が発行され，児童発達支援のサービスを利用することができる．

　知的障害児のライフステージにおいて，言語聴覚士は，ことばの遅れに対して知的障害児の言語療法を担うことになり，障害が判明する早い段階で児と保護者にかかわることが多い．児のコミュニケーション能力を伸ばすだけでなく，言語聴覚士による児の発達段階の評価が保護者の障害受容を促し，適切なコミュニケーション方法の指導がよりよい親子関係を育むヒントになることが期待される．訓練内容は，実年齢ではなく精神年齢や語彙年齢を重視するべきであるが，知的障害児の自尊心を傷つけぬよう，児が経験してきた年月を尊重し，配慮すべきである．

言語障害

A　はじめに

1　ことばの発達の障害の背景となる疾患・障害群

　小児において言語療法の対象となる主な疾患・障害群としては，聴覚障害，摂食嚥下障害，構音障害，吃音，知的発達の遅れや偏り（発達障害）に伴う言語発達の障害，関連した学習面の障害，などがあげられる．なかでも言語発達の障害「ことばの遅れ」は主訴として頻度の高いものであるが，その実際の状態や原因はさまざまである（表2-7）（疾患説明は関連の他項を参照）．聴覚障害を鑑別したうえで，診断より，まずは状態像としての「ことばの遅れ」への評価指導開始を求められる場面も多い．子どもが有意語（意味をもつことば）を発するようになるのは一般に1歳〜1歳半ごろのため，ことばの遅れは1歳半健診のころに気づかれやすく，何らかの単語が出てもその後の増えが遅い場合は，多くの子どもが多語文で話す3歳児健診の段階で指摘されたり，集団参加開始後に保育園などから，他の児に比べて幼い，指示が通りにくい，多動などの主訴により紹介される場合もある．

表 2-7　言語発達の障害の原因疾患・障害群の例

```
感覚器（視聴覚）障害
    聴覚障害（難聴）
        先天性
        後天性〔内因性・外因性（疾患・後遺障害による）〕
    視覚障害
知的障害（精神遅滞）
コミュニケーション障害群
    言語障害（特異的言語発達障害）
    語音障害（構音障害）
    吃音
    自閉スペクトラム症（広汎性発達障害）
限局性学習障害
    読字（読字の正確さ，速度，流暢性，読解力）の障害
    書字表出（綴り・文法・句読点・書字構成など）の障害
不安障害群
    選択性緘黙
発声器官の構造的・機能的異常による構音障害
    先天奇形
    脳性麻痺
小児失語
    てんかんに伴う
    脳炎，脳外傷などに伴う
他
    成育環境要因による
```

2　ことばの出る前の準備となる発達段階

　ことばの出現前から，乳児は身振りなどのしぐさや表情などにより要求などを伝えようとし，6～8か月になると養育者の声に反応して一緒に声を出したり，自ら声を出すことで注意を引こうとする．4か月を過ぎたころから養育者の視線の先を追って同じものを見るようになり（**追随注視**＝"「他者の関心」への関心"の芽生え），次第に養育者と同じものを注視しかつ養育者の顔を見て確認するようになる（**共同注視**）．8～11か月ごろから自発的な指さし行動も始まるが，1歳過ぎには指さしとともに養育者の顔を見るようになる．このような**前言語期のコミュニケーション行動の発達**がことばの獲得と発達には重要であり，前提でもある．また，ことばの理解には，ことばの音を認識するだけでなく，その音形と具体物や概念との関連を理解することが必要である．乳児において象徴機能は10か月ごろから育ち始め，2歳ごろに形成がみられるとされる．音形と具体物や概念との関連を理解するうえで，内面の発達段階としてこの象徴機能の獲得も欠かせないものである．さらに社会生活において「ことばのやり取り」が円滑に成立するためには，「非言語を含めた相手からの発信情報を適切に受信し，状況に合わせた発信により返す」プロセスが話者と受話者の間に成立していなければならない．子どもにことばの遅れが懸念されたとき，単に語彙を獲得させることに養育者の関心は向かいがちではあるが，複層的なコミュニケーションを基盤として「伝えたい（お話ししたい）気持ち」と，ことばの発達は育まれるものである（図 2-17）．

B　ことばの障害の診断・原因

　まず聴覚障害の鑑別のうえ〔➡ 2-5「感覚器障害」（190頁）参照〕，全体の発達レベル，言語以外のコミュニケーション発達段階（表情，身振り，視線，距離のとり方など），口腔機能を含む身体運動面の評価を実施する必要がある．知的な発達の遅れに伴うことばの遅れであっても，養育者には単にことばの遅れとしてとらえられ，全体の認知面の遅れとして認識されていないことはしばしばある．自閉スペクトラム症（ASD）では，相互的コミュニケーションの障害が特徴的であり，乳幼児期より指さしをしない，模倣をしないなど前言語期のコミュニケーションの障害としてとらえられる症状がみられる．ことばの発達を評価する方法として，絵画語い発達検査（PVT-R），インリアル（INREAL）評価，国リハ式＜S-S法＞言語発達遅滞検査，LCスケール・LCSAなどがある．構音の問題がみられる場合には，発声・発語器官（口蓋，咽頭，舌，歯，口唇，顎など）の形態や機能の評価が必要である．先天的な異常により，口

a　コミュニケーションの経路（手段）における複層性

経路 (手段)	非言語	「無意図的」：他覚可能な生理サイン（呼吸，瞬き・瞳の様子），乳児の"泣き"，外見〔姿勢や顔貌（appearance）〕，動作（手足の動き方）など ：伝達される内容は見る側の読み取り，解釈に依存する	乳児の伝達行動発達との対応
			0～3か月（生理的要求）
		「意図的」：アイコンタクト，ジェスチャー（指さし・身振り・表情）など	4～5か月（伝達対象物の明確化）
			6～8か月（伝達相手の明確化）
	言語	話し方　声の調子（音の高さ，抑揚，張り）， 　　　　リズム（話す速度，息つぎの頻度・長さ・入り方）， 　　　　発音の明瞭度，声量（大きさ），発声を向けている方向	↓1歳ごろまでに意図的な伝達行為の使用の段階に到達
		音声・ことば　1) ことば自体の意味 　　　　　　　2) 前後の文脈や場面・伏線から生じてくる意味 　　　　　　　3) ことばの選び方から伝わる話者の意向	

〈解説〉
※話し方は言語表出に含まれるものの，他者への伝達効果としては非言語コミュニケーションの要素が大きい．
※円滑なコミュニケーションは発信者の表出と受信者の読み取りの適切なバランスにより成立する．
※特に新生児・乳児期早期は，赤ちゃんの発信（無意図的）→大人側の読み取り，に依存して，赤ちゃんと周りのコミュニケーションが成立．
　赤ちゃんはこの体験を通し"やり取り"を認識してゆく．
※大人は子どもの発信を「解釈」しながら子どもにかかわりを返し，それによる子どもの反応をまた読み取りながら，かかわりを続ける，または修正する．
　この，大人側のモニタリングとフィードバックの繰り返しも重要な作業である（これがなされないと，ただ大人側からの一方的なかかわりとなる）．

b　コミュニケーションの用途における複層性

用途	Ⅰ）要求伝達系　自己の欲求のために，他者を動かすためのもの（他者＝手段） Ⅱ）相互伝達系　他者とかかわること自体を目的とするもの

〈解説〉
※2つの伝達系はともに乳幼児のことばの出現以前からの（前言語的な）コミュニケーションの発達のなかに明確に一般に認められる．このことが他者とのかかわりを豊かな広がりをもったものとし，さらに言葉の意味や構文の獲得の基盤を形作ると考えられる．
※発達に遅れをもった子どもたちでは，上記のコミュニケーションの発達バランスがしばしば崩れがち（偏りがち）であると指摘される．
　（例えば，自閉的な傾向をもった子どもたちでは，人に要求することは比較的容易だが，あいさつや誘いかけ，叙述をすることが苦手なことが多い．一方，ダウン症候群の児のように，あいさつややり取りはスムーズだが，はっきりと自分の要求を相手に伝える，といったことが比較的苦手な子どももいる）
※また，発達に遅れをもった子どもたちでは，意図的な伝達行為の使用到達に困難を示し，かつ相手に自分の伝達行為がどのような効果を与えているかの認識が弱い，とも指摘される．

図2-17　コミュニケーションの複層性—"伝える"ことと"伝わる"こと

Topics 19　象徴機能

物事や出来事を何らかの記号に置き換えて，それが目の前に存在しないときにも記号によりイメージし認識できる思考の働き．言語の操作は象徴機能の代表的なもの．

Topics 20　LCスケール

言語・コミュニケーション発達スケール．0～6歳に適用．言語表出・言語理解・コミュニケーションの3つの軸別にLC年齢とLC指数（発達指数）評価を得ることができる．肢体不自由児用の記録用紙もあり．

唇裂，口蓋裂，高狭口蓋，小顎症，鼻咽頭閉鎖機能不全などが合併することがある．形態面の問題がなくても発達の遅れに伴い口腔機能の未熟な場合もある．脳性麻痺など神経・筋疾患においても口腔機能の障害を併存しやすい．口腔機能の検査としては，舌や口唇の随意的な動きや発音などの検査を行う．正しく音を聞き取れているかどうか（語音弁別検査）も構音の検査の際には必要である．

表2-8 日本語の発音と獲得年齢の大まかな目安

ア行，タ，テ，ト，パ行，マ行，ヤ行，ン	2〜3歳代
バ行	2〜5歳代
カ行，ガ行，ナ行，チ，チャ行，ダ，デ，ド，ハ行，ワ	3〜4歳代
サ行，ザ行，ツ，ラ行	4〜6歳代

C ことばの障害への対応の実際

障害の原因により対応が異なるので，まず原因を明らかにし，それに合わせて対応を考えていく．

1 聴覚の異常がある場合

原疾患への治療，補聴器の装用を早期より（頸のすわる生後4か月ごろ以降で，6か月までを目標に）導入などの介入により，聴覚入力補償および聴能訓練を開始する．人工内耳の手術も，現在国内でも1歳より可能となっており，聴覚障害が高度な（かつ補聴器にて十分な補聴効果を得ることが困難と判断される）場合は，まずは早期のうちに専門家へ適応について相談する〔➡ Topics「小児人工内耳適応基準(2014)」(197頁)参照〕．手話や，トーキングエイドなどの手段導入も必要に応じて検討する．

2 口腔機能の異常

口腔周囲・口腔内の過敏性，筋緊張の異常，嚥下を含む口頸部筋群の協働性の異常などがあげられる．これらの異常があると摂食機能に支障を及ぼすと同時に，構音にも問題が生じてくる．過敏には過敏のない身体部位から徐々にアプローチする，圧刺激から慣らしていく，などの対応が必要になる．呼吸の状態や全身の筋緊張なども口腔機能に影響するもので，介入においては呼吸改善や筋緊張緩和など，医師・理学療法士・作業療法士とともに協議しながらの取り組みが必要な場合も多い．

3 構音の不明瞭（器質的・機能的な原因による発声の問題）

構音の発達は年齢とともに成熟する（表2-8）ので，年齢・全体の発達を考慮しながら構音を評価していく．機能的な構音の障害であれば，通常構音訓練は4〜5歳以降を目安に導入され，その発音に必要な口腔機能の改善を図り，舌・口唇など

> **Topics 21 LCSA**
>
> LC scale for School Age children. LCの学齢版（適用小学校1年生〜4年生）．「文や文章の聴覚的理解」「語彙や定型句の知識」「発話表現」「柔軟性」「リテラシー」といった領域ごとの課題を設けており，どのような側面に困難をもっているのかを明らかにし，支援の方向性を示す評価法．

> **Topics 22 AAC**
>
> augmentative and alternative communication, 補助・代替コミュニケーション．話すこと，聞くこと，読むこと，書くことなどのコミュニケーションに障害のある人が残存能力（言語・非言語問わず）とテクノロジーの活用によって，自分の意思を相手に伝える技法．
> 例：まばたき，視線，身振り，文字盤，透明文字盤，コミュニケーションボード，PC，タブレットなど

の位置を示し動作の補助をする．その音をことばにして日常会話でそれが使用できるようにしていく指導などが行われる．一方，粘膜下口蓋裂などの器質的な原因による発声の問題は外科的な治療が必要な場合もあり，早めに専門医への受診につなげる．

4 障害が重く言語の表出に困難がある場合

発語・発声以外にAAC（補助・代替コミュニケーション）も考慮する．特にアテトーゼ型脳性麻痺では不随意運動による構音障害を伴うことが多く，トーキングエイドなどの代替手段の提供と利用を積極的に検討する．また著しい筋力低下のある例においても，その身体状況に応じて代替手段による補助が必要となる．

知的障害がある場合，ことばだけでなく認知レベル全体の発達の促進が大切であり，環境からの発達刺激を受けやすくすることを配慮した環境設定を同時に考える．地域での親子通園などへの参加も，生活能力を高め，他児とのコミュニケーションを促し，また遊びなどを通して認知面の発達の促しにつながる．ことばの理解や表出が進んできたら，具体物や絵カードなどを使用して語彙，構文などの獲得を図り，ことばを使うときの文脈や，人とのかかわりのなかでの理解を促していく．

5 認知の偏りや相互伝達系の未熟などによる場合

身近な大人との信頼関係を作り，ことばの表出の基盤となる，ことば以前のコミュニケーションを発達させることを援助する．本人が興味をもつ内容からかかわりを導入して，他者への関心拡大を図る．ASDの場合，独特の認知傾向や行動パターンがみられることがしばしばあるが，それに適した環境設定や対応の仕方を工夫することが望ましい．

5 感覚器障害

A 視覚障害

1 はじめに

1）視覚障害の定義

ものを見るための視覚の機能には，視力，視野，色覚，両眼視，眼球運動などがあるが，「視覚障害」は法律で定められた視力と視野の値を下回るもの，で定義される．

厚生労働省が定める視覚障害は，身体障害者福祉法により規定され，以下の視覚障害（視力は矯正した状態での評価）に該当し永続するもの，となっている．すなわち，①両眼の視力がそれぞれ0.1以下，②一眼の視力が0.02以下，他眼の視力が0.6以下，③両眼の視野がそれぞれ10度以内，④両眼による視野の1/2以上が欠けているもの，

> **Topics 23　身体障害者障害程度等級**
>
> 身体障害者福祉法では，身体障害者手帳の交付を受けた者を身体障害者と規定し，法に基づく福祉施策の対象としている．この手帳には，障害名，身体障害者障害程度等級などが記載されており，これに基づいて各種制度の利用が可能となる．

であり，身体障害者障害程度等級では視覚障害を1級から6級までの等級に分割している．他方，学校教育法(施行令第22条の3)において教育の対象となる視覚障害は，「両眼の視力がおおむね0.3未満のもの又は視力以外の視機能障害が高度のもののうち，拡大鏡等の使用によっても通常の文字・図形などの視覚による認識が不可能又は著しく困難な程度のもの」と規定されている．

視覚障害はさらに盲(日常生活に実用的な程度の視力を有さないもの)と弱視(日常生活において視覚の使用に不自由さのあるもの)に分けられ，弱視にも医学的概念による定義と，社会的・教育的定義がそれぞれあり混乱しやすい．**医学的弱視**(amblyopia)は矯正視力通常0.7以下で「視覚の発達期(乳幼児の視力が発達していく時期)に何らかの原因でものをしっかり見ることができない状態がありその結果として視力の発達が抑制されたことによる視力不良で眼科的検査で器質的病変は認めない」もの，対して**社会・教育的弱視**(low vision)は，「器質的病変の有無にかかわらず両眼の矯正視力が0.04以上0.3未満(文部科学省特殊児童判別基準)の低視力者」すべてを含む．WHOでは，矯正視力0.05未満を盲，0.05〜0.3未満をlow visionとしている．

Topics 24
視覚の発達期(＝感受性期)と弱視

乳幼児の視力は発達途上で，成人と同じレベルに達するのは8〜9歳である(生後1か月の新生児では視力0.01〜0.02，1歳で0.1〜0.2，2歳で0.3を超え，3歳でもまだ0.5が一般的である)．視力が正常に発達するためには，①感受性の高い乳幼児・小児期に適切な視覚刺激があること，②正常な眼位と屈折状態を維持していること，③視覚路に異常がないこと，④視野や中枢に異常がないこと，が必須条件であり，これらが阻害されると形態覚遮断弱視，斜視弱視，不同視弱視，中枢性視覚障害などをきたす．弱視は，器質病変や中枢性の異常のあるものを含まず，適切な早期介入で予防・治療可能なものである．感受性期はおおむね8歳ごろまでであるも，生後2か月〜2歳が最も感受性が高く，治療を遅らせることがないよう留意すべきである．

統計的には視覚障害者は日本全国で約31万人，このうち小児(視覚障害児)は約5千人(身体障害児総数10万人弱の約5.3％)で，重度視覚障害(等級1級・2級)のものが75.5％を占める．視覚(単一障害種別)特別支援学校に在籍する児童は3,012名，視覚を含む重複障害児(知的障害，肢体不自由等合併)特別支援学校に在籍する児童は2,471名(厚生労働省2016年資料)である．視覚特別支援学校幼稚部は小学部と一貫性のある自立活動の指導が特色で，目の使い方，手の使い方，日常生活動作，空間把握・歩行，コミュニケーション，概念形成の基礎などの獲得が図られる．

2) 視覚障害による，他の機能発達の影響

視覚障害があると一般に運動機能発達にも遅れを伴い，特に平衡性，走力，敏捷性・巧緻性に問題が生じやすい．原因としては視覚によるフィードバックの欠如が考えられるが，合併する身体障害，知的障害，平衡器官の障害(外からわかりにくい内耳の障害など)に起因する場合もある．また「見ながら確認」が困難のため，未知環境における行動の消極性がみられ，知識や理解は抽象的概念にとどまり，実態と関連した認知が希薄になりやすいとも指摘される．視覚障害のための空間の定位における障害は，離れたものの(空間的な方向性をもった)やり取りの概念，自身の身体の部分の定位，左右の識別，文字における方向や回転の認識(bとd，pとqの区別など)，地誌的な理解，などの獲得に困難を及ぼしうる(ただ，これらの特性とみなされるものが「不慣れ」「情報不足」に由来する可能性を常に考え，指導や対応を検討する必要がある)．

2 視覚障害の原因・診断

小児における視覚障害の原因としては先天素因が半数以上である．遺伝性疾患，先天性疾患(先天性白内障，小眼球・無眼球，先天性眼球震盪，視神経萎縮，先天性緑内障，網膜色素変性症な

ど)のほか，妊娠時の感染，低出生体重児における未熟児網膜症が頻度の高いものであるが，腫瘍(網膜芽細胞腫など)，網膜剥離，疾患による皮質盲(水頭症や髄膜炎，脱髄疾患などによる後頭葉視覚野の損傷)などがあげられる．

斜視や眼振などの症状は視覚障害を強く疑わせるものであり，認める場合で診断・精査がされていないならば，早急に受診につなげる．

3 視覚障害への対応

特に片側のみの視覚障害では小児が日常生活での困難を自覚することは通常乏しいため，保護者にも気づかれていないことは非常に多い．両眼視がしにくいと，「ものを見る目つきや姿勢が気になる」ことを契機に気づかれる場合もある．発達の遅れ・落ち着きのなさ・学習の困難・板書をとりたがらない，などが主訴であっても，視覚障害が絡んでいる場合はしばしばある．小児の視覚障害は早期発見・早期治療が大切であり，少しでも気になる場合には，躊躇せず眼科専門医の受診を促していく．

日常の留意点として，視覚には①明るさ，②コントラスト，③大きさ(距離)，④時間(視覚認知対象が移動か静止か)の4つの要素があり，晴(正)眼者(視覚が不自由ではない者)にはこれらの要素のうちの1つまたは複数が不十分でもそれほど視覚認知に影響はないが，弱視者の場合，これらの要素のうち1つでも不十分(個人にとって不適切)であると，想定されている視力によらず著しく見えづらい状態になりうる．かつ，個々により最適な明るさ，コントラスト，大きさの程度などが異なる．視力検査の結果だけでは実際の保有視覚の状況を知ることはできず，専門家による機能的視覚評価を得ながら，視覚障害児の指導・支援を計画・修正していく必要がある．運動発達の遅れがみられる場合，丁寧に空間認識，身体像認識の促進を図りつつ運動経験の拡大を促していく．視覚障害のある子どもは未知のものに対して触覚により理解していくことが多いが，例えば特定の形状を教えたいときに，与えるものの大きさが適切かどうかにも配慮が必要である(頂点にたどり着く距離が長すぎても認知の難易度が高くなる)．対他者のかかわりも視覚障害児においては一般に受動的に偏りがちであるが，乳児期より児自身からの発信行動を大切に受け止め，フィードバックしながら，やり取りの力を育てていく対応を周囲の大人は特に留意して，コミュニケーションの発達を促していく．

B 聴覚障害

1 はじめに

1) 聴覚障害の定義

聴覚の障害とは聞こえの障害で，「身の回りの音や話しことばが聞こえにくい，ないしほとんど聞こえない」状態をいう．実際には全体の聴力レベルが低下しているケースと，ある周波数帯域の音が聞こえにくいケースとがあるが，身体障害者手帳の取得基準により聴覚障害と認定されるのは，両耳の聴力レベルがそれぞれ70 dB以上または，一耳の聴力レベルが90 dB以上かつ他耳の聴力レベルが50 dB以上のものであり(6級～)，聴覚障害としての等級は2，3，4，6級がある(表2-9).

Topics 25 ファミリアリゼーション

未知状態にある事物，場所，地域などを既知状態にすること．視覚障害児者の現実の活動能力を左右する大切な事項である．視覚障害児の歩行姿勢について指摘される問題も，危険な経験を体験した結果からの二次的な防衛の要素も指摘されている．始歩の時期から，特に新規な環境での移動，行動にあたっては確実なファミリアリゼーションによる導入が重要である．

表2-9 聴力程度と実生活での聴こえにくさ，手帳等級区分との対応

聴力レベル dB(目安)	実際の聴こえにくさの様子 (裸耳＝補聴を実施しない状態で)	難聴程度	手帳での等級別	取得基準
16～25 dB	ささやき声や離れた所の会話の聴取困難	健聴～難聴境界		
26～40 dB	小さな話声が聞き取りにくい 騒音下(騒がしい環境)で聞き誤りが多い	軽度		
41～69 dB	電話で詳しい内容を聞き取れない 本人の既知の構文と語彙でないとわからない 会話の半分以上が聞き取れていない	中度		
70～99 dB	耳元での大声，生活環境での衝撃音ならば聞き取れる程度	高度	6級	1)両耳の聴力レベルが70 dB以上(40 cm以上の距離があくと会話語が聞き取れないもの) 2)一側耳の聴力レベルが90 dB以上，かつ他側耳の聴力レベルが50 dB以上のもの
			4級	1)両耳の聴力レベルが80 dB以上(耳介に接しなければ会話の言葉が聞き取れない) 2)両耳による発話声の明瞭度が最大でも50％以下
			3級	両耳の聴力レベルが90 dB以上のもの(耳介に接しなければ大声のことばも聞き取れない)
100 dB～	耳元の大きい声，自身の音声も聞き取れない 近くの強大音は種類により聞こえうる程度	聾(最重度)	2級	両耳の聴力レベルがそれぞれ100 dB以上(両耳の全聾)

※手帳における聴力レベルはおおむね会話音域の周波数に対する平均聴力レベルであり，周波数500, 1,000, 2,000 Hzの純音に対する聴力レベル(dB値)から一定の算式により算定された数値(1,000 Hzの聴力レベルに2倍の重み付けをし4で割った平均値)で，原則的には判定されている．
※片側のみの難聴(対側健聴)では，実際生活のデメリットが明らかでも(音源方向の定位困難など)，原則として聴力障害の手帳交付の対象になっていない．

　聴力障害のタイプは大きくは，外耳道，鼓膜，中耳などの異常に起因する「**伝音性難聴**」と，内耳にある有毛細胞から中枢側の異常で起こる「**感音性難聴**」とに分けられる〔→Topics「伝音経路」の図(194頁)を参照〕．「伝音性」の場合，医療的処置(治療可能なもので頻度の高いのは耳垢塞栓，中耳炎など)や骨導補聴器の使用により内耳に音の物理的な振動が伝わるようにすれば脳への神経信号伝達自体に問題はない．これに対して「感音性」の場合は，補聴器で物理的な音の振動を大きくしても，その振動を脳に伝わる生理的な電気信号に変換する働きを担う内耳の神経細胞("有毛細胞")の機能障害または一部が欠損しているなどの問題があるため，音声を聞き分けるために必要な情報が十分には脳に伝達されず(伝わっても不明瞭で聞き取りにくい音声としてしか脳に入力されず)，言語としての聞き取り・理解に支障が生じるのみならず，本人からの発話の明瞭さも低下する．話しことばの最小単位は子音と母音であるが，個々の聴力型(周波数の高低に応じた聴力レベル分布のプロフィール)によって，比較的聞こえにくい音や，比較的聞きやすい音がある．これは聴覚障害の手帳レベル区分のみで判断することはできず，個々の児について実際に調べる必要がある．

　厚生労働省(2016年)資料によると聴覚(単一)障害児を対象とする特別支援学校は88校(在籍児

童数は幼稚部から高等部合計で5,932人，うち幼稚部の在籍児童は1,140人），また聴覚および知的重複障害児を対象とする特別支援学校は10校（在籍児童総数780人，幼稚部の在籍児童53人），聴覚障害を含めた重度重複障害児を対象とする特別支援学校が20校であるが，軽中度の聴覚障害を伴う重複障害児はその他の特別支援学校の在籍児童中にも多く存在すると推定される．ほか，未就学児においては，難聴幼児通園施設が全国に25か所内外の配置がある．

2）聴覚障害による，ことばの発達への影響

定型発達（聴覚障害のない）乳幼児においては，基礎的言語能力の獲得の流れとして生後6か月までに母国語の初期の音韻的知識を獲得し，語彙の獲得は1歳～1歳半に始まり，特に2～4歳において著しい速度で発達する．構文（統語）は1歳半～2歳に獲得がみられ，4歳ごろまでに急速に発達し，6～7歳の時点でほぼ完成する．したがって，聴覚障害がある場合，乳幼児期早期より十分な介入がなされない限り，言語学的知識の獲得に及ぼす支障は著しいものである．特に聴覚障害が重度であるほど，言語理解，表出，発声発語，コミュニケーション，書記・読解技能などの全般に遅れが出てくることが指摘されている．可能であれば生後6か月をめやすに補聴器導入（補聴＝聴覚入力補償手段を具体的に検討）し，1歳前後までには言語指導介入を導入されることが望まれる．

近年では聴覚障害児は，早期より言語発達に照準を定めた何らかの個別支援を導入されることが多くなったが，聴力障害の内容・程度のみならず，その身辺の言語環境や受けている支援方法は個々により異なるため，彼らの言語発達の特徴について一般化は難しいものの，幼児期に共通してつまずきやすい音声言語の項目として，①「適切な動詞の使用」「格助詞の機能の理解」「受動態の理解」など構文発達・語連鎖（文法）に関するもの，②語彙の量の制約，③言語運用の獲得の遅れ，があげられる．

物理的な聞き取りの困難に関連するものでは，かな文字をすでに習得した感音性聴覚障害児（日本語環境で育ち日本語を母語とする）に語音弁別検査（聞き取りの検査＝聞こえた通りに書く）を実施すると，子音の誤り，母音の誤り，音の脱落，促音（っ），撥音（ん），長音（ー）の誤りなどがしば

Topics 26 伝音経路

音は外耳道から入り鼓膜を振動させる．この振動は中耳内の3つの小さな骨の連結部（耳小骨）を経て内耳の蝸牛に達する．蝸牛の中の有毛細胞の働きで振動刺激が脳に伝達される神経の信号に変換される．この信号が聴神経→脳幹の聴覚路→聴覚中枢，に伝わって音が認知される．内耳の有毛細胞に到達するまでの経路の障害を伝音性障害，内耳以降の伝達における障害を感音性障害と呼ぶ．

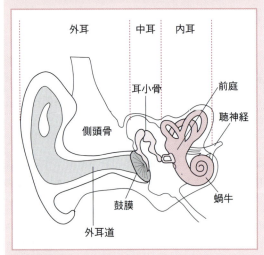

耳の構造
外耳，中耳，内耳の模式図
〔Dror AA, et al：Hearing Loss：mechanisms revealed by genetics and cell biology. Annu Rev Genet 43：411-437, 2009 より改変〕

Topics 27 聴覚障害と発話明瞭度

明瞭な発話を調整・維持するために，話者は（乳幼児であっても）常に自分の発声を聴覚的にフィードバックしてモニターしている．したがって聴覚障害の程度が高度であるほど，一般に，話者としての発話明瞭度も低くなりがちである．

しば指摘されている．この誤りは音の物理的性質に対応するものと解釈される．それぞれの言語に固有の，日本語には日本語固有の音声特徴〔リズム単位（"モーラ［拍］"）〕がある．モーラのリズムパターンの体得や日本語独特の"無声化母音"などの知覚は，乳児期に日本語環境で育ち聴覚経験を積むことで学習される感覚であり，先天性の聴覚障害児が自然に獲得することは難しい．聴覚障害児の言語指導にあたっては音の物理的性質，その言語固有の特徴をよく考慮して，提示する音や言語（刺激語）の選択を行う必要がある．

2 聴覚障害の原因・診断

1）聴覚障害の原因となる主な疾患（表2-10）

表2-10 聴覚障害の原因となる主な疾患例

先天性	難聴をきたす遺伝子変異・遺伝性疾患 染色体異常（難聴を合併するもの） auditory neuropathy spectrum disorders 内耳奇形 外耳道閉鎖
胎内感染	先天性風疹症候群 先天性サイトメガロウイルス感染
周産期	超低出生体重児 重症呼吸障害・新生児仮死既往 高ビリルビン血症（核黄疸） 重症感染症に伴う耳毒性薬物使用
後天性	細菌性髄膜炎 ウイルス性髄膜炎 ムンプスウイルス感染に伴う難聴 滲出性・化膿性中耳炎 突発性難聴 メニエール症候群 腫瘍性病変によるもの　など

2）聴覚障害の気づかれるきっかけ

重度の難聴はしばしば家族や周囲によって気づかれるが，軽度・中等度難聴は時に見逃され，特に難聴が軽い場合には検査をしないとわからないこともある．軽度の難聴であっても，構音に影響を及ぼす．また新生児スクリーニングでOAEスクリーナーでPassが出ていたとしても，先天性難聴の一種であるANSD（auditory neuropathy spectrum disorders）では否定できないので，実際の新生児・乳幼児の音への反応や，言語発達に懸念が感じられた場合には聴性脳幹反応（auditory brainstem response；ABR）を実施する必要がある．

3）聴覚障害の診断・評価のための検査

聴覚障害の診断では，耳鼻科的診察，ティンパノグラムなどの鼓膜の動きをみる検査，聴性行動反応聴力検査（behavioral observation audiometry；BOA），条件詮索反応聴力検査（conditioned orientation reflex；COR），プレイオージオメトリ（遊戯聴力検査），ABR，耳音響放射（otoacoustic emission；OAE）などがある（詳細は成書を参照のこと）．BOAは乳幼児に音を聞かせてそのときの反応（聴性行動反応）を観察，CORは音と一緒または少し遅らせて音の方向に光や人形を提示して条件付けをし，音のする方向を見るかどうかを観察し判定する．ABRは音を聞かせながら脳波をとり，脳波に反応が出るかどうかをみるもので，本人の自覚的応答を必要としないため月齢や発達段階を問わず検査が可能であるが，乳幼児では覚醒していると体動が多く，うまく検査ができないことが多く，検査は鎮静（睡眠）下での実施が一般的である．この誘発反応の有無を簡便に判定できるようにし，新生児聴覚スクリーニングに利用できるようしたものが自動聴性脳幹反応

Topics 28　骨導補聴器

骨導型補聴器の適応は，①先天性の器質的な外耳奇形のある人，ないし②慢性中耳炎や外耳炎により外耳道狭窄や耳漏があり通常の気導補聴器装用が困難な場合．

(AABR)で，自動判定により［Pass］または［Refer（要再検査）］が表示される．OAE は耳の中から外に向かってエコーが返ってくる現象（耳音響放射）を利用して内耳（特に外有毛細胞）の状態を調べる検査で，イヤホンを耳に入れて音を聞かせる簡便な操作により内耳の反応を短時間に検査でき，鎮静不要，本人の反応も要さないため新生児聴覚スクリーニングに応用されている．スクリーナー機器での自動判定結果は AABR と同様に［Pass］または［Refer（要再検査）］で表記されるが，中耳炎や耳垢などの影響も受けやすいことと，プローブの装着の仕方に，やや検者の習熟が必要な点に留意が必要である．

新生児聴覚スクリーニングは，海外では 1990 年代より徐々に体制が整えられ，日本では 2001 年に厚生労働省の 5 年間のモデル事業として実施要綱を各都道府県に通達・奨励，医療機関に対する援助のもと，無料で導入されたが，その後は各都道府県に任され，現在多くは任意に有料で実施されており，日本全国での実施率は現状まだ 6 割程度にすぎない．乳幼児定期健診に先立ち新生児聴覚スクリーニングが加わったことにより，それまで 2～3 歳ごろに発見されていた先天性難聴が生後 1～2 か月で発見されるようになったが，実施の地域格差，データの取り扱いにおける判断の誤り，実際に介入できる専門家や療育施設の少な

さなど，現実にはまだ運用上も問題が多い．

3 聴覚障害への対応

ことばの発達にとってのみならず，生活場面の全般にわたり聴力は重要なもので，異常が疑われる場合には早々に精査，対応を考えていくことがまずは大原則である．聴覚障害のうち，伝音性のものでは特に中耳炎など完全治療可能なものもあり，早期に発見して治療につなぐ．感音性の場合には補聴器の使用，人工内耳による治療適応を含めてやはり早期からの方針検討と介入が重要で，機を逃がさず対応を進めることに留意する〔人工内耳の適応や手術の時期については日本耳鼻咽喉科学会より「小児人工内耳適応基準」が出されている（➡ Topics「小児人工内耳適応基準（2014）」を参照）〕．

難聴の程度が最重度で（補聴器や人工内耳を介しても）音声言語を介しての言語コミュニケーションに実用的な聴力が得られないケースにおいても，周波数によっては，また振動を介して「音」を知覚することはしばしば可能である〔例えば，咳，くしゃみ，歓声（の一部），雨音，犬など動物の鳴き声，サイレン，などさまざまな音が世の中には存在する〕．特に会話音声よりも低周波数の帯域を中心に活用可能な聴力が残存されているケースは比較的多いとの指摘がある．かつ補聴器・人工内耳など医療的な面の進歩で，よりよい精度で音や音声そのものの入力が得られるようになってきた．他方，手話のみならず，IT 機器の進歩もあり，字幕，メールなど視覚的に利用できるシステムが普及し，音声言語の情報は「ことばをみる」ことで以前と比べ補償されやすくなり，日常のコミュニケーションをはじめ学習活動などにおいても聴覚障害の程度によらず音声言語体系の活用が身近になっている．聴覚障害のある子どもへの対応として，医師から十分な情報提供を随時に得つつ，とりうる選択肢のなかから組み合わせ，個々の子どもに適した長期的視点をもった指導方針を保護者とともに時機を逃さずかつ慎重に

Topics 29 補聴器導入検討のめやす時期 "6 か月" の根拠

新生児期には満期産児においても大脳の聴皮質の髄鞘化は一部しか完成されておらず，おおむね生後 12 か月で完成する．母国語言語が乳児において聴覚皮質で認知され始めるのはこの髄鞘化の途中であるが，一般にも生後 6 か月ごろからと推定されている．すなわち乳幼児の音声言語聴覚システムの発達過程として，生後 3 か月ごろより環境音よりも人間の音声について特に敏感に応じるようになり，6 か月になると異なる音素間の違いを弁別し，母国語言語の韻律を選択的に好むなどの音声の聴知覚が成立することが知られ，以降養育者と言語交流の経験を繰り返し重ねることで思春期までを通しその精緻化が進むものである．

Topics 30　小児人工内耳適応基準(2014)

本適応基準では，言語習得期前および言語習得期の聴覚障害児を対象とする．

Ⅰ．人工内耳適応条件

小児の人工内耳では，手術前から術後の療育に至るまで，家族および医療施設内外の専門職種との一貫した協力体制がとれていることを前提条件とする．

1. 医療機関における必要事項
    A) 乳幼児の聴覚障害について熟知し，その聴力検査，補聴器適合について熟練していること．
    B) 地域における療育の状況，特にコミュニケーション指導法などについて把握していること．
    C) 言語発達全般および難聴との鑑別に必要な他疾患に関する知識を有していること．
2. 療育機関に関する必要事項
    聴覚を主体として療育を行う機関との連携が確保されていること．
3. 家族からの支援
    幼児期からの人工内耳の装用には長期にわたる支援が必要であり，継続的な家族の協力が見込まれること．
4. 適応に関する見解
    Ⅱに示す医学的条件を満たし，人工内耳実施の判断について当事者(家族および本人)，医師，療育担当者の意見が一致していること．

Ⅱ．医学的条件

1. 手術年齢
    A) 適応年齢は原則1歳以上(体重8 kg以上)とする．上記適応条件を満たしたうえで，症例によって適切な手術時期を決定する．
    B) 言語習得期以後の失聴例では，補聴器の効果が十分でない高度難聴であることが確認された後には，獲得した言語を保持し失わないために早期に人工内耳を検討することが望ましい．
2. 聴力，補聴効果と療育
    A) 各種の聴力検査のうえ，以下のいずれかに該当する場合．
        ⅰ．裸耳での聴力検査で平均聴力レベルが90 dB以上．
        ⅱ．上記の条件が確認できない場合，6か月以上の最適な補聴器装用を行ったうえで，装用下の平均聴力レベルが45 dBよりも改善しない場合．
        ⅲ．上記の条件が確認できない場合，6か月以上の最適な補聴器装用を行ったうえで，装用下の最高語音明瞭度が50%未満の場合．
    B) 音声を用いてさまざまな学習を行う小児に対する補聴の基本は両耳聴であり，両耳聴の実現のために人工内耳の両耳装用が有用な場合にはこれを否定しない．
3. 例外的適応条件
    A) 手術年齢
        ⅰ．髄膜炎後の蝸牛骨化の進行が想定される場合．
    B) 聴力，補聴効果と療育
        ⅱ．既知の，高度難聴を来しうる難聴遺伝子変異を有しており，かつABRなどの聴性誘発反応および聴性行動反応検査にて音に対する反応が認められない場合．
        ⅲ．低音部に残聴があるが1kHz～2kHz以上が聴取不能であるように子音の構音獲得に困難が予想される場合．
4. 禁忌
    中耳炎などの感染症の活動期．
5. 慎重な適応判断が必要なもの
    A) 画像診断で蝸牛に人工内耳が挿入できる部位が確認できない場合．
    B) 反復性の急性中耳炎が存在する場合．
    C) 制御困難な髄液の噴出が見込まれる場合など，高度な内耳奇形を伴う場合．
    D) 重複障害および中枢性聴覚障害では慎重な判断が求められ，人工内耳による聴覚補償が有効であるとする予測がなければならない．

〔一般社団法人　日本耳鼻咽喉科学会HPより一部改変〕

柔軟に，考えていく姿勢が今後ますます大切であろう．

参考文献
1) 芝田裕一：視覚障害児・者の理解と支援(新版)，北大路書房，2015
2) 加我君孝(編)：新生児・幼小児の難聴―遺伝子診断から人工内耳手術，療育，教育まで，診断と治療社，2014

6 重複障害児

A 定義（狭義と広義）

狭義の**重複障害児**は，学校教育法施行令第22条の3（表2-11）に規定されている障害〔視覚障害・聴覚障害・知的障害・肢体不自由・病弱〕を2つ以上併せ有する者とされている．しかし，上記の障害以外にも言語障害や情緒障害を併せもつ児童も増加してきたことを受けて，現在はこれらを含めた広義のものとして解釈されている．

したがって，「重複障害」とは，知的障害，肢体不自由，言語障害，さらに聴覚障害（難聴），視覚障害，情緒障害，内臓障害などさまざまな障害が2つ以上合併した状態と理解されており，教育上の概念から出発した用語である．

「重度・重複障害」という概念も広義の重複障害の延長にあり，文字どおり，重複する障害がより重度化した状態を示したもので，教育現場で使われるようになっていた．その後，1975年に文部省(当時)内の「特殊教育の改善に関する調査研究会」が出した，「重度・重複障害児に対する学校教

表2-11 学校教育法施行令第22条の3（1998年改正）

区分	心身の故障の程度
視覚障害者	両眼の視力がおおむね0.3未満のもの又は視力以外の視機能障害が高度のもののうち，拡大鏡等の使用によっても通常の文字，図形等の視覚による認識が不可能又は著しく困難な程度のもの
聴覚障害者	両耳の聴力レベルがおおむね60デシベル以上のもののうち，補聴器等の使用によっても通常の話声を解することが不可能又は著しく困難な程度のもの
知的障害者	1. 知的発達の遅滞があり，他人との意思疎通が困難で日常生活を営むのに頻繁に援助を必要とする程度のもの 2. 知的発達の遅滞の程度が前号に掲げる程度に達しないもののうち，社会生活への適応が著しく困難なもの
肢体不自由者	1. 肢体不自由の状態が補装具の使用によっても歩行，筆記等日常生活における基本的な動作が不可能又は困難な程度のもの 2. 肢体不自由の状態が前号に掲げる程度に達しないもののうち，常時の医学的観察指導を必要とする程度のもの
病弱者	1. 慢性の呼吸器疾患，腎臓疾患及び神経疾患，悪性新生物その他の疾患の状態が継続して医療又は生活規制を必要とする程度のもの 2. 身体虚弱の状態が継続して生活規制を必要とする程度のもの

育の在り方について」という報告書のなかで定義された．ここでは上述の重複障害に加えて，「知的障害が著しく，ほとんど言語をもたず，自他の意志の交換及び環境への適応が著しく困難であって，日常生活において常時介護を必要とする程度」の者などとされている．このような「重度・重複障害」は，次項で述べる「重症心身障害児」（➡203頁）（「重度の肢体不自由＋重度の知的障害」）と，ほぼ同様の状態をさしているといえる．

B 特別支援学校における重複障害の状況（表2-12）

2006年6月に学校教育法の一部改正が行われたが，児童生徒などの障害の重複化や多様化に伴い，複数の障害別に対応した教育を実施できるようにとの改正であった．その結果，特別支援教育への転換が進み，2007年度より**特別支援学校制度**が創設された．

盲学校が視覚障害，聾学校が聴覚障害，養護学校が知的障害，肢体不自由，病弱の障害種別対応の特別支援学校とされたが，複数障害種への対応が進んでおり，さらにもっと多様化しうると考えられる．

2016年時点の特別支援学校設置状況（表2-12）をみると，視覚障害，聴覚障害，知的障害，肢体不自由，病弱の単一障害種を対象とする学校は876校，複数の障害種（重複障害）を対象とする学校は249校となっている．そのなかでは知的障害と肢体不自由の重複児を対象とする学校が最も多く，193校となっている．この時点における障害種ごとに重複したカウントであるが，視覚障害における在学者数は，小学部から高等部まで含めて2,550名，聴覚障害は4,607名，知的障害は78,890名，肢体不自由は11,154名，病弱は2,248名である．全体からみた重複障害の在籍率は27.5％（138,345名中37,977名）と20％台に低下したが，実数は増加傾向にある．

表2-12 特別支援学校　障害種別学級数および在籍者数（小・中・高）

障害種別	学校数	在籍者数(小〜高)	重複障害学級児童生徒数	重複障害在籍率(%)
総計	1,125	138,345	37,977	27.5
視覚障害	63	2,550	672	26.4
聴覚障害	86	4,607	880	19.1
知的障害	540	78,890	13,611	17.3
肢体不自由	129	11,154	8,815	79.0
病弱	58	2,248	848	37.7
視・知	1	243	47	19.3
視・病	1	26	7	26.9
聴・知	11	898	143	15.9
知・肢	142	25,498	8,332	32.7
知・病	15	2,455	465	18.9
肢・病	26	2,362	1,798	76.1
視・肢・病	1	67	48	71.6
聴・知・肢	3	694	176	25.4
聴・知・病	1	141	21	14.9
知・肢・病	29	4,066	1,325	32.6
聴・知・肢・病	1	192	38	19.8
視・聴・知・肢	1	279	142	50.9
視・聴・知・肢・病	17	1,975	609	30.8

※この表は特別支援学校が学則などで受け入れを明示している障害種別で分類したものである．
※在籍率は，該当する学部の重複障害学級に在籍する児童生徒の数をすべての児童生徒数で割ったものである．
〔発達障害白書2019年版（平成28年5月1日時点）より〕

C 重複障害のタイプ

ここでは，コミュニケーション障害としての重複障害を中心に考え，知的障害をベースとした，「知的障害＋聴覚障害」，「知的障害＋視覚障害」，「聴覚障害＋視覚障害＋（知的障害）」について述べる．

1 知的障害＋聴覚障害

1）発見・診断

知的障害の場合のみでもことばの遅れが認められたり，関心の欠如のために音への反応が不良であったりすることが多い．そのため，もし知的障害に聴覚障害が重複していても，知的障害のためであるとみなされて，聴覚障害の存在に気づかれず，見逃されてしまうことが起こりうる．聴覚障害だけでもことばの発達を妨げ，結果として話すことに支障を生じるので，ことばの障壁が二重に高くなってしまうことになる．

もっとも「聴覚障害」といっても，その障害の程

Side Memo 25　「知的障害＋聴覚障害」のケース紹介

ダウン（Down）症候群による知的障害＋滲出性中耳炎による両側性難聴の男児．

在胎 38 週，出生体重 2,755 g．正常分娩．出生直後に低体温＋チアノーゼが出現し，NICU に転送．その後，小児専門病院にて「ダウン症候群＋クレチン病」の診断を受け，甲状腺剤の投与を開始．1 歳 2 か月時の ABR 検査にて伝音性難聴を指摘され，耳鼻科にて「外耳道狭窄と滲出性中耳炎」の診断．

知的レベル：DQ 68（CA 1 歳 7 か月，MA 1 歳 1 か月）

運動機能レベル：発達歴は頸定 5〜6 か月，寝返り 7 か月，座位 7 か月，つたい歩き 1 歳 2 か月であり，訓練開始時には独歩も可能となっていた．

言語聴覚療法（以下，ST）は，1 歳 5 か月時にヒアリング・エイド（以下，HA）使用開始と同時に開始された．型はめやマッチングなどを利用した認知発達の促進から，ことばの理解の増加，そしてことばの使用へのステップを目標に課題が設定されていった．

具体的には，言語性課題として，機能的操作課題→実物名称理解→事物名称課題→名称用途理解，動作性課題として，目と手の協応（片手操作）→目と手の協応（両手操作）と段階を進めていった．

経過	ST の取り組み
1 歳 5 か月時，COR で平均聴力 60 dB．右耳に HA 使用にて聴力 40 dB となる．音楽への反応良好	聴覚活用の課題（音楽使用，発声，模倣の促進，音の意味づけ）
1 歳 9 か月時，有意語出現	
1 歳 11 か月時，音声模倣盛ん	機能的操作指導（電話，コップ，パン，帽子など）
2 歳 3 か月時，発声増え，身体部位指示あり	目と手の協応課題（ビー玉入れ，コイン入れなどの片手操作）
2 歳 6 か月時，太鼓の音をよく聞く	
	おもちゃやり取り遊び，コミュニケーションの指導
3 歳時，聴力 55〜40 dB	
3 歳 4 か月時，状況＋ことばの理解可能，ゴミをもったときに「ゴミ捨てて」の指示に従ってゴミを捨てられた	実物名称理解の指導（はめ板，ミニチュア，絵カードを用いたマッチング）
3 歳 7 か月時，名称理解の芽生え（HA 効果）．箱形の HA 使用にて，発声増加，集団参加	目と手の協応課題（コイン，プッチンビーズ，ひも通しなどの両手操作）
3 歳 11 か月時，身近な物の名称マッチング「オカー；母」，「オニー；兄」など	事物名称理解の指導（抽象化した切り抜き絵，絵カード）
4 歳から保育所へ．太田ステージ I-3．「デキタ」「バイバイ」「コンニチハ」	見立て遊びを通して，やり取りのことばの促進（ままごとトントン）
4 歳 7 か月時，実物名称理解が出現．「ボウシ」「コップ」「クツ」	
4 歳 10 か月時，電話の受話器に耳を当てて「○○，ハイ」と返事	見比べ課題（形が異なる 12 種のものを弁別）にて識別力の促進
5 歳 6 か月時，「○○，オイデ」と二語文	
6 歳時，眼振に対して左方偏位手術	事物名称の拡大（乗り物パズル）
6 歳 3 か月，太田ステージ III-1	名称用途理解の指導（2 片パズル）
絵本の指さし可能	

度はさまざまである．補聴器を使用することで話しことばが聞き取りやすくなる程度のものから，補聴器を使ってもほとんど聞き取りが不可能な程度のものまで幅広い．したがって，聴覚障害が疑われる場合（特に音への反応が悪いと思われたとき），聴覚検査が必須であり，ためらうことなく検査を勧めたい．

検査としては，聴性行動の観察だけでは判断が困難であるため，聴性脳幹反応（ABR）検査などの電気生理学的検査も併用されることが必要となる．それによって，ことばの遅れや聴性行動の異常が知的障害のために認められるのか，聴覚障害が加わったものなのかを判断することができる．もし，聴力障害が中耳炎などによるものであれば，早期の治療により回復が可能であるため，治療のタイミングを逃すべきではない．

聴覚障害の定義，タイプ，原因，検査方法の詳細については，前項の 2-5「感覚器障害」（➡ 190 頁）で取り上げられているのでここでは省略する．

2) 特性

移動能力は正常であるため，かえって多動や落ち着きがないといった行動上の問題がみられやすい．ことばでのコミュニケーションから疎外されるために，対人的な社会性が育ちにくい．

3) 対応

伝音性難聴に対しては，中耳炎の早期発見と抗菌薬投与や鼓膜切開などによる治療が優先される．

感音性難聴の場合は補聴器や人工内耳などによる治療法もあるが，有効な治療手段に乏しい．やはり，早期発見と知的発達レベルに合わせた言語指導（**聴能訓練**）を試みていくことが大切である．

聴能訓練には補聴器の使用が必要なため，訓練を始める年齢は早いほど望ましいが，知的レベルによっては難聴を自覚できていないため，補聴器の使用に抵抗する場合が少なくない．この場合，焦らないで根気よく指導を行い，補聴器を通して入ってくる音が無意味なものでないことを体験させていく必要がある．

何よりもあらゆる方法（口話，手話，指文字，補聴器など）を使って，発達・特性に応じたコミュニケーションを育てていくことが肝要といえる．

また，児の情緒が不安定な状態では，ことば以前に心のコミュニケーションそのものも成り立たないため，情緒の安定を図ることも重要である．

2 知的障害＋視覚障害

1) 発見・診断

聴覚障害に比べて，視覚障害のほうが生後比較的早期に発見されることが多い．早産や低出生体重などの周産期異常のエピソードがある場合のほかに，小眼球や眼振などの眼球異常があれば，生まれてすぐに産科から眼科への紹介が行われる．しかし，周産期の異常もなく，眼球の異常症状にも乏しい場合は発見が遅れることが多い．その場合，3 か月健診にて「追視がみられない」などの症状から，知的障害もしくは視力障害が疑われて，眼科での精査に至って初めて発見されることになる．

視覚障害の程度によって全盲と弱視〔ロービジョン（low vision）〕に分けられるが，障害の定義や原因疾患については，やはり前項の 2-5「感覚器障害」（➡ 190 頁）で詳しく記載されているので省略する．

なお，視覚障害を有する重複障害のなかでは，知的障害との重複が頻度的に最も高いといわれている．視覚障害が先天性素因のものであったり，低年齢での発生であれば，それだけ精神発達に及ぼす影響も大きい．

2) 特性

視覚障害による運動・行動面での制限が大きい上に，知的障害があることによって目的をもった運動そのものも出現しにくい状況が考えられる．

視覚以外の諸感覚（聴覚，触覚，嗅覚など）で代償するしかないが，空間認知の面ではどうしてもハンディが大きすぎる．

問題点としては，昼夜逆転などの睡眠リズムの不整，音への過敏，触覚過敏から物に触ることを嫌がる，異常行動（常同運動，自傷行為など）などが生じてくることが多い．

3）対応

光覚の有無によっては，日常生活上もかなり異なってくる．光覚だけでもあれば，問題行動の程度もかなり違ったものになる．

訓練の基本は，残された視力のほか，触覚や聴覚などを十二分に活用することにある．軽度の場合，視覚訓練だけでもよいが，中等度以上の場合，視覚だけでなく聴覚と触覚の訓練が必要である．そして，あくまでも日常生活を基本にして考えられるべきであり，生活習慣のしつけはできるだけ早期から開始することが重要である．

3 聴覚障害＋視覚障害＋（知的障害）

1）発見・診断

前述の ①知的障害＋聴覚障害 および ②知的障害＋視覚障害 と同様である．

米国のヘレン・ケラー（Helen Keller, 1880〜1968）は幼少のころに盲と聾の重複障害をきたしたが，訓練によって言語行動の習得に成功した．指文字（主に盲聾児の教育に使われている）とそれに対応する実物との関係を知ることから訓練が始まった．ヘレン・ケラーのことは献身的な指導にあたったサリバンとともに書物や映画にも取り上げられ，よく知られている．日本の障害者福祉の向上にも大きな影響を残した．

ちなみに，日本での盲＋聾児の教育は，山梨県

Side Memo 26　盲聾児の教育・訓練

盲聾児の教育・訓練は，ヘレン・ケラーのことをもう一度振り返ることが大きな道しるべになると思われる．盲聾唖の障害をもったヘレンが，どのような教育を受けて，どのように言語を，そして「思いやり」という人間らしさを身につけていったかを改めて知ることになる．ぜひ，参考文献 5）を参照されたい．

サリバン先生自身も少女時代，目の病気から全盲に近い視覚障害をもち，ボストンのパーキンス盲学校に通っていた．そして，卒業後，盲学校の校長から推薦されてヘレンと出会うことになった経過については，筆者も記憶を新たにした思いである．

ヘレン・ケラー（1880〜1968）

米国のアラバマ州に生まれたヘレンは1歳9か月のときに原因不明の熱性疾患によって光と音を失った．1887年（ヘレン6歳の年）にサリバン先生（22歳）が家庭教師として訪れた．その日から，ヘレンに人形を抱かせて，指文字で DOLL と手掌に書いてみせることを繰り返し行い，物にはすべて名前があることを教えていった．ヘレンがコップと中に入った水の区別ができず，違うものであることを受け入れなかったときに，実際の水を手にもたせたコップにポンプから注ぐことで気づかせた話は有名である．

11歳時に，「話したい」という念願が強かったヘレンはサリバン先生とともにボストンのホレースマン聾学校で読話と発音法を学び，発声することを可能にした．その後も，ニューヨークのライトヒューメーソン聾唖学校でも発声法について学び，発音を身につけた．そこまでたどり着くには大変な努力が費やされた．発音と，口や舌の動きの関係を知るために口中に手を入れることも必要で，サリバン先生はそのために何度も吐きそうになった．

ヘレンの向学心は非常に旺盛であり，大学教育を受けることを希望した．ケンブリッジ女子校を経て，20歳のときについにハーバード大学に合格した．ここまでの苦労も並大抵ではなかった．サリバン先生との指文字を介しての二人三脚での勉強が続けられたのである．ハーバード大学でも優秀な成績をおさめ，卒業後は米国国内はもとより世界各国で，視聴覚障害者の福祉のための講演や活動を行うようになった．障害者福祉における彼女の業績は非常に大きいものであった．日本にも1937年，1948年，1955年の3回にわたって訪れており，日本各地を講演旅行した．1950年に公布された身体障害者福祉法の制定を日本政府に働きかけたのもヘレンであったという．

立盲学校で1950年に始められたのが最初であるといわれる．現在，わが国には約20,000人以上の盲聾者がいると推定されている．

2）特性

視覚および聴覚から入ってくる刺激が同時に障害されることから，日内リズムの形成障害と，それに付随する問題行動がみられることが多い．そして精神発達への影響も大きい．

3）対応

リハビリテーションは最も難しい．残されたすべての感覚を把握し，それらを使って生活リズムを形成していくことが必要である．心の触れあい（信頼）から交信関係を築き，触唇，指文字，点字などの交信手段を導入するまでの努力は並大抵のものではない．

[Side Memo『「知的障害＋難聴」のケース紹介』（→ 200頁）の記述において，当施設リハビリテーション科言語聴覚士 矢内裕子氏の御協力をいただいたことに深謝する]

参考文献

1）江草安彦（編）：重度・重複障害療育の臨床．中央法規出版，1982
2）安藤春彦（編）：心身障害児への架橋—重複障害児の治療と指導．医学書院，1986
3）前川喜平，三宅和夫（編）：障害児・病児のための発達理解と発達援助．別冊「発達22」．ミネルヴァ書房，1997
4）日本発達障害連盟（編）：発達障害白書2019年版．明石書店，2018
5）サリバン：ヘレン・ケラーはどう教育されたか．明治図書，1973

7 重症心身障害児

脳性麻痺は，成熟・発達期における非進行性の脳病変（損傷）に基づく障害であり，直接脳損傷による一次症状（姿勢・運動障害，知的障害，てんかん，言語障害，視・聴覚障害，摂食・嚥下障害など）と，これらに随伴して起こってくる，さまざまな二次症状（呼吸障害，消化管障害，変形・拘縮，骨折など）がある．

重症心身障害は，この脳性麻痺を主体とする重度の運動機能障害と重度の知的障害が重複した状態であると一般に理解されており，当然，上記の一次症状のみならず二次症状を有していることが多い．したがって，常に医療面のサポートが必要なケースが多いといえる．

A 概念・定義

1963年の厚生省次官通達で「身体的精神的障害が重複し，かつ，重症である児童」とされたが，1966年の新たな通達で「身体的・精神的障害が重複し，かつ，それぞれの障害が重度である児童および満18歳以上のもの（児者一貫）」と定義された．そして1967年に児童福祉法が改正された際，その第43条の4で「重症心身障害児施設」の規定において「重度の精神薄弱（1999年4月より知的障害に改正）および重度の肢体不自由が重複している児童」とさらに限定した定義となったが，児者一貫はそのまま維持され，現在に至っている．

このように，「重症心身障害」は本来の医学用語（医学的な診断名）ではなく，福祉行政上の概念か

ら始まったものであるが，次第に医学用語としても使用されるようになり，現在は英訳（severe motor and intellectual disabilities；SMID）にもなっている．

B 歴史

「重症心身障害児」ということばが初めて使用されたのは，1958（昭和33）年の全国社会福祉大会において，当時日赤産院の小児科部長であった小林提樹氏が問題提起をされ，翌年の同大会にて「重症心身障害児対策協議会」設置が決議された前後であった．

当時の日赤産院に併設されていた乳児院には，非常に重度の障害のために行き場のない子どもたちが，たくさん入院措置されており，この子どもたちの福祉施策を小林氏が訴えたのである．

こうした流れのなかで，重症心身障害児施設として，島田療育園（1961年，東京），びわこ学園（1963年，滋賀），秋津療育園（1964年，東京）がそれぞれ開設・指定された．その後，1967年から国立療養所に重症心身障害児病棟が誕生することになった．現在では全国で約37,000人いると推定されている重症心身障害児（者）のうち，約12,000人（約30％）が入所し，残りの約25,000人（約70％）は在宅で生活している．

C 大島分類（図2-18）

障害の範囲については，厚生省研究班，文部省研究班の規定がそれぞれ1965年，1966年に出されたが，1968年に重症心身障害児施設の入所者を選定する基準として，当時の東京都衛生局技官であった大島一良氏が作成した分類表（大島分類）が行政的な目安のほか，疫学的にも実用性が高

					(IQ)
21	22	23	24	25	80
20	13	14	15	16	70
19	12	7	8	9	50
18	11	6	3	4	35
17	10	5	2	1	20
走れる	歩ける	歩行障害	座れる	寝たきり	0

図 2-18　大島分類
※重症心身障害児：分類表の1〜4に相当
〔大島一良：重症心身障害の基本的問題．公衆衛生　35：648-655，1971より改変〕

く，現在，全国的に広く使用されている．

この分類は，知能指数（縦軸）と運動機能（横軸）を，それぞれ5つの段階に分けて25通りの障害程度を分類したもので，図中の1〜4が定義上の重症心身障害児に相当する．ただし，分類5〜9に属する児者であっても，①たえず医学管理におくべきもの，②障害の状態が進行的と思われるもの，③合併症のあるもの，のいずれかに該当すれば，入所の対象として考慮するとされている．

D 超重症児・準超重症児（表2-13）

重症心身障害児の大島分類1のなかには，障害の重度化によって濃厚な医療ケアが必要とされる一群が存在し，その数は医療の進歩とともに増加してきた．これらの児は「**超重度障害児（超重症児）**」と呼ばれ，看護・介護度の面での大きな負担から，保険診療上での加算が1996年に認められた（発生頻度は人口10万人あたりの0.97〜1.6人）．そして，2000年には**準超重度障害児（準超重症児）**の加算も追加された．

超重症児は表2-13のごとく，看護・介護度の基準をもとに点数化して，25点以上が超重症児，10点以上25点未満を準超重症児と判定される．

障害を重度にしている主な要因は，呼吸障害（呼吸管理・気道確保など），消化管機能障害（胃

表 2-13 超重症児判定スコア(2010 年改正)

呼吸管理	1. レスピレーター管理	10
	2. 気管内挿管・気管切開	8
	3. 鼻咽頭エアウェイ	5
	4. 酸素吸入または SaO₂ 90%以下の状態が 10%以上	5
	5. 1 回/時間以上の頻回の吸引	8
	6 回/日以上の吸引	3
	6. ネブライザー 6 回以上/日または継続使用	3
食事機能	7. IVH	10
	8. 経口摂取(全介助)	3
	経管(経鼻,胃瘻含む)	5
	9. 腸瘻・腸管栄養	8
	持続注入ポンプ使用	3
他の項目	10. 手術・服薬にても改善しない過緊張で発汗による更衣と姿勢修正を 3 回以上/日	3
	11. 継続する透析(腹膜灌流を含む)	10
	12. 定期導尿(3 回以上/日)	5
	13. 人工肛門	5
	14. 体位変換 6 回/日以上	3

※6 か月間以上継続した状態で,スコアを合算する.
※運動機能は座位までであり,かつ,スコア合計が 25 点以上を超重障児(者),10 点以上 25 点未満である場合を準超重症児(者)と判定する.
※新生児集中治療室を退室した児であって当該治療室での状態が引き続き継続する児については,当該状態が 1 か月以上継続する場合とする.ただし,新生児集中治療室を退室した後の症状増悪,または新たな疾患の発生についてはその後の状態が 6 か月以上継続する場合とする.
※毎日行う機械的気道加圧を要するカフマシン,NIPPV,CPAP などは,1. のレスピレーター管理に含む.
※ 8. 9. は経口摂取,経管,腸瘻,腸管栄養のいずれかを選択.
※ 12. は人工膀胱を含む.
〔岡田喜篤(監):新版 重症心身障害療育マニュアル.医歯薬出版,2015 より〕

表 2-14 施設入所の重症心身障害児(者)の主な原因

1. 出生前の原因(29.41%)	
特殊型(先天性奇形症候群など)	14.03%
染色体異常(Down 症候群ほか)	5.36%
原発性小頭症・狭頭症	2.14%
水頭症	2.28%
代謝障害	1.15%
母体疾患(中毒症など)	0.88%
感染・中毒	0.93%
その他	2.64%
2. 周生期の原因(35.84%)	
低酸素症・仮死	18.93%
低出生体重児	6.12%
高ビリルビン血症	1.92%
新生児痙攣	1.00%
その他	7.87%
3. 周生期以後の原因(30.85%)	
髄膜炎・脳炎	8.31%
てんかん	7.19%
脳外傷	3.39%
脳症	1.91%
その他	9.90%
4. 時期不明(3.90%)	

比率は対象者全体 10,850 名に対する割合(%)
〔日本重症児福祉協会:平成 29 年度・全国重症心身障害児施設実態調査,2017 より〕

食道逆流,嚥下障害など),栄養管理(経管・中心静脈栄養など)であり,療育上も困難を伴う.

E 原因

「重症心身障害」というカテゴリーには,実に種々の病因を有する疾患群が含まれている.発生時期によって出生前,周産期,周生期以後の 3 期に分けることができ,各期の比率は,それぞれ 25〜58%,14〜43%,14〜28%となっており,時期不明も 5〜26%であるという.

全国重症心身障害児施設の実態調査での 2017 年度の結果(表 2-14)を参考までにあげると,出生前 29.41%,周生期 35.84%,周生期以後 30.85%となっている.この実態調査は,日本重症児福祉協会が毎年 4 月に行っているもので,全国の 129 施設(公法人立)に入所中の 12,217 名の重症心身障害児(者)が対象となっているが,この 10 年間で 1,367 名の増加があった.年齢構成は小児から 65 歳以上の成年までの児(者)であり,現時点の発生比率とは少し異なるものではある.

現時点では,周生期での医療技術の進歩などにより,重症黄疸や仮死は減少し,超低出生体重児や先天異常が増えている.

F 発生頻度と死亡原因

発生率は出生1,000人あたり1前後であり，その後の年齢別有病率は該当人口1,000人あたり0.5～0.8といわれる．重症心身障害児は0～6歳の間に約30%の死亡があり，20歳ころには約50%が死亡しているため，年齢が上がれば年齢別有病率は減少することになる．

死亡原因のうち最も多いのは，肺炎などの呼吸器疾患（約60%）であり，次いで心不全，窒息死，突然死となっており，一般人口の死亡原因からはまだ大きな隔たりがみられている．

G 合併症

重症心身障害児には，実際に数多くの一次症状の重複や二次的合併症が存在している．

1 一次症状

1) てんかん

重症心身障害児においては，てんかんの合併率が非常に高く，薬物治療に抵抗するような難治例も多い．そのような例では，抗てんかん薬は多剤併用になりやすく，副作用も起こりやすいため，注意がいっそう必要である．また，てんかん発作の重積を繰り返す場合，生命予後にも大きく影響する．

てんかんの合併頻度は30～70%と報告されていることから，一般小児人口の頻度（約0.5～1%）に比べても著しく高いことがわかる．発作型やその臨床症状については特異なものもあり，把握されにくいことがあるが，発作型は強直発作が最も多く，次いで部分発作（二次性全般化含む），（強

表2-15 日常生活におけるてんかん発作の誘発因子

1. 身体的状況
    - 体温上昇（発熱，入浴，気温，衣服過剰など）
    - 睡眠の不足・過剰・リズムの乱れ
    - 嘔吐，下痢，便秘（胃腸炎や脱水症など）
    - 月経（月経前の数日間も含む）
    - 身体的蓄積疲労
2. 精神的・心理的状況
    - 過度の緊張，ストレス，興奮（催しや宿泊などのイベント）
    - 情緒不安定
    - 意欲低下（退屈，眠気など）
3. 感覚刺激（光，音など）
4. 薬物（けいれん閾値を下げる薬物）
5. 抗てんかん薬の怠薬
6. その他（天候や季節の変化など）

〔伊東宗行：てんかん．小児看護 24：1145-1148, 2001 より改変〕

直）間代発作，（非定型）欠神発作などがあげられる．また，点頭てんかんやレノックス-ガストー（Lennox-Gastaut）症候群もみられることが多い．

てんかん発作は，日常生活での心身状態によっても誘発されやすいため，誘発因子にも注意しなければならない．主な誘発因子は表2-15のとおりである．

発作時の対応としては，いつもと変わらない場合は観察だけでよいことが多いが，呼吸をしやすくするために衣服を緩め，横向きの楽な姿勢にする．食べ物が口の中に入ったままのときはできるだけ取り出す．もし，発作が長く続く場合（10分以上）や短時間の間に繰り返す場合は何らかの処置が必要とされる．また，外傷の有無にも注意す

Topics 31 点頭てんかん

乳児期（特に4～8か月に好発．12か月までには発症）に発症し，種々の原因によって起こる年齢依存性てんかん性脳症の1つである．特有の発作〔躯幹の強直性スパズム（infantile spasms）が群発し，それが繰り返し出現するシリーズ形成をみる〕．ヒプスアリスミアと呼ばれる脳波異常，精神運動発達の停止が特徴的にみられる．予後は，20～30%が発作消失，20～30%がレノックス-ガストー症候群に移行，残りが他の発作型に移行する．

表 2-16 施設入所児（者）の知的能力

言語理解不可	64.3%
簡単な言葉や身振りを理解	24.7%
色や数が少しはわかる	5.28%
文字や数が少しはわかる	3.72%
日常会話を理解	1.52%

比率は対象者のうち未測定者を除く10,038名に対する割合（％）

〔日本重症心身障害福祉協会：平成29年度全国重症心身障害児施設実態調査，2017より〕

表 2-17 太田ステージ評価法（表象機能の発達水準の定義）

Stage Ⅰ：シンボル機能が認められない段階
　Ⅰ-1：手段と目的の分化ができていない段階
　　　ほとんど要求手段がない
　Ⅰ-2：手段と目的の芽生えの段階
　　　基本的には単一の要求手段しかもたない
　　　（主にクレーン現象）
　Ⅰ-3：手段と目的の分化がはっきりと認められる段階
　　　複数の手段（言葉，指さし，身振り，発声）が使用できる
Stage Ⅱ：シンボル機能の芽生えの段階
Stage Ⅲ-1：シンボル機能がはっきりと認められる段階
　　　Ⅲ-2：概念形成の芽生えの段階
Stage Ⅳ：基本的な関係の概念が形成された段階
Stage Ⅴ：概念操作の段階

〔太田昌孝，他（編）：自閉症治療の到達点 第2版．日本文化科学社，2015をもとに作成〕

る必要がある．

2）言語障害

重症心身障害児（者）では，重度の知的障害による言語発達の遅れやコミュニケーション意欲の障害，および脳性麻痺に由来する発声・発語器官の障害がみられる．

2017年度の全国重症心身障害児（者）施設実態調査集計結果から知的能力（表2-16）をみると，①言語理解が「まったく不可」，もしくは「何らかの働きかけを多少理解する」群が約64％，②「簡単な言葉や身振りを理解する」群が約25％，③「日常会話を理解し，意思を表現できる」群が約11％であった．

重症心身障害児（者）の知的・認知発達評価には種々の検査法（遠城寺，MCC，K式など）が利用されているが，発達段階に応じた指導までを考えると，太田ステージ評価法も有用であると思われる．

太田ステージ評価（表2-17）は，自閉症における表象能力の発達段階評価と認知発達治療のために開発されたものであるが，Topics「誤嚥・誤嚥検査」（→209頁）のように重症心身障害児（者）でも，ステージに応じた指導がより具体的に可能となる．

重症心身障害においても太田ステージの応用が可能であり，筆者の施設では，太田ステージに基づくグループ指導および個別指導を，言語聴覚士（ST），臨床心理士，作業療法士（OT）が連携して行っている．

3）聴覚障害（難聴）

脳性麻痺，特に核黄疸を原因とするアテトーゼ型（不随意運動型）の脳性麻痺に，聴覚障害の合併が多いことはよく知られている．重症黄疸のほかにも先天異常，胎内感染，周生期の低酸素などが聴覚障害の原因となる．重症心身障害児における聴覚障害合併の検出には，重度知的障害もあり，他の障害児と同様，通常の聴覚検査だけでは把握しにくいことが多い．そのため，聴性脳幹反応（auditory brainstem response；ABR）などが客観的な聴覚検査法として，もっぱら使用されている．

Topics 32 レノックス-ガストー（Lennox-Gastaut）症候群

幼児期（3〜5歳に好発）に発症し，点頭てんかんと同様，年齢依存性てんかん性脳症の1つであり，点頭てんかんから移行するものもある．強直発作，脱力発作，非定型欠神，ミオクロニー発作など複数の発作型を有する．睡眠時の脳波では2Hz前後のびまん性棘徐波や10Hzの高振幅波バーストがみられ，精神運動発達遅滞や知的退行を伴う．予後は，80％以上の患者でてんかん発作が続き，難治性である．

筆者の施設で，ABRを検査し得た大島分類1〜4の65名の結果をみると，32.3％の異常率であった．65名の内訳は男性33名，女性32名で，年齢7〜50歳（平均26.9歳）であり，検査条件は全例とも薬物による睡眠下で行っている．左右耳別に90 dB nHL，3,000 Hzのクリック音を刺激として使用し，反対耳には−40 dBのマスキングを行い，加算回数1,000回，分析時間10 msec，フィルター100〜3,000 Hzの条件である．ABRにおける機能異常の判定は，①高度難聴がないのにすべての成分が現れない，②I波かⅢ波以降もしくはⅤ波の消失，③I−Ⅴ波間潜時の異常な延長，④I/Ⅴ比が異常に増加し，さらに他の異常も伴う，⑤I−Ⅴ波間潜時に左右差があり，適切な聴力検査による内耳障害では説明できない，の5項目のいずれかとした．当施設の結果では，主に②と③の2つのパターンが認められた．

4）摂食・嚥下障害

摂食機能というのは，本来，中枢神経系の発達や適切な経験などと相互に関係しながら，発達・獲得されていくものであるが，重症心身障害児ではその発達および獲得が阻害されていることがかなり多い．摂食・嚥下機能は身体機能に必要な栄養素を取り入れるだけではなく，のちの発声・発語の発達にも欠くことができないものでもある．

したがって，摂食機能の障害は発声・発語の障害とも密接に関連する．また，誤嚥を誘発し，窒息や肺炎といった重篤な病態を引き起こすことも問題であり，その予防のためには，食事形態（やわらかさ，粒の大きさ，粘稠度など）や介助方法，摂食時の姿勢・肢位の工夫が必要となる．

Topics 33　重症心身障害児（者）における認知発達段階別指導

筆者の施設では，客観的な発達指標として太田ステージ評価を用いており，発達段階に合わせた指導に取り組んでいる．

太田ステージ別のコミュニケーションの特徴は以下のとおりである．
- Stage Ⅰ-1：ことばかけへの反応が乏しい．
- Stage Ⅰ-2：拒否の表現手段ははっきりしないが，手で押しやるなど直接行動で示す．
- Stage Ⅰ-3・Ⅱ：Yes-Noの表現様式そのもの（うなずく，首を振るなど）は獲得するが，Yes-Noの意思表示は聞き手の誘導に依存しやすい．
- Stage Ⅲ-1：コミュニケーション手段として具体的な絵カードなどを用いることができるようになるが，抽象的な絵カードの使用は難しい．
- Stage Ⅲ-2以上：コミュニケーション機器の使用が可能になる．

太田ステージ評価に基づいて，さまざまな訓練が工夫されており，その1つとして，全員を対象とした認知発達段階別のグループ指導を，ST，OT，臨床心理士が共同参画して行っている．

太田ステージ評価に基づいて，さまざまな訓練が工夫されており，その1つとして，全員を対象とした認知発達段階別のグループ指導を，ST，OT，臨床心理士が共同参画して行っている．グループ編成は，ステージ評価を軸にコミュニケーション行動，問題行動，運動障害の程度，興味の対象，メンバー同士の関係を考慮して1グループあたり5人ほどで編成し，現在，特徴の異なる12グループが設定されている．

1）グループ訓練

Stage Ⅰ-1〜Ⅰ-2のグループ：感覚運動的課題（物をもつ・入れるなど）や各種感覚刺激（光，色，触感など）を提供する．

Stage Ⅰ-3〜Ⅲ-1のグループ：製作や絵本読み，ダンス，歌遊び，手と目の協応課題（ボール遊び，おもちゃ操作など）を提供する．

Stage Ⅲ-1〜Ⅲ-2のグループ：同上のほか，個別の認知発達的課題を提供する．

Stage Ⅲ-2〜Ⅳのグループ：コミュニケーション意欲を引き出し，話し合い活動を提供する．

2）言語聴覚士による個別指導

コミュニケーションがある程度可能なケース（Stage Ⅲ-2以上）を対象とする．

コミュニケーション補助代替手段の検討やコミュニケーション意欲を引き出し，各人の表現を引き出す働きかけがなされる．

〔亀井真由美，他：重症心身障害児（者）における太田Stage評価の活用と指導法の検討，三菱財団助成研究報告書1996，pp.123-133より〕

(1) 食事形態
- 形態が適切であること（本人の摂食機能に合ったものかどうか）
- 一口量が適切であること

(2) 介助方法
- 食物の取り込みの際の下顎の動きと口唇閉鎖の適切な介助など
- 介助用具の工夫

(3) 摂食時の姿勢・肢位
筋緊張の軽減を図るように工夫する．
- 頭部の安定，床面に対して45度くらいの角度をとる．
- 体幹と頭部の角度はやや前屈気味．

(4) 経口以外の栄養摂取方法
経口での摂取が生命に危険を及ぼす場合は，経口以外の方法を選択する必要がある．
- 経鼻経管栄養：鼻孔を通って胃に達するまで，栄養チューブを挿入・留置しておき，そのチューブを使って栄養や水分を補給する方法である．
- 口腔ネラトン法：ネラトンチューブを口腔から胃に達するまで挿入するもので，栄養もしくは水分を補給するつど，出し入れする方法である．適応は開口してチューブを嚥下可能な例となる．
- 胃瘻・腸瘻：腹壁から直接穴を開けてチューブを胃や腸に留置する方法である．食道病変を有

する場合や嘔吐・誤嚥によって誤嚥性肺炎を反復する場合などに，胃瘻を造設することが選択される．胃瘻に関しては，開腹手術ではなく，胃内視鏡下でも施行可能である．

2 二次的合併症

1）呼吸障害

重症心身障害児は，さまざまな理由から慢性的な呼吸障害を有することが多い．その理由として，閉塞性換気障害をきたす上気道の通過障害や，拘束性換気障害をきたす要因となる筋緊張の亢進および側弯に伴う胸郭変形などがあげられる．このほかに中枢性の呼吸異常（無呼吸など）もあり，これらによって慢性的な呼吸不全が生じる．こうした要因は相互に関連し，悪循環を形成していることが多く，心不全や次に述べる胃食道逆流などの消化管異常とも密接に絡まってくる（図2-19）．

以上のように慢性的な呼吸障害がある上に肺炎や気管支炎などの呼吸器感染症，喘息，窒息，誤嚥などが起こると，急性に悪化してしまうことも少なくない．

2）消化管障害

(1) 胃食道逆流

胃食道逆流とは，食道を経由して胃に入った飲食物が食道内に逆流する現象であり，その際，食道粘膜は酸性度の高い胃液にもさらされるため，粘膜びらんや潰瘍をきたして炎症や出血を生じる．これを逆流性食道炎という．さらに胃内容物が喉頭レベルにまで逆流を起こすと，気管内に誤入して喉頭や気管支の攣縮のほか，肺炎を繰り返すことになり，呼吸障害を進行させる．

食道と胃の噴門部の境では下部食道括約筋が働いて逆流を抑えているが，重症心身障害児ではこの働きが障害を受けやすい．その要因として筋緊張の亢進による腹圧の上昇，側弯症などの脊柱変

Topics 34　誤嚥・誤嚥検査

誤嚥とは，食物や水分，唾液などの分泌物が気管内に流れ込む状態をさし，呼吸不全，慢性気管支炎，気管支攣縮，誤嚥性肺炎などが引き起こされる．

誤嚥のサインとして，喘鳴が強くなる，痰が増える，緊張が強くなる，不規則な呼吸や陥没呼吸の出現，チアノーゼの出現などがあげられる．

誤嚥検査は誤嚥の有無の診断および嚥下機能の評価の際に行われる．X線透視下で経口摂取物に混入した造影剤の流れによってまず誤嚥の有無，そして，どのような体位・条件で誤嚥が生じているかを確認し，誤嚥しにくい食物形態，体位・条件を検討することも可能である．

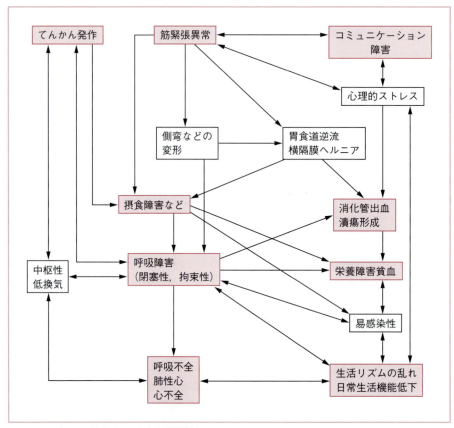

図 2-19 主な随伴症状とその相互関係
〔舟橋満寿子：随伴障害をもつ脳性麻痺児への対応．小児看護 12：82-89, 1989 より〕

形に伴う消化管の変位によって胃内容物が停滞しやすくなること，食道裂孔ヘルニアを合併しやすいこと，などがあげられる．また，呼吸障害によって呼吸努力が強くなると胸腔内の陰圧も上昇して逆流が助長される．したがって，呼吸障害とも密接な相互関係がある．

(2) 便秘

重症心身障害児(者)の消化器合併症として，胃食道逆流のほか，慢性の重症便秘もよくみられる．この重症便秘は，ヒルシュスプルング(Hirschsprung)病などの明らかな基礎疾患が特定できないものがほとんどであるが，ひどくなるとイレウス状態に至ることもある．少なくとも 3 日に 1 回は緩下剤，浣腸，坐薬などを使って排便管理が行われているが，なかには結腸が巨大化することもある．

原因として，重度の麻痺による運動不足や腹圧をうまくかけられないこと，水分や繊維分の摂取不足，服用薬による影響，自律神経調節の問題などがあげられている．

(3) イレウス（腸閉塞）

原因によって麻痺性イレウスと機械的イレウスとに分けられる．重症心身障害児(者)の場合には抗てんかん薬や筋弛緩剤を内服中の者が多いため，体調不良の際にはこれらの作用で腸管蠕動が不良となり，麻痺性イレウスを生じることがある．そのほかにも腸管の感染症や低カリウム血症などに合併してくることが多い．

機械的イレウスには，異物や腫瘍による閉塞，上腸間膜動脈症候群や脊柱変形による圧迫によって起こる単純性イレウスと，腸捻転や腸重積によって起こる絞扼性イレウスとがある．重症心身

障害児(者)では異食という問題行動のために，異物によるイレウスを起こすこともあり，特にビニールなどは口にしないよう注意が必要である．

3）変形・拘縮

(1) 側弯症と胸郭変形

側弯症は，脊柱変形のうち最も頻度が高いものである．特に強い側弯は，痙直型脳性麻痺の合併例に多くみられ，胸郭の変形を伴うことが多い．この胸郭変形は，肺容量の低下，換気量の減少を生じさせるため，呼吸障害や胃食道逆流ともかかわりが非常に深い．

(2) 股関節脱臼

重度の麻痺，筋緊張異常，過緊張などにより，股関節の伸展，内転・内旋などを経て股関節脱臼に至りやすい．また，先天的な腸骨の臼蓋形成不全も原因の1つとなる．

4）骨折

重症心身障害では，自発運動，特に抗重力運動の低下がみられ，日光浴の不足，栄養状態不良などの要因から，易骨折性が高いことが知られている．実際，寝たきりのケースに多い．また，ある種の抗てんかん薬の長期服用も易骨折性を高める要因となる．これらは骨密度の低下を招き，普通では考えられないような些細なことで骨折を生じる．そのため，直接の原因が特定できない場合が非常に多い（約40％前後）．判明した原因としては介護中の骨折，打撲・外傷，リハビリテーション中などがあげられている．骨折の部位としては，大腿骨が最も多く，次いで上腕骨，脛骨，指趾骨といわれている．筆者の経験では，年長例において指趾骨の骨折が多い印象がある．

［言語障害の項およびコラムの記述において，東大和療育センター・リハビリテーション科臨床心理士　亀井真由美氏のご協力をいただいたことに深謝する］

参考文献

1）浅倉次男(監)：重症心身障害児のトータルケア，改訂第2版，へるす出版，2017
2）岡田喜篤(監)：新版 重症心身障害療育マニュアル，医歯薬出版，2005
3）黒川 徹(監)：重症心身障害医学　最新の進歩，日本知的障害福祉連盟，1999

8 障害と認識されにくい「困難」など

発達の遅れや学習面の遅れの主訴ではなく，「日常生活がうまくいかない」「対外的にはトラブルを起こすこともないが，家庭内では荒れて養育者の手に負えず連日大変である」，逆に「家庭内では穏やかなのに外では突発的に暴れる」などの主訴で小児科を受診するケースは，そう珍しいことではなくなった．子どもの障害の程度が外面的に軽い，または全体的な知的な遅れはない，などの理由で，客観的に支援を要する困難と認識されにくく，当事者あるいは養育者は困り感を抱えているにもかかわらず，問題がないとみなされたり，単純に過去の育児上の問題点や，子ども本人のやる気の問題として帰着され，心構えや努力が足りないだけであると思われがちな場合がある．これらの困難の背景になるのは子ども側の発達の偏りや傾向に起因した問題であったり，のみならず養育者側自身の抱えている負荷に関連した問題であったりするので，当初の主訴には登場しない要因の可能性を含めてさまざまに念頭におきながら，初回面接時にはまず話を聞き，医療者側の方針対応を決めていくことになる．あるいは，子どもの特定の疾患・障害名を問わず，特に知的障害，感覚

器障害，運動障害を伴うケースでは，自傷や他害などの「問題行動」が主訴のなかに含まれていることは非常に頻度の高いものである．"子ども側の発達の偏り"に関連した発達障害学は，第3章「発達障害学」(➡213頁)に詳述があり，また重複した内容は第4章「診療の現場から」(➡249頁)，第5章「小児を取り巻く環境」(➡253頁)でも詳述されるため，ここでは特定の疾患や障害名をあげた各論には触れず，医療者側の留意点，という観点を中心に，記載は簡単にとどめる．

A "問題行動"が主訴にあがっているとき

子ども自身の発達特性や発達段階の評価，あるいは養育者側のサポート計画に関しては医師，心理士，医療ソーシャルワーカー(MSW)などと協議して進めていくのは当然であるが，例えば「突然暴れる」「騒ぎだす」などの問題行動に関して相談を受けた際には，前後の状況を可能な範囲で丁寧に確認することがまずは大切である．その"原因"にたどり着くことが難しくても，逆にその子が落ち着いて過ごしやすい，課題をスムーズにできたのはどのような日であったか，を整理していくことで，対応のコツ，ポイントがみえてくることもしばしばある．加えて，その子としてはどういうつもりだったのか，何かが苦痛だったのであろうか，体調不良があったのだろうか，など想像すること，行動自体の結果としてのもたらす意味（行動のメッセージ性）を考えることはとても大切であるが，本章の2-4「言語障害」(➡186頁)でも解説したように，本人自身がその伝達効果を意図しているとは限らず，また行動自体が，流れのなかで自動的になってしまっている場合もある．「ど

うして」と問い詰めたり，叱責することは有益な指導につながりにくく，「よりベターな行動を選択できるよう」に前後の状況，もしくは付帯状況に介入していくことが現実的である．

障害の内容や程度を問わず，その子のとりうる発信形態によって，適切に助けを求める力（援助希求能力）を身につけさせることは，その子の生きる力を促す支援として，最も大切なものの1つと考えられる．この意味でも，子どもの対人相互交流の力を伸ばす段階に直接かかわり，支援することができる言語聴覚士の役割はとても大きい．

B 親子関係，家庭環境が気になるとき

医師の診察場面は時間が限られ，また養育者もセラピストの前のほうが"本音"を話しやすいことがある．あるいは子どもと養育者の"平常"に近い関係性が診察場面よりもセラピー場面で浮上することはむしろ多い．子どもの身なり，子どもの表情（目つき），清潔度を含めたケア状況，不審な外傷，養育者自身の表情や身なり（日によって変動がありすぎるといったことも含めて）など，何らか，指導内容以外でも気になることがあれば，躊躇なく主治医にまず報告をしていただくのが，主治医としてもありがたいことである．これは虐待の発見という意味以外に，主訴は子どものことで受診しているが，より切迫して援助を必要としていたのは養育者であるケースは珍しくないためで，子どもが発端者として医療機関につながったことを契機に，養育者の支援を（適切な窓口に）つなげることができうる機会を大切にすべきである．

第 3 章

発達障害学

発達障害の概念の変遷と診断

A 発達障害とは何か

1 はじめに

　小児神経精神科，児童精神科領域においては，1997年ごろまでは不定愁訴，不登校，不安・恐怖，転換障害，摂食障害などが主な主訴であった．1998年以降このような主訴は少なくなり，むしろ落ち着きがない，興奮・衝動性が高い，友達と関係がうまく作れない，知的レベルに学業成績が伴わないなど発達障害の症状を主訴として受診する人が多くなり，児童医学に対して期待する内容が変化してきたと思われる．このころより発達障害に関して社会的な理解が高まっていった．このように発達障害概念が普及するとともに概念が拡大解釈されるようになり，社会適応の範囲が以前より狭くなってきたと思うのは筆者だけであろうか．特に公立学校における協調性を重んじる風潮から，衝動性，不注意などのある知的能力が高い子ども達(gifted child)が発達障害としてわれわれのクリニックを受診するようにもなってきている．知的に高い，発達障害症状をもっている子ども達について，海外においては，2E(twice exceptional)として，発達障害とも異なった治療・教育体系が作られつつある．発達障害に対しての支援は最近になり充実しつつある．

1) 知的障害から発達障害，神経発達症に

　知的障害は，1960年公布された「知的障害者福祉法」により行政的支援が行われ，知的障害療育手帳が交付され，障害基礎年金も給付されてきた．知的障害を有しない広汎性発達障害の代表である自閉性障害，注意欠陥・多動性障害，学習障害が発達障害者支援法で初めて支援の対象となった．法律が改定されるようになり，発達障害にも精神障害者保健福祉手帳が交付可能になり，2011年より，障害基礎年金の対象として認められるようになった．

　精神疾患の診断基準としては，世界保健機関(WHO)による国際疾病分類(ICD-10)と，米国精神医学会による精神疾患の診断と統計マニュアル(DSM-5)が臨床の現場では使用されている．

　1952年に発行された初版(DSM-I)には各医師の臨床経験に基づく「伝統的診断法」が採用されていたが，診断名が医師間で異なる可能性があるため，第3版(DSM-III)からは「操作的診断」が採用されるようになった．操作的診断とは，精神症状の項目リストを作成し，その項目にあてはまるかを調べ，操作的(機械的)に特定の診断名にあてはめる方法である．

　DSMはたびたび改訂が行われ，最新のものは2013年に発行された第5版(DSM-5)である．最近の知見が反映され，診断分類に有用であり新しい疾患概念の理解に役立つと思われる．DSM-5では「神経発達症」という大カテゴリーが据え付けられ，わが国における「発達障害」とおおむね一致する．今後は，神経発達症という名称が医学分野では使用されると思われる．神経発達症では，症状ごとの程度の評価を行うこと，下位分類を大部分廃止し，そのときどきの状態像の評価を重要視したこと，実際の生活上の困難さを重視している．

　発達障害者支援法では，「発達障害とは，自閉症，アスペルガー症候群その他の広汎性発達障害，学習障害，注意欠陥多動性障害，その他これに類する脳機能の障害であってその症状が通常低年齢において発現するものとして政令で定めるもの」と定義され，WHOから出されているICD-10のFコード(精神および行動の障害)が背景に

ある．2018年には第11版が公表され，この内容はDSM-5に近いものになると考えられる．発達障害者支援法は，はじめ「脳機能の障害であってその症状が通常低年齢で発症するもののうち，F8（学習能力の特異的障害，広汎性発達障害など）およびF9（多動性障害，素行障害，チック障害など）に含まれるものとされている」とされていた．そのため精神障害者保健福祉手帳，障害基礎年金の記載にはFコードが要求されている．法律のなかでは自閉スペクトラム症（ASD），注意欠如・多動症（ADHD），限局性学習症（SLD）が代表例としてあげられるが，吃音（コミュニケーション症），チック症なども発達障害に位置づけられており，支援の対象になっている．

2）発達障害の特徴

(1) 数の多さ

文部科学省によると，2002年の教育上の配慮を有する児童生徒は，通常教育に6.3％，2012年調査で6.55％とされている．特別支援教育に在籍する発達障害の生徒は2002年で1.2％，2012年に1.4％と推測され，合わせると2002年で7.5％，2012年で7.9％になる．

(2) 境界が不明瞭

発達障害は，性格と区別がつかない段階から明らかな精神疾患的様相をきたす段階までの連続体であり，濃淡があることから気づかれにくく，家庭環境，学校の環境，職場環境などにより症状の程度が変化することも稀ではなく，診断が異なることもある．

(3) 家族の遺伝的背景

発達障害の遺伝的背景は指摘されており，発達障害を保護者が有する場合には程度を軽く考え支援が遅れたり，関係性の問題から重症化することがある．

(4) 重複診断が多い

発達障害は単独で存在することは少なく，重複していることが多い．発達障害以外の二次的な障害が合併していることもあり，1人ひとりは異なった状態であることを考えながら対応していく必要がある．

3）医学の立場からの発達障害

DSM-5では，DSM-Ⅳで「通常，幼児期・小児期または青年期に初めて診断される障害」の大カテゴリーにまとめられていた各種の精神障害・発達障害が，「神経発達障害」という大カテゴリーに分類され直している．神経発達症は「広義の発達障害」と考えることができるが，その大カテゴリーに含まれる各種の発達障害は**表3-1**のようなものになっている．わが国においては，発達障害者支援法により，知的障害は除かれ，「自閉症，アスペルガー症候群その他の広汎性発達障害，学習障害，注意欠陥多動性障害その他これに類する脳機能障害であってその症状が通常低年齢において発現するもの」と定義されている．

B 自閉スペクトラム症（ASD）

1 概念と診断

自閉スペクトラム症（autism spectrum disorder；ASD）は，DSM-Ⅳ-TRでは自閉症，アスペルガー症候群，特定不能の広汎性発達障害，小児期崩壊性障害などの各疾患に分類されていたものを，DSM-5では1つの疾患に再定義したものもある．ASDの診断基準としてWingらは「社会性の障害」「言語コミュニケーションの障害」「想像力の障害」を「三つ組の障害」としてあげている〔➡SideMemo「ウィング（Wing）の三つ組（みつぐみ）」（216頁）参照〕．

DSM-5においては，A：社会的コミュニケーションおよび相互関係における持続的障害（社会的・情緒的な相互関係の障害，他者との交流に用いられる非言語的コミュニケーション年齢相応の対人関係性の発達や維持の障害）と，B：限定さ

表 3-1　DSM-5 と ICD10 における発達障害

DSM-5 における神経発達症
①知的能力障害群 　　知的能力障害，全般的発達遅延，特定不能の知的能力障害 ②コミュニケーション症群/コミュニケーション障害群 　　言語障害，語音障害，小児期発症流暢障害(吃音)，社会的(語用論的)コミュニケーション障害，特定不能のコミュニケーション障害 ③自閉スペクトラム症/自閉症スペクトラム障害 ④注意欠如・多動症/注意欠如・多動性障害 ⑤限局性学習症/限局性学習障害 ⑥運動症群/運動障害群 　　発達性協調運動障害，常同運動障害，チック障害群

ICD-10

F7　知的障害〈精神遅滞〉
　F70　軽度知的障害〈精神遅滞〉
　F71　中等度知的障害〈精神遅滞〉
　F72　重度知的障害〈精神遅滞〉
　F73　最重度知的障害〈精神遅滞〉
　F78　その他の知的障害〈精神遅滞〉
　F79　詳細不明の知的障害〈精神遅滞〉
F8　心理的発達の障害
　F80.0　特異的会話構音障害
　F80.1　表出性言語障害
　F80.2　受容性言語障害
　F80.3　てんかんを伴う後天性失語(症)［ランドウ・クレフナー症候群］
　F80.8　その他の会話及び言語の発達障害
　F80.9　会話及び言語の発達障害，詳細不明
F81　学習能力の特異的発達障害
　F81.0　特異的読字障害
　F81.1　特異的書字障害
　F81.2　算数能力の特異的障害
　F81.3　学習能力の混合性障害
　F81.8　その他の学習能力発達障害
　F81.9　学習能力発達障害，詳細不明
F82　運動機能の特異的発達障害
F83　混合性特異的発達障害

F84　広汎性発達障害
　F84.0　自閉症
　F84.1　非定型自閉症
　F84.2　レット症候群
　F84.3　その他の小児〈児童〉期崩壊性障害
　F84.4　知的障害〈精神遅滞〉と常同運動に関連した過動性障害
　F84.5　アスペルガー症候群
　F84.8　その他の広汎性発達障害
　F84.9　広汎性発達障害，詳細不明
F88　その他の心理的発達障害
F89　詳細不明の心理的発達障害
F90-F91　小児〈児童〉期及び青年期に通常発症する行動及び情緒の障害
F90　多動性障害
　F90.0　活動性及び注意の障害
　F90.1　多動性行為障害
　F90.8　その他の多動性障害
　F90.9　多動性障害，詳細不明
F91　行為障害
　F91.0　家庭限局性行為障害
　F91.1　非社会化型〈グループ化されない〉行為障害
　F91.2　社会化型〈グループ化された〉行為障害
　F91.3　反抗挑戦性障害
　F91.8　その他の行為障害
　F91.9　行為障害，詳細不明

WHO は 2018 年 6 月，30 年ぶりの大改訂となる国際疾病分類第 11 版(ICD-11)を公表した．ICD-11 は世界保健総会での認証を待ち 2022 年発効の予定．わが国では，同総会の承認を待ち導入が進められる．

Side Memo 27　ウィング(Wing)の三つ組(みつぐみ)

英国の児童精神科医であるローナ・ウィング(Lorna Wing)は，下記の三つ組の特徴を多少なりとも有する群に対して「自閉スペクトラム症」という概念を提唱した．

①**社会性の障害**
　他者とのかかわりの特徴として，「孤立型(周りに人がいないかのようにふるまう)」「受動型(他者からのかかわりを受動的にかかわる)」「積極-奇異型(相手の気持ちをくまず一方的にかかわろうとする)」がある．

②**コミュニケーションの障害**
　コミュニケーションがかみ合いにくく，一方通行になる．

③**想像力の障害**
　こだわりの強さを特徴とする．

表3-2 自閉症スペクトラム障害の症状の年齢による変化

幼児期(0歳～小学校就学前)
1. 人に興味をもたず，目が合わない．指さしの出現が遅れる
2. コミュニケーションが困難で，発語，特に二語文の出現が遅れる
3. 強いこだわりをもつ

児童期(小学校就学～卒業)
1. 集団になじむのが難しい
2. 環境や状況の変化に弱く，臨機応変に対応するのが苦手
3. 抽象的で概念的な，「どのように」「なぜ」といった説明が苦手

思春期～成人期(小学校卒業～)
1. 単調で，プロソディーがない不自然な話し方をする
2. 人の気持ちや感情を読み取るのが苦手
3. テーマのない何気ない雑談が苦手
4. 興味のあるものに没頭する

れた反復する様式の行動，興味，活動(以下の2点以上：常同的で反復的な運動動作や物体の使用，あるいは話し方，同一性へのこだわり，日常動作への融通の効かない執着，言語・非言語上の儀式的な行動パターン，集中度・焦点づけが異常に強くて限定的であり，固定された興味がある．感覚入力に対する敏感性あるいは鈍感性，あるいは感覚に関する環境に対する普通以上の関心)がある．

診断はA，Bを満たすことによってなされる．すなわち，こだわり，感覚過敏がない場合にはASDとしないことになった．1歳ごろから症状が明らかになることが多く症状の完成する3歳までに受診することが多い(表3-2)．

2 臨床的診断

行動観察と生育歴について聞き取りを行い，専門的診断を併用する．

1) 行動観察

遊びの空間で子どもを遊ばせ，それを注意深く観察することと保護者へのインタビューに基づく．

2) 成育歴

生まれてから今までの社会性や対人コミュニケーション，言葉の発達，幼稚園・保育園での様子や1歳半健診・3歳児健診での様子などをヒアリング．

3) 専門的診断

ASDについて，より専門的な診断を行う場合には以下の検査が用いられることが多い．

(1) ADOS(エイドス)

検査用具や質問項目を用いて，ASDの評価に関連する行動を観察するアセスメント．発話のない乳幼児から成人の方まで，幅広く対応．

(2) ADI-R

対象者の行動の系統や詳細な特徴をとらえる検査．精神年齢が2歳0か月以上であれば，幼児から成人まで，幅広い年代に対応できる．社会性，対人コミュニケーションや限定的な行動・興味・反復運動などに焦点をあてて構成．

(3) PARS

ASD当事者の特性理解を深め，1人ひとりに合った支援を可能にしていくために，日常の行動の視点から簡単に評価できるアセスメント．対人，コミュニケーション，こだわり，常同行動，困難性，過敏性の評価項目をもち，全57項目から構成．

(4) 日本語版M-CHAT

ほとんどのASD児では生後18～24か月で早期徴候が確認できる．自閉症に特化したスクリーニングとしてM-CHAT(modified-Checklist for Autism in Toddlers，乳幼児時期自閉症チェックリスト修正版)(図3-1)が有用．

4) 知能検査

知能検査では精神年齢，IQ(知能指数)，知能偏差値などによって測定．ウェクスラー式知能検査，田中ビネー知能検査，KABC-Ⅱなどがよく使われている．ほかに脳波検査，感覚プロファイ

日本語版 M-CHAT （The Japanese version of the M-CHAT）

お子さんの日頃のご様子について、もっとも質問にあてはまるものを○で囲んでください。すべての質問にご回答くださるようにお願いいたします。もし、質問の行動をめったにしないと思われる場合は(たとえば、1, 2度しか見た覚えがないなど)、お子さんはそのような行動をしない(「いいえ」を選ぶように)とご回答ください。項目7, 9, 17, 23については絵をご参考ください。

1.	お子さんをブランコのように揺らしたり、ひざの上で揺らすと喜びますか？	はい・いいえ
2.	他の子どもに興味がありますか？	はい・いいえ
3.	階段など、何かの上に這い上がることが好きですか？	はい・いいえ
4.	イナイイナイバーをすると喜びますか？	はい・いいえ
5.	電話の受話器を耳にあててしゃべるまねをしたり、人形やその他のモノを使ってごっこ遊びをしますか？	はい・いいえ
6.	何かほしいモノがある時、指をさして要求しますか？	はい・いいえ
7.	何かに興味を持った時、指をさして伝えようとしますか？	はい・いいえ
8.	クルマや積木などのオモチャを、口に入れたり、さわったり、落としたりする遊びではなく、オモチャに合った遊び方をしますか？	はい・いいえ
9.	あなたに見てほしいモノがある時、それを見せに持ってきますか？	はい・いいえ
10.	1, 2秒より長く、あなたの目を見つめますか？	はい・いいえ
11.	ある種の音に、とくに過敏に反応して不機嫌になりますか？（耳をふさぐなど）	はい・いいえ
12.	あなたがお子さんの顔をみたり、笑いかけると、笑顔を返してきますか？	はい・いいえ
13.	あなたのすることをまねしますか？（たとえば、口をとがらせてみせると、顔まねをしようとしますか？）	はい・いいえ
14.	あなたが名前を呼ぶと、反応しますか？	はい・いいえ
15.	あなたが部屋の中の離れたところにあるオモチャを指でさすと、お子さんはその方向を見ますか？	はい・いいえ
16.	お子さんは歩きますか？	はい・いいえ
17.	あなたが見ているモノを、お子さんも一緒に見ますか？	はい・いいえ
18.	顔の近くで指をひらひら動かすなどの変わった癖がありますか？	はい・いいえ
19.	あなたの注意を、自分の方にひこうとしますか？	はい・いいえ
20.	お子さんの耳が聞こえないのではないかと心配されたことがありますか？	はい・いいえ
21.	言われたことばをわかっていますか？	はい・いいえ
22.	何もない宙をじいーっと見つめたり、目的なくひたすらうろうろすることがありますか？	はい・いいえ
23.	いつもと違うことがある時、あなたの顔を見て反応を確かめますか？	はい・いいえ

7. 何かに興味を持った時、指をさして伝えようとしますか？

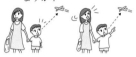

9. あなたに見てほしいモノがある時、それを見せに持ってきますか？

正しい例 ○

違う例 ×

17. あなたが見ているモノを、お子さんも一緒に見ますか？

23. いつもと違うことがある時、あなたの顔を見て反応を確かめますか？

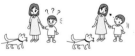

M-CHAT copy right (c) 1999 by Diana Robins, Deborah Fein, & Marianne Barton. Authorized translation by Yoko Kamio, National Institute of Mental Health, NCNP, Japan.

M-CHATの著作権はDiana Robins, Deborah Fein, Marianne Bartonにあります。この日本語訳は、国立精神・神経センター精神保健研究所児童・思春期精神保健部部長の神尾陽子が著作権所有者から正式に使用許可を得たものです。

図 3-1　日本語版 M-CHAT

ル，Vineland（ヴァインランド）-Ⅱ適応行動尺度，S-M 社会生活能力検査なども行われる．

3 療育方法

1) ABA（エービーエー，applied behavior analysis/応用行動分析）

人間の行動を個人と環境の相互作用の枠組みの中で分析し，問題解決に応用していく理論と実践の体系．

2) TEACCH（ティーチ，Treatment and Education for Autistic and related Communication handicapped Children）

米国ノースカロライナ州で生まれた，ASD 当事者とその家族を生涯支援する総合的なプログラム．

3) PECS（ペックス，Picture Exchange Communication System）

絵カードを使ったコミュニケーション援助プログラム．ABA の原理に基づいて作成．

4) SST（エスエスティー，social skill training）

対人関係をうまく行うための社会生活技能を身につけたり，障害の特性を自分で理解し自己管理をするためのトレーニング．

5) AAC（補助・代替コミュニケーション，augmentative & alternative communication）

コミュニケーションを補償するための医学，工学，言語学，リハビリテーション，教育などの分野における研究領域および臨床活動を指す．

例えば，シンボル，文字盤，VOCA（voice output communication aids）および音声出力を備えたコミュニケーションエイドのほか，PC や iPad のアプリケーションなどが挙げられる．

C 注意欠如・多動症（ADHD）

1 概念

注意欠如・多動症（attention-deficit hyperactivity disorder；ADHD）は，生まれつき，不注意（活動に集中できない，気が散りやすい，物をなくしやすい，順序だてて活動に取り組めないなど）と多動-衝動性（ジッとしていられない，静かに遊べない，待つことが苦手で，他人の邪魔をしてしまうなど）が，同程度の年齢の発達水準に比べてより頻繁に強く認められ，生活に支障を生じた状態である．

2 診断

表 3-3 に ADHD の特徴を示す．症状のいくつかは 12 歳以前に徴候がみられ，2 つ以上の状況において（家庭，学校など）障害となっている．ASD の合併，併存を認め，過去半年の症状から，混合状態，不注意優勢状態，多動性衝動性優勢状態を評価し，部分寛解もありうるとし，重症度を軽度・中度・重度の 3 段階に評価するようになった．症状のチェックは，ADHD-RS より行う．幼児期には多動・衝動項目が目立つことが，女児

> **Side Memo 28**
> **ことばとコミュニケーション指導の原則**
>
> (1) 見られていることを気づかせる
> (2) 子どもの世界に入り込む
> (3) 模倣を促す
> (4) 指さし，視線，ことばで理解させる
> (5) 視覚的指導 > 聴覚的指導
> (6) ことばと動作を結びつける
> (7) 時と場所の構造化

表 3-3　ADHD の特徴

1. 不注意について
   - 問題文の読み違いは多い
   - 1つの課題や作業などが終わるまで注意が続かない
   - 指示されたことをしようとして，途中で忘れることがよくある
   - 聞き返しが多い
   - 忘れ物，なくし物が多い
2. 多動
   - 教室の席に着いていない
   - 席に着いているとき，体を動かしている
   - おしゃべりである
3. 衝動性
   - 質問が終わる前に答えてしまう
   - 人の話に口を出す
   - 順番を待てない
   - 突然きれることが多い

の場合には不注意項目が目立つことが多い．

3　検査

　注意を含む知的能力を確認するために知能検査を行う．WISC-ⅣやKABC-Ⅱ式などの知能検査を行い総IQおよびWM（ワーキングメモリー），注意の指数を参考にする．ADHDの診断基準9項目のうち6項目が該当する場合不注意（注意集中障害）があり9項目のうち6項目以上あてはまると多動性衝動性と診断される．ADHD-RSはADHDの重症度を判断するための評価スケールで，18項目を0～3点の4段階で合計点数を記録し，2か所以上の場所で障害があり，通常学校と家庭での状態を評価する．奇数が不注意，偶数が多動・衝動性を現している．14～16点以上がADHDの目安（親評価）とされている．現在は改訂版であるADHD-RS-Ⅳが使用されている．CBCL（子どもの行動チェックリスト）を用いて反抗性障害や行為障害，うつなどの合併症の診断を行う．成人期においても症状が残存することがあり，ADHDの自己記入式症状チェックリスト（ASRS-v1.1）が行われる．

4　治療

1）心理療法

　ペアレント・トレーニングとして褒めることを中心とする行動療法，WMを増やし実行機能を高めるWMトレーニング，特性に合った環境として外的刺激を減らすパターン的生活がある．自尊感情の低下を防ぐ注意を繰り返すのではなく，理論的に理解させる，パターン的行動を植えつけるなどを行う．ペアレント・トレーニングやSSTを行う．行動障害を防ぐことを目指す．

2）薬物療法

　薬物療法は対症療法であり根治を目指すものではない．中枢神経刺激薬であるメチルフェニデート（副作用として食欲不振がある），非中枢神経刺激薬のアトモキセチン，グアンファシンが用いられいてる．

D　限局性学習症（SLD）

1　概念

　限局性学習症（specific learning disorder；SLD）は単なる学習不振を表すのではなく，知的能力にそぐわない程度に学習困難を示す概念であり，主には読字の困難，書字の困難，算数の困難を根底にもつとされる．実際には学習不振・困難は多様な病態や環境で起こりうる状態像であり，さまざまな要因がかかわっている可能性が高い．最低限鑑別しなければいけない疾患や，環境因子を含めた包括的評価を進めなくてはならない．また，他の疾患を合併している場合もあり，特に各種の発達障害の合併は多い．複数の発達障害の特徴をもつ子どもに対しては，表出された学習不振・困難に影響している原因を正確に評価することで，よ

り適切な介入を行うことができる．「読みの障害・書き表現の障害・算数障害」の各分野において，年齢・発達段階を考慮した適切な症状（問題状況）の評価ができるようになり，発達段階・学習レベルに合わせて学習障害の症状を評価する項目も詳細になってきている．その結果，「読み・書き・算数の分野」において何がうまく学習できないのか，どのくらいの重症度なのかを客観的に判定することができるようになっている．

2 症状

読みの障害とは，単語の読み，読む速度，発音と理解の流暢さ，文章の理解度（短文・長文）などの障害である．

書き表現の障害は，スペル，文法，句読点，文章の意味の明確さ，文章の構成の正しさなどの障害である．

算数障害は，数の感覚と理解，計算の正確さと速さ，空間把握能力，数学的思考力などの障害である．

DSM-5では各発達年齢（小学校の各学年）において，どのような学習障害の症状が発現しやすいのかの具体的な事例を列挙するようになっている．SLDの重症度の判定は，指導的（技術的）な援助や学習上（授業上）の配慮の必要性のレベルに応じて「軽度（mild）・中等度（moderate）・重度（severe）」に分けられている．

3 検査

検査は3カテゴリーに分けて考えていくとわかりやすい．

1）知的水準と認知パターンを評価する検査

WISC-Ⅳ知能検査，日本版KABC-Ⅱ，DN-CAS認知評価システムがある．

2）SLDかどうかを診断する検査

- 特異的発達障害　診断・治療のための実践ガイドライン
- 小学生の読み書きスクリーニング検査—発達性読み書き障害検出のために（STRAW）
- 小学生の読み書きの理解（URAWSS）

3）SLDの背景にある認知的な状態を把握するための検査

- CARD：包括的領域別読み能力検査
- PVT-R：絵画語い発達検査
- SCTAW：標準抽象語理解力検査
- J.COSS：日本語理解検査
- LCSA：学齢版言語・コミュニケーション発達スケール
- TK式読み能力診断検査
- ひらがな単語聴写テスト

E 発達性協調運動症

発達性協調運動症は発達早期に発症し，自分の意思で身体の動きをコントロールできない運動障害，複数の動作を目的にまとめる協調運動を実行することができないことから明らかになる．

1 症状

ボール投げやドリブル，ラジオ体操，縄跳びといった「全身運動（粗大運動）」が障害される．また箸を使ったり，靴を履いたり，ボタンをつけたりといった「微細運動（手先の操作）」が障害される．学校の教科では「体育・図工・音楽」などの実際に身体を使って行う実技科目が苦手な傾向が顕著になる．

発達性協調運動症は，身体疾患や神経疾患（脳性麻痺・筋ジストロフィーなど），ASDとは同時

に診断されない．

2 診察

基礎疾患の有無として，知的障害，ASD，ADHDなどの発達障害，神経筋疾患の否定と，粗大運動と微細運動の年齢による評価を行う．

3 検査

- JMAP：日本版ミラー幼児発達障害スクリーニング検査
- JPAN：JPAN感覚処理・行為機能検査
- MABC-2：The Movement Assessment Battery for Children-Second Edition
- BOT2：Bruininks-Oseretsky Test of Motor Proficiency-Second Edition

F チック症

1 概念

自分の意思・意図とは無関係に，顔の筋肉が緊張してまばたきをしたり，顔をしかめたり，手足が震えたり，思わず声（奇声）をあげてしまったりする不随意性の運動障害である．DSM-5ではチックはさらに，トゥレット症，持続性（慢性）運動または音声チック症，暫定的チック症へと細かく分類される．

チック症は，「ある限局した一定の筋肉群に，突発的，無目的に，しかも不随意に急速な運動や発声が起きるもの」とされている．

2 症状

まばたき〔瞬目（しゅんもく）〕，首振り，顔しかめ，口すぼめ，肩上げなど上位の身体部位によく現れるが，飛び跳ね，足踏み，足けりなど全身に及ぶ運動チック症がある．また，咳払い，鼻ならし，叫びや単語を連発する音声チック症もある．発症年齢は3～4歳の幼児期から始まり（初発），7～8歳の学童期（ピーク）に多くみられる．男児に多い傾向にあり（男女比は3対1），その意味づけに関して定説はないが，一応この時期の男女の成長・発達の特異性によるものと考えられている．多彩な運動チック症，および1つまたはそれ以上の音声チック症がみられ，1年以上にわたって1日に何度も起こる．

3 診断

チックとは，突発的，急速，反復性，非律動性の運動または発声である．チック症は，DSM-5により次の3カテゴリーに分類される

(A)トゥレット症候群(Gilles de la Tourette症候群)：運動チックと発声チックの両方が1年以上みられるもの．

(B)持続性（慢性）チック症：単発または多発の運動チックまたは発声チックのどちらか（両方ではない）が1年以上みられるもの．

(C)暫定的チック症：単発または多発の運動チックおよび/または発声チックがみられるが1年未満のもの．

いずれの病型も発症年齢が18歳未満でなければならず，障害は物質（例：コカイン）の生理学的作用や他の疾患（例：ハンチントン病，ウイルス感染後脳炎）に起因するものであってはならない．

G 発達障害を認知プロセスから

1 認知プロセスの観点から

外界の刺激は入力プロセスとして，視覚（二次

元，三次元），聴覚（言葉，音楽），体性感覚によりなされ，記録（視覚記憶と聴覚記憶→短期記憶と長期記憶）され，話す，書くなどの出力過程ではWM（ワーキングメモリー；視覚性，聴覚性）が重要な役割を担っている．作業効率は感情，動機付けなどに左右される．

2 発達障害認知の観点から

　発達障害は，学習，行動，対人コミュニケーションの分野から，また，教育，神経，精神の分野から提唱された概念が基盤になっている．そのため各診断については同様の症状が存在するが，病態病理の観点から症状を分析することにより適切な診断に至ることができる．

① SLDは読み，書き，算数の障害と定義されている．読みは形と音の結びつき，すなわち音韻障害，符号化の障害，音韻の記憶障害が想定されている．書字は身体イメージの障害，視覚認知・運動記憶の障害などが想定されている．算数障害は言語的機能（数学用語，操作，概念，を理解する），算数概念（数学記号や計算記号を認識し，グループ分け），注意機能（数字や図形を正しく写す，繰り上がった数字を忘れずに書き加える），一連の数学的手順に従うなどの障害が想定されている．

② ADHDは，不注意，多動・衝動性が症状であるが，病態的には実行機能（WM）の障害，報酬系の障害，時間概念・段取りの障害，DMN（デフォルト・モード・ネットワーク）障害が想定されている．

③ ASDは，Wingの三つ組である社会性の障害，コミュニケーションの障害，想像力の障害による症状があり，それに基づく行動の障害（こだわり行動），知覚過敏製の問題，独自の認知構造と発達の道筋をもつことが特徴とされ，病態として，セントラル・コヒーレンスの障害，ミラーニューロンの障害，こころの理論などが病態として考えられている．

3 ワーキングメモリー（WM）

　短い時間にこころのなかで情報を保持し，同時に処理する能力である．会話や読み書き，計算などの基礎となり，日常生活や学習を行ううえで重要な機能である．ワーキングメモリー（working memory：作業記憶，作動記憶）のメカニズムについては，Baddeley & Hitch（1974）のモデルが代表的でありわかりやすい．WMは言語的短期記憶（音韻ループ），視空間的短期記憶（視空間スケッチパッド），中央実行系の3つのコンポーネントから構成されるシステムとされている．言語的短期記憶は音声で表現される情報（数，単語，文章），視空間的短期記憶は視空間における情報（絵，イメージ）を保持する．中央実行系は，注意の制御や，処理資源の配分といった高次の認知活動を行う．言語的短期記憶と中央実行系の機能を合わせて，言語性WMと呼び，視空間的短期記憶と中央実行系の機能を合わせて，視空間性WMとしている．WMは思考と行動の制御にかかわる前頭葉の働きと関連する実行機能（executive functions）の一成分であると考えられている．実行機能には，抑制（inhibition），更新（updating），シフト（shifting）の3つの働きがあり，更新の働きがWMであり，知能（流動性知能・結晶性知能）に影響すると考えられている．学習では，国語，算数（特に計算），理科などの学習と密接に関連し，発達障害のある子どもの多くがWMに問題を抱えている．

4 デフォルト・モード・ネットワーク（DMN）

　脳は話をする，本を読む，といった意識的な仕事を行っているときだけ活動し，何もせずぼんやりしているときは脳もまた休んでいると考えられてきた．ところが最近の脳機能イメージング研究によって安静状態の脳で重要な活動が営まれていると考えられるようになってきた．この脳の「基

底状態」ともいえる活動に費やされているエネルギーは，意識的な反応に使われる脳エネルギーの20倍にも達するという．この脳活動の中心となっているのは，デフォルト・モード・ネットワーク（DMN）と呼ばれる複数の脳領域で構成されるネットワークで，脳内のさまざまな神経活動を同調させる働きがある．自動車が停止してもいつでも発進できるようエンジンを切らないでおくのと同じように，これから起こりうる出来事に備えるため，さまざまな脳領域の活動を統括するのに重要な役割を果たしている．ASDにおいてはDMNの発達が遅れていることなどがわかってきた．精神疾患でも異常が指摘されるようになり，これからの発達障害のみならず精神疾患全体，そしてこころの発達を考えていくうえで重要な役割を果たすと考えられるようになってきている．

2 発達障害の評価とその実施法

A 発達障害の評価に用いる診断・検査と発達障害児への対応

1 発達評価に用いる検査

医療や二次健診での発達評価は個別検査を行う．測定する目的が発達全般のスクリーニングか，全般的な知能か，特定の機能かにより検査法を選択する．乳児や幼児期早期は検査時の状況（眠気・人見知りなど）で直接法を実施できないことがある．そのため，発達検査には，被検者の保護者に日常生活の行動を問診する間接法もある．

以下，発達障害で使用される検査法を示す．

1）乳幼児の発達スクリーニングに適した検査（表3-4）

スクリーニングに適した検査は短時間で被検者の発達全般の情報を得られる．乳幼児健診や育児相談・外来診察で用いる．

表3-4 乳幼児を対象にしたスクリーニング的検査

検査法	対象年齢	検査時間	特徴	結果の表示方法
遠城寺式乳幼児分析的発達検査法	0～4歳7か月	15～40分	運動・社会性・言語の分野について分析的に評価する	6領域の発達年齢を発達グラフに表す（プロフィール法）
DENVER Ⅱデンバー発達判定法	0～6歳	10～20分	種々の行動課題が同年齢の子どもと同様の発達段階にあるか判定する	失敗した項目を暦年齢の通過率と比較し，「遅れ」「要注意」を判定，その数により「疑い」と判断する
KIDS乳幼児発達スケール	1か月～6歳11か月	10～15分	日常生活場面での行動項目を評価する質問紙法	9領域の発達年齢・総合発達指数
乳幼児精神発達質問紙（津守式）	0～7歳	20～30分	日常生活場面での行動項目を評価する質問紙法	0～3歳児は発達指数・発達輪郭表．3～7歳児は各領域別の発達指数・発達輪郭表
日本版ミラー幼児発達スクリーニング検査	2歳9か月～6歳2か月	30～40分	軽度発達障害児の知能・運動・感覚の総合的なスクリーニング	総合点と各行動領域得点のパーセント値をグラフ化しパターン分類する

(1) 遠城寺式乳幼児分析的発達検査法

運動（移動運動・手の運動）・社会性（基本的習慣・対人関係）・言語（発語・言語理解）の3分野（6領域）について質問項目を実施する．被検者に課題を提示する質問項目と保護者から聞き取りする質問項目がある．6領域の発達年齢を発達グラフに示すので，発達の問題の領域や程度を把握しやすい（➡9頁の表1-2を参照）．6領域ごとに発達年齢から発達指数類似の値を求めることもできる．

対象は乳幼児だが，発達に遅れがある小学生や一部の制約はあるが脳性麻痺・視覚障害・聴覚障害にも使用する．検査年月日の記入欄が4か所あり，発達状況を縦断的に評価できる．

(2) Denver Ⅱ デンバー発達判定法

1967年に出版されたデンバー式発達スクリーニングテストの改訂版で，2003年に標準化された．種々の行動課題について同年齢の子どもと同様の発達段階にあるか否かを判定し，発達に心配のある子どもを早期に発見して的確に対応するための検査である．直接被検者へ実施する課題と保護者からの聞き取りを行う課題がある．課題が，4つの発達領域（個人-社会，微細運動-適応，言語，粗大運動）に分けて視覚的に配列されている（➡14頁の図1-3を参照）．課題の成否は，合格・失敗・拒否・経験なしと判定する．年齢線より完全に左側にある課題に失敗か拒否のとき，「遅れ」を意味する．年齢線が75％と90％の間にある課題に失敗していれば「要注意」と判定する．2つ以上の要注意または1つ以上の遅れがあれば「疑い」と判断し，1～2週間後再判定を行う．あるいは他の所見を総合的に考慮して精査を勧めるか否かを判断する．

(3) KIDS乳幼児発達スケール（Kinder Infant Development Scale）

日常生活場面での行動項目を評価する質問紙法である．結果を運動，操作，理解言語，表出言語，概念，対子ども社会性，対成人社会性，しつけ，食事の9領域の発達年齢と9領域を総合した総合発達指数で表す．

(4) 乳幼児精神発達質問紙（津守式）

日常生活場面での乳幼児の行動を保護者に質問する間接法である．測定する領域は，運動，探索・操作，社会（大人との相互交渉・子どもとの相互交渉），食事・排泄・生活習慣，理解・言語である．結果を0～3歳児は発達指数・発達輪郭表，3～7歳児は各領域別の発達指数・発達輪郭表で表す．

(5) 日本版ミラー幼児発達スクリーニング検査（Japanese version of Miller Assessment for Preschoolers；JMAP）

軽度発達障害児の知能・運動・感覚の総合的なスクリーニング検査であり，就学後に問題を有する小児の早期発見を目的とする．作業療法士（OT）のみならず，研修を受けた保健師，保育士も実施できる．指示を理解して検査に取り組むには2歳6か月以上の精神年齢を要する．5つの行動領域（基礎能力・協応性・言語・非言語・複合能力）と総合点について26～99パーセント値を標準またはそれ以上，6～25パーセント値を注意，1～5パーセント値を危険と判定する．総合点と各行動領域のパーセント値をグラフ化したパターンで発達上の問題を表す．9つのパターン（Ⅰ～Ⅸ）に分け，パターンⅠ～Ⅲは発達の未熟性として保護者への養育上の助言を行い経過観察する．パターンⅣ～Ⅶは学習障害の可能性があり，感覚統合療法，言語療法，経過観察を行う．パターンⅧ～Ⅸは発達の遅れとして精査や療育を行う．

2) 詳細な発達検査・知能検査（表3-5）

(1) 日本版WISC-Ⅳ知能検査（Wechsler Intelligence Scale for Children）

対象は，日常生活の会話は可能だが言語発達を中心とした発達遅滞のある小児，自閉スペクトラム症（ASD），注意欠如・多動症（ADHD），学習障害（LD）が疑われる小児，行動異常を有する小児などである．知能水準と認知機能の個人内差を評価する．10の基本の下位検査から全検査IQ合成得点を算出する（図3-2）．得られるIQは偏差

表 3-5 詳細な知能検査・発達検査

検査法	対象年齢	検査時間	特徴	結果の表示方法
日本版 WISC-Ⅳ 知能検査	5歳〜16歳11か月	60〜80分	知能水準と認知機能の個人内差を評価する	合成得点(全検査IQ・言語理解・知覚推理・ワーキングメモリー・処理速度)・評価点
WPPSI-Ⅲ知能検査	2歳6か月〜7歳3か月	2歳6か月〜3歳11か月:40分 4歳〜7歳3か月:50〜70分	知能水準と認知機能の個人内差を評価する	合成得点(全検査IQ・言語理解・知覚推理・処理速度*・語い総合得点**)評価点
田中ビネー知能検査V	1歳〜成人	30〜60分	一般知能を測定する	IQ IQ＝精神年齢/生活年齢×100
新版K式発達検査2001	3か月〜成人	30〜60分	精神運動発達の全体像をとらえる	発達年齢・発達指数(姿勢−運動・認知−適応・言語−社会・全領域)

＊4歳〜7歳3か月で実施　＊＊オプション検査

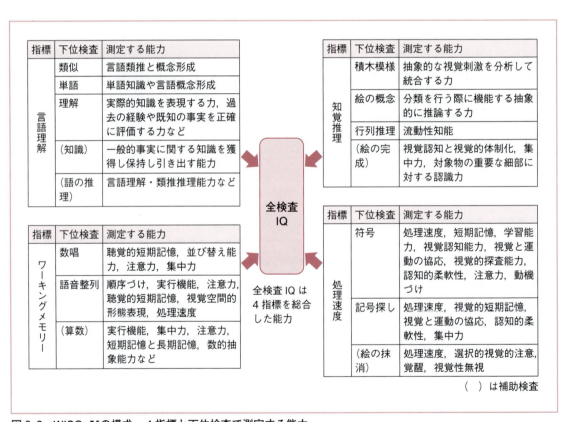

図 3-2　WISC-Ⅳの構成—4指標と下位検査で測定する能力

IQ(その年齢層の平均からのズレの程度により算出する相対的位置の尺度)である．4つの指標(言語理解・知覚推理・ワーキングメモリー・処理速度)の合成得点で個人内差を表す．言語理解は言語概念や単語知識，実際的知識を表現する力で類似・単語・理解の評価点から算出する．知覚推理は視覚から得た情報を今までの経験から分類・分析する能力で積木模様・絵の概念・行列推理の評

価点から算出する．ワーキングメモリーとは，情報を一時的に記憶にとどめ，その記憶を使って何らかの操作を行い結果を生み出す能力である．数唱・語音整列の評価点から算出する．処理速度は一定時間に視覚と協調運動を使う作業を行う正確さや作業の量を測定し，視覚認知能力，視覚と運動の協応，集中力などを評価する．基本検査を使用できない場合，補助検査（知識・語の推理・絵の完成・算数・絵の抹消）を代用する．全検査IQと4つの指標に加え下位検査が測定している能力を考慮して結果を解釈し，指導方法を考察する．WISC-Ⅳで弱い能力が疑われれば，さらに詳しい神経心理学的検査を行う．

(2) WPPSI-Ⅲ知能検査〔Wechsler Preschool and Primary Scale of Intelligence-Third Edition(WPPSI-Ⅲ)〕

WPPSI知能診断検査の改訂版で，対象年齢が2歳6か月〜7歳3か月へ拡大された．検査は2部構成で，2歳6か月〜3歳11か月と4歳〜7歳3か月では合成得点を算出する下位検査が異なる．2歳6か月〜3歳11か月では，4つの基本検査（ことばの理解・知識・積木模様・組み合せ）の評価点から全検査IQ(FSIQ)，言語理解指標(VCI)，知覚推理指標(PRI)の合成得点を，ことばの理解検査の追加実施で語い総合得点(GLC)を算出する．4歳〜7歳3か月では7つの基本検査（知識・単語・語の推理・積木模様・行列推理・絵の概念・符号）からFSIQ，VCI，PRIを算出し，さらに3つの検査（符号・ことばの理解・絵の名前）の追加実施で「処理速度指標」(PSI)とGLCを算出する．

WISC-Ⅳと同様に，指標間や下位検査間の個人内差を判定することにより，子どもの特性を詳細に分析し，指導に役立てることができる．

5歳0か月〜7歳3か月は対象年齢がWISC-Ⅳと重なるが，認知能力が平均を下回る疑いがある場合や言葉の表出に困難のある場合には，WPPSI-Ⅲ知能検査が取り組みやすいので適応になる．

(3) 田中ビネー知能検査Ⅴ

個々の因子に分析せず，包括的にまとめて一般知能を測定する．1歳から成人まで対象年齢が広い．年齢尺度を使用して精神年齢を算出し，生活年齢（暦年齢）と比較しIQを算出する．中等度の知的能力障害でWISC-Ⅳ検査を実施できない被検者にも実施できる．療育手帳の判定や就学相談に使用される．個人内差があると幅広い年齢段階を検査するため，検査時間が長くなる．

(4) 新版K式発達検査2001(Kyoto Scale of Psychological Development)

乳児期から思春期まで対象年齢が広い．知能検査と異なり，乳幼児期（3歳まで）に粗大運動面の評価が含まれている．結果を姿勢-運動・認知-適応・言語-社会の3領域別の発達年齢・発達指数(DQ)と全領域DQで表す．低出生体重児の発達経過を縦断的に評価する場合などに使用される．言語によるコミュニケーションがとりにくくWISC-Ⅳの実施が困難な幼児において，認知-適応と言語-社会を分けてDQを算出できる．

3) 言語機能以外で評価する知能検査（表3-6）

評価時緊張して話さない被検者や聾で言語を用いたコミュニケーションをとれない場合などに使用する．

(1) グッドイナフ(Goodenough)人物画知能検査(Draw a Man Test; DAM)

被検者が書いた人物画を分析して知能を測定する．子どもが身体イメージをどの程度細部（瞳・肩・膝・指など）まで認識しているか，点で表現するか，線や面で表現するか，また，それぞれの身体部位の大きさのバランスはとれているかなどを採点し，精神年齢に換算する．

(2) 大脇式知的障害児用知能検査法

低年齢の認知面を評価する検査である．図形に関する分析・結合・比較・考慮・区別・判断・批判・決定などの側面を測定する．

(3) コース(Kohs)立方体組み合わせテスト

非言語的な教示により6色立方体を用いて模様

表 3-6 言語機能以外で評価する知能検査

検査法	対象年齢	検査時間	特徴	結果の表示方法
グッドイナフ人物画知能検査	3〜10歳	5分	被検者が書いた人物画を評価し知能を測定する.	精神年齢・IQ
大脇式知的障害児用知能検査法	1歳10か月〜6歳	20〜30分	図形に関する分析・結合・比較・考慮・区別・判断・批判・決定などを測定する.	精神年齢・IQ
コース立方体組み合わせテスト	6歳〜成人	20〜30分	6色立方体を用いて模様図の課題を行い,知能を測定する.構成行為障害・視覚認知障害の評価も可能.	精神年齢・IQ

表 3-7 評価目的を限定された神経心理学的検査

検査法	対象年齢	検査時間	特徴	結果の表示方法
ITPA言語学習能力診断検査	3歳〜9歳11か月	60分	言語学習能力の観点からの発達の特徴と神経心理学的観点からの障害機構を明らかにし,治療教育プログラムに役立てる.	言語学習年齢・言語学習能力指数・評価点
日本版KABC-Ⅱ	2歳6か月〜18歳11か月	30〜120分*	カウフマンモデルとCHCモデルに基づき,脳の処理機能としての認知能力と習得度を評価する.	標準得点・評価点・パーセンタイル順位
DN-CAS認知評価システム	5歳〜17歳11か月	40〜60分	PASSモデルのプランニング・注意・継次処理・同時処理を評価する	標準得点・評価点・パーセンタイル順位
フロスティッグ視知覚検査	4〜8歳	30〜40分	視知覚障害の種類と程度を診断し,学習活動上の困難を予測する.	知覚年齢・評価点・知覚指数
JPAN感覚処理・行為機能検査	4〜10歳	3時間	作業療法の視点で感覚統合能力を評価する	標準偏差(−1 SD以下は機能障害を示唆)
TOM心の理論課題発達検査	3〜7歳	10分	他者の意図・思考など「心の動き」をどのくらい理解できるかを評価する	各課題の標準的な通過年齢と暦年齢を比較

＊年齢で異なる.

図の課題を行い,知能を測定する.聾・難聴・言語障害者の認知能力の評価,知的障害の発達段階の評価・成人の構成行為障害・視覚認知障害の一次テストに用いる.

4)評価目的を限定した神経心理学的検査(表3-7)

(1) ITPA言語学習能力診断検査(Illinois Test of Psycholinguistic Abilities)

言語学習能力の観点から発達の特徴,神経心理学的観点から障害の機構を明らかにする目的で1993年に標準化された.言語学習能力を回路(聴覚-音声回路・視覚-運動回路),過程(表出・受容・連合),水準(表象水準・自動水準)の三次元構造からなる心理機能と仮定している.各下位検査の言語学習年齢(PLA),評価点を算出し,全粗点の合計から全検査PLA,言語学習能力指数(PLQ)を算出する.どの回路,過程,水準の問題かを診断し,治療教育の方針を立てる.

(2) 日本版KABC-Ⅱ心理・教育アセスメントバッテリー(Kaufman Assessment Battery for Children Ⅱ)(図3-3)

1993年に標準化された日本版K-ABCが,2013年に日本版KABC-Ⅱへ改訂された.カウフマンモデルとCHC(Cattell-Horn-Carroll)モデルの2つの理論モデルに立脚している.生来有している認知能力と今までの経験から獲得した習

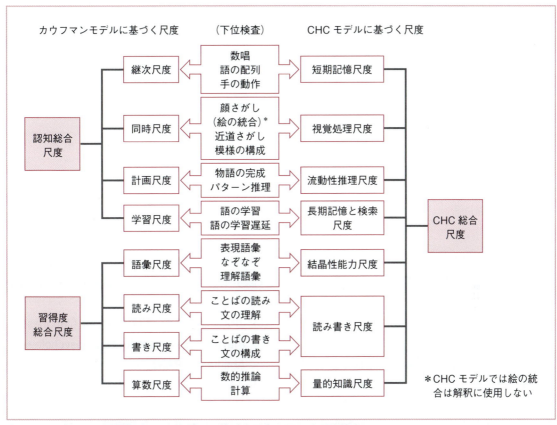

図 3-3 KABC-Ⅱの構成：2つのモデルに基づく尺度と用いる下位検査

得能力を分けて評価する．20の下位検査のうち年齢該当の下位検査を実施し評価点を出す．評価点から尺度の標準得点を算出する．カウフマンモデルでは認知能力を継次尺度・同時尺度・計画尺度・学習尺度とそれらの総合である認知総合尺度として標準得点とパーセンタイル順位で表す．習得した能力を語彙尺度・読み尺度・書き尺度・算数尺度とそれらの総合である習得度総合尺度として表す．継次尺度は連続した刺激を1つずつ順番に処理する能力を，同時尺度は複数の刺激をまとめて全体としてとらえる能力，計画尺度は課題解決のために適切な方法の選択・決定，実行その実行が適切に行われているかをチェックする能力である．学習尺度は視覚的情報と聴覚的情報の組み合わせを学習していく力やそれを保持する能力である．一方，CHCモデルでは同じ下位検査から短期記憶尺度・視覚処理尺度・流動性推理尺度・長期記憶と検索尺度・結晶性能力尺度・読み書き尺度・量的知識尺度とそれらの総合であるCHC総合尺度として解釈する．流動性知能を推理力や応用力を用いて柔軟に新規課題を解く能力，結晶性知能をこれまでに習得してきた知識の量としている．図3-3のようにカウフマンモデルでは3つの下位検査（数唱・語の配列・手の動作）から得られた能力を継次尺度と解釈しているが，CHCモデルでは短期記憶尺度（短時間の記憶能力）と解釈している．2つの理論基盤から多面的に子どもを評価し，LD，ADHDなどの具体的な支援計画を立てる．

(3) DN-CAS認知評価システム（Das-Naglieri Cognitive Assessment System）

PASSモデルを理論的基礎とし，プランニング・同時処理・注意・継次処理の4つの尺度を測定し，標準得点とパーセンタイル順位で表す．プ

表 3-8 言語・コミュニケーションに関する検査

検査法	対象年齢	検査時間	特徴	結果の表示方法
国リハ式＜S-S法＞言語発達遅滞検査	0〜6歳発達相当の小児	40分	記号形式−指示内容関係，基礎的学習能力，コミュニケーションの三側面から，言語症状のタイプと言語発達の水準を知る	理解や表出について「段階」として表示
PVT-R絵画語い発達検査	3歳0か月〜12歳3か月	15分	基本的な「語彙の理解力」の発達度を短時間に正確に測定する	語彙年齢・評価点
質問−応答関係検査	2〜6歳言語発達相当の小児	10〜30分	聴覚的な文章の理解と表現力，質問−応答関係に関する能力を評価する	発達年齢・プロフィール
言語・コミュニケーション発達スケール（LCスケール）増補版	0〜6歳11か月	30〜40分	言語表出，言語理解，コミュニケーション別に評価する	LC年齢・LC指数

ランニングは問題解決の方法を選択し，適用し，評価する心的過程，同時処理とは分割された刺激を単一のまとまりやグループにまとめる心的過程である．注意は，一定時間提示された競合する刺激に対する反応を抑制する一方で，特定の刺激に対して選択的に注意を向ける心的過程である．継次処理は特定の系列的順序で刺激を統合する心的過程とされている．LD，ADHD，高機能ASDなどの評価と援助の手がかりを得ることができる．

標準実施（12下位検査）と簡易実施（8下位検査）がある．標準実施ではそれぞれ3つの下位検査で各尺度を測定する．プランニングは下位検査の「数の対探し」「文字の変換」「系列つなぎ」を，同時処理は「図形の推理」「関係の理解」「図形の記憶」を，注意は「表出の制御」「数字探し」「形と名前」を用いて測定する．継次処理は5〜7歳では「単語の記憶」「文の記憶」「発語の速さ」を，8〜17歳では「単語の記憶」「文の記憶」「統語の理解」を用いる．

(4) フロスティッグ（Frostig）視知覚検査

視知覚能力に障害のある子どもを就学前か就学時に発見するための検査である．視覚と運動の協応・図形と素地・形の恒常性・空間における位置・空間関係に関する能力を評価する．結果を知覚年齢（PA），評価点（SS＝PA／生活年齢×10），知覚指数（PQ）で表す．幼稚園児でPQ 90以下は，将来読みのレディネスに困難が予測される．小学校低学年でPQ 90以下は，現時点で読みに困難があることを示唆する．

(5) JPAN感覚処理・行為機能検査（Japanese Playful Assessment for Neuropsychological Abilities；JPAN）

発達障害児の感覚統合障害を早期発見することを目的として2011年に日本で作成，標準化された．姿勢・平衡機能，体性感覚，視知覚・目と手の協調，行為機能の4領域を評価する．検査時間は長いが，検査課題は南カリフォルニア感覚統合検査に比べ子どもが取り組みやすい．結果を標準偏差で表し，−1 SD以下は遅れを意味する．

(6) TOM心の理論課題発達検査 幼児・児童の社会認知スクリーニングテスト

ASDなど社会的発達に問題をもつ幼児・児童が人（他者）の意図・思考など，「心の動き」をどのくらい理解できるかを知ることができる．

5）言語・コミュニケーションに関する検査
（表3-8）

(1) 国リハ式＜S-S法＞言語発達遅滞検査

言語の構造的側面としての記号形式−指示内容関係・基礎的学習能力（動作性知能）・コミュニケーションの三側面を評価して，言語症状のタイプと言語発達の水準を知る検査である．記号形式−指示内容関係の発達段階を「事物・事態の理解困難」

「事物の基礎概念」「事物の記号（身振り・音声）」「要素（語の連鎖）」「統語方略」のどの段階かで表す．基礎的学習能力・コミュニケーションも，定まった様式に従い評価する．

(2) PVT-R（Picture Vocabulary test-Revised）絵画語い発達検査

語彙の理解力の発達度を短時間に正確に測定する．語彙年齢と評価点を算出し，語彙理解力の発達水準を知る．

(3) 質問-応答関係検査

就学前児水準の子どもの会話能力のうち，聴覚的な文章の理解と表現力，質問-応答関係に関する能力を評価する．下位検査は，日常質問，なぞなぞ，仮定，数概念，語義説明，理由，説明，系列絵，物語の説明，文章の聴理解の10課題から構成されている．総合得点，課題得点を発達年齢に換算し，プロフィールを作成し会話能力を分析的に表す．

(4) 言語・コミュニケーション発達スケール（LCスケール）増補版

0～6歳の小児の語彙，文法，語操作，対人的なやり取りを評価し，LC年齢（言語コミュニケーション年齢）とLC指数（言語コミュニケーション指数）を算出する．下位領域の言語表出，言語理解，コミュニケーションのそれぞれについてもLC年齢，LC指数で表す．学齢版（小学1～4年生用）も標準化されている．

このほか，読み書き障害の詳細な検査のときに標準抽象語理解力検査（小学2年以降），新版構文検査小児版，新版構音検査，新日本版トークンテストなどを用いる．

6) 診断と評価のための補助ツール（表 3-9）

ASDやADHD，LDの診断，症状の重症度，支援方針などを知るために，補助ツールを用いる．

(1) 新装版 CARS 小児自閉症評定尺度（The Childhood Autism Rating Scale）

自閉症と自閉症以外の発達障害児を識別するための評価法である．子どもの行動を15項目に分類し記録する．

(2) 親面接式自閉スペクトラム症評定尺度テキスト改訂版（Parent-interview ASD Rating Scale-Text Revision；PARS-TR）

幼児期の自閉症状が最も顕著にあった時期と面接時点（現在）の症状（コミュニケーション，対人面，固執性，感覚過敏など）の有無や程度について保護者に問診し，幼児期ピーク得点と現在得点を算出する．合計得点が基準値より高い場合はASDを示唆すると判定する．問診する症状と合計得点の基準値は幼児期・学童期・思春期-成人期別に設定されている．

このほか，ASDで用いるツールとして，M-CHAT（2歳前後のASDのスクリーニング）や診断評価の半構造化面接で用いる Autism Diagnostic Interview-Revised（ADI-R）などがある．

(3) ADHD 評価スケール（ADHD-RS）

ADHD診断・対応のために最近6か月の学校または家庭の状況（不注意，多動-衝動性の2つの側面）を聴取する．日本での年齢別基準値は文献で報告されている．診断に，また継続的に評価すれば療育効果の判定指標として利用できる．

このほか，ADHD関連症状を質問紙で評価するConner 3™ 日本語版がある．

(4) 改訂版標準読み書きスクリーニング検査（STRAW-R）

2006年に標準化された小学生の読み書きスクリーニング検査では小学1～6年で，ひらがな1字・カタカナ1字・ひらがな単語・カタカナ単語・漢字単語について音読と書き取りを評価し，遅れの有無をパーセンタイル値から判断した．改訂版では中学生の漢字単語の音読書き取りも評価できる課題と計算課題，RAN（Rapid Automatized Naming）が加わった．また，小学1年～中学2年で漢字の音読年齢の算出ができるようになった．

表3-9 診断と評価のための補助ツール

評価法	対象	検査時間	特徴	結果の表示方法
新装版CARS小児自閉症評定尺度	自閉症疑いの小児	20〜40分	自閉症と自閉症以外の発達障害児とを識別する	自閉症ではない・軽中度の自閉症・重度の自閉症に分類
親面接式自閉スペクトラム症評定尺度テキスト改訂版	3歳〜成人	30〜60分	幼児期ピーク時と現在の自閉症状の有無と程度を知る	基準値以上を自閉スペクトラム症を示唆すると判定
ADHD評価スケール	5〜18歳	5〜10分	最近6か月の学校または家庭での不注意,多動-衝動性を評価する	基準値以上をADHD症状ありと判定
改訂版標準読み書きスクリーニング検査(STRAW-R)	小学生〜高校生*	30〜50分	ひらがな,カタカナ,漢字の読み書き,計算の学習到達度と音読の流暢性,Rapid Automatized Namingを評価する	ひらがな,カタカナ,漢字の読み書きは同学年の平均からの標準偏差・パーセンタイル 漢字音読年齢(小学1年〜中学2年)
LDI-R LD判断のための調査票	小学生〜中学生	20〜40分	担任教師が,普段の子どもの様子をもとに基礎的学力と行動を評定する	パーセンタイル段階・LDIプロフィール
LD・ADHD児診断のためのスクリーニングテスト	5〜15歳	10分	担任教諭が質問紙によりLDサスペクト児をスクリーニングする	言語性領域得点20点以下,非言語性得点40点以下,合計65点以下はLDサスペクト児
日本版Vineland-Ⅱ適応行動尺度	0歳〜92歳11か月	20〜60分**	適応行動の水準を客観的に数値化する	評価点・適応水準・相当年齢(領域別)
S-M社会生活能力検査第3版	乳幼児〜中学生	20分	日常(社会)生活能力を養育者への質問紙で評価する	社会生活年齢・社会生活指数・領域別プロフィール

*高校生は音読の流暢性のみ対象.　**年齢で異なる.

(5) **LDI-R LD判断のための調査票(Learning Disabilities Inventory Revised；LDI-R)**

日本で初めて本格的に標準化されたLD判断のための調査票である.子どもを実際に指導し学習状況を熟知した教師が評定する.8つの基礎的学力(聞く,話す,読む,書く,計算する,推論する,英語,数学)と行動,社会性の計10領域をパーセンタイル段階で表す.

(6) **LD・ADHD児診断のためのスクリーニングテスト(Pupil Rating Scale；PRS)**

担任教師によりLDサスペクト児をスクリーニングする.聴覚的理解・話しことば・オリエンテーション・運動能力・社会的行動について教師に質問する.言語性領域得点20点以下,非言語性領域得点40点以下,合計65点以下はLDサスペクト児とされる.

(7) **日本版Vineland(ヴァインランド)-Ⅱ適応行動尺度**

保護者からの聞き取りにより発達障害,知的障害,精神障害の人の適応行動の水準を客観的に数値化する.コミュニケーション・日常生活スキル・社会性・運動スキル・不適応行動の各領域を,評価点・適応水準・相当年齢で表す.知能検査は問題ないが行動面で困難を有する高機能ASDが合理的配慮を受けたい場合,本検査により困難の程度を数値化して根拠を示すことができる.援助方針の作成にも利用する.

「発達障害の特性の程度と要支援度の評価尺度(Multi-dimensional Scale for PDD and ADHD；MSPA)」も同じ目的のツールだが,結果を特性

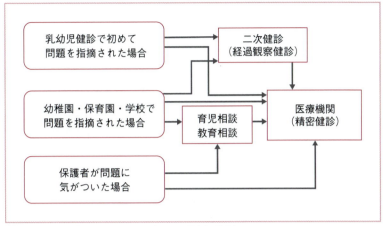

図 3-4　医療機関受診までの流れ―受診経路別

チャートで表す.

(8) S-M 社会生活能力検査第 3 版

日常生活での行動の発達を保護者への質問紙で評価し，社会生活年齢，社会生活指数で表す．身辺自立・移動・作業・意思交換・集団参加・自己統制の領域別プロフィールから社会生活能力面での子どもの特徴をとらえ，支援計画作成に役立てる.

2　発達障害の評価までの流れ

運動・生活習慣・巧緻動作・言語・認知・コミュニケーション・対人関係での適応困難や多動などの逸脱行動，問題行動が受診動機（主訴）になる.

1) 受診経路（図 3-4）

症状が軽微な場合は，乳幼児健診で初めて問題を指摘され精密健診・二次健診を紹介される．症状が明らかであれば保護者は医療機関を自発的に受診する．主訴が行動上の問題であれば，育児相談などを訪れる．家庭では気づかず幼稚園・保育園・学校などで行動上の問題を指摘された場合は，育児相談・教育相談・医療機関などで相談し評価や対応が始まる．家庭外で初めて問題を指摘されても保護者は問題と認識していないので，評価前から「問題あり」として対応しないように配慮する.

2) 二次健診

保健センターで行われる二次健診（経過観察健診）では，保健師・医師・臨床心理士・言語聴覚

Topics 35　ADHD への対応の実際

1) 家族・教師のコントロール力の強化
　行動統制方法を家族・教師へ助言・指導する.
(1) 注意力障害：不要刺激を除去する（環境統制），あるいは刺激を単純化・明快化し，刺激の統制を行う．課題時間を短く限定する，短時間で問題内容を交換するなど時間の統制を行う.
(2) 多動：授業前にランニングするなどで活動エネルギーを発散させる．授業途中に資料配布の手伝いなどで，合法的に体を動かせるよう配慮する.
(3) 衝動性：衝動性のために問題行動が発生したとき，本人が何をしたかったのか聴取し，その場合どうすればよかったか代替行動を具体的に教える.

2) 子どもの自己コントロール力の強化
(1) 自己の状態（攻撃性・衝動性）を知り，爆発しそうな感情変化の手がかりに気づき，爆発する前に適切な代替行動・感情処理手段がとれるように指導・訓練する.
(2) 相手の感情変化へも気づけるように感情変化を知る手がかりを教示する.

3) 薬物療法
　環境調整を試みた後に考慮する．注意力障害・多動・衝動性に対しメチルフェニデート徐放剤やアトモキセチンを用いる．多動・衝動性に対しグアンファシンを用いる.

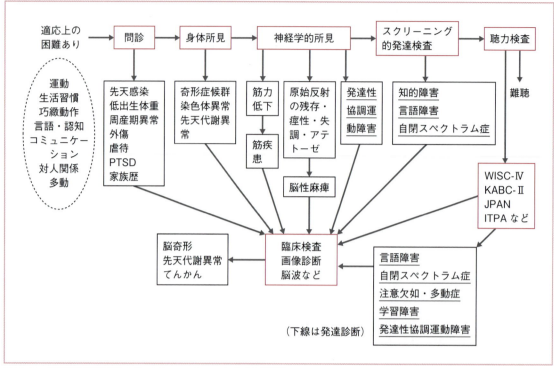

図3-5 発達障害診断のためのフローチャート（医療機関）

 Topics 36 読字障害・書字障害の評価

　読字障害や書字障害が疑われる場合，以下の順に評価を行う．
　①読み書きの遅れが有意かどうか確認する（STRAW-R）．
　②有意な遅れがあればWISC-ⅣやKABC-Ⅱで知的発達に遅れがない（IQ ≧ 85）ことを確認する．WISC-Ⅳの4指標から認知能力の特性を，KABC-Ⅱから情報処理形式の特性を知る．その結果をもとに次の検査バッテリーを組む．
　③読字障害・書字障害の原因には，知覚レベルでの音韻弁別や視覚による形態弁別の困難，構成レベルでの書字する際の形の構成の困難，微細運動の困難がある．さらに表象レベルで音韻・文字処理，意味処理，音韻・文字の変換困難，音韻・文字の作業記憶の困難も原因になる．病態を知るための評価では，PVT-R絵画語い発達検査，構音検査，音韻操作課題，標準抽象語理解力検査，トークンテスト，KABC-Ⅱのなぞなぞ，WISC-Ⅳの類似，構文検査などを用いる．視覚認知（Frostig，Rey複雑図形など）や協調運動能力（JPANなど）の評価を行う．

士（ST）・理学療法士（PT）・作業療法士（OT）などの複数のスタッフが同日に同一の親子を評価する．評価後にスタッフ間で，援助方針・療育方針を立てる．

3）小児科外来を初診した場合（図3-5）

　問診から先天感染・低出生体重・周産期異常・外傷・虐待・心的外傷後ストレス障害（PTSD）などを疑う．ASDやADHDはきょうだい・両親が同じ病態を有していることもある．身体所見から奇形症候群・染色体異常・先天代謝異常などを疑う．神経学的所見上，筋力低下があれば筋疾患を，原始反射の残存・痙性・失調・アテトーゼがあれば脳性麻痺を，協調運動障害があれば発達性協調運動障害を疑う．初診外来ではスクリーニングのための発達検査やADHD-RSなど補助ツールを使用する．
　問診，診察から得られた情報から，診断のために必要な臨床検査・画像診断・電気生理学的検査・

表 3-10　発見・疑い・診断後のフォローの段階

段階	内容	担当機関
レベル1	経過観察	保健センター・医療機関・子育て支援センターなど
レベル2	家族支援(家庭内対応)	医療機関・子育て支援センター，保健センター(親子教室)など
レベル3	環境調整(家庭外対応)	幼稚園・保育園・学校など
レベル4	本人への療育	医療機関・児童発達支援センター・児童発達支援事業所(OT, PT, ST, 臨床心理士など)
レベル5	薬物療法	医療機関
レベル6	入院・入所	医療機関・情緒障害児短期入所施設・児童自立支援施設など

聴力検査・神経心理学的検査(WISC-Ⅳ・KABC-Ⅱ・JPAN・ITPA など)を行う．子どもの年齢，行動や発語の様子，主訴，スクリーニング的な発達検査結果から次に行う神経心理学的検査を選択する．

診断は発達診断と原因診断がある．例えば発達診断は知的障害で，原因診断はダウン症候群の場合，ダウン症候群で合併しやすい病態(難聴・滲出性中耳炎・甲状腺機能低下症・青年期退行など)に注意しながら健康管理や療育を行う．原因診断は健康管理や療育に有用であるが，すべての患者で原因がわかるわけではない．

3　保護者・患者への説明と対応方針の設定

1) 対応の段階

発達上の問題には，ただちに療育を要する状況と経過観察でよい状況がある(表 3-10)．

例えば，1歳6か月にマイペースとこだわりがあり ASD が疑われるが，まだ確定診断できない場合は経過観察を行う(レベル1)．家族支援として親子教室で子どもとのかかわり方のモデルを示す(レベル2)．集団生活では教師や保育士と連携して環境調整や合理的配慮を行う(レベル3)．3～4か月ごとに経過観察を行い，病的な症状が顕在化するか，発達のマイルストーンで遅れが明らかになり発達障害の診断が濃厚になれば療育を行う(レベル4)．レベル1～4を行っても効果が不十分で生活に支障がある場合は，薬物療法を併用する(レベル5)．在宅で対応が困難，あるいは教育入院が必要であれば，病院や施設へ入院・入所し治療する(レベル6)．

2) 保護者への説明

療育チームのキーパーソン(医療機関・児童発達支援センターであれば医師)が患者の診察評価結果から疑われる病態や原因を説明し，必要な検査・療育の情報を提供する．子どもの発達は素因と環境の影響を受けているので，療育や対応により大きく症状が改善することもある．したがって，「○○の疑いがある」が，「診断には経過を追跡する必要がある」ことを伝える．提供した情報から患者と保護者(主に保護者)が，検査・療育・経過観察を選択する．キーパーソンは数か月ごとに発達状況を確認し方針の修正を行う．発達診断が確実になれば保護者へ伝える．ST が保護者から発達診断を求められた場合は，専門職としての評価結果(「理解面では日常的に使う動詞を理解できている」「聴力は問題ない」など)を主に説明する．保護者に発達診断をどのように伝えてあるかスタッフ間の情報共有が必要である．

3) 患者・きょうだいへの説明

患者への病状説明は小学生以降である．説明

は，保護者または主治医が行う．小学低中学年では診断名は伝えず，中核症状をコントロールするために患者の特性を説明する．

家庭で保護者が患者に配慮するため，きょうだいが不公平感を感じることもある．きょうだいに，患者の特性を説明して理解協力を求める．

4）対応方針の設定
(1) 患者に対して

最終目標は，発達特性を受容し自尊心をもちながら適応性のある社会生活を送ることである．幼児期前半に訓練ゴールを設定することは困難であり，短期目標を立て修正していく．「集団生活に入るまでに」「就学までに」「小学3年までに」「中学までに」など区切りを設定する．区切りまでに「日常生活動作（ADL）を確立できる」「集団参加ができる」「同年代の友達と一緒に遊べる」などの目標を設定する．その目標に対して療育する，幼稚園で合理的配慮を受ける，家庭での対応を行う，などである．

対応すべきことは，①日常（社会）生活能力の獲得，②中核症状のコントロール，③不適応行動の減少，④学業（職業）の保障である．強迫神経症・チックなど合併症やうつ病・PTSDなど二次障害があればその対応も行う．

小学校低学年までは，苦手な領域を伸ばすことを目標とするが，十分な発達変化を得られない場合，代替手段（ワープロ・計算機など）も取り入れる．患者が達成感を得られるように配慮する．

(2) 保護者に対して

受診当初は患者の状態を理解できるように親ガイダンスを行う．対応が困難な患者の養育を行う保護者の困難感に共感しながら対応方法を助言する．「学校で不適応行動が多い」などのために保護者が患者を頻回に叱責すれば，患者の意欲は低下する．患者へ望ましい対応をできない保護者には，ペアレント・トレーニングで対応法を指導する．学校（職場）との対応で困難を感じている保護者には，学校（職場）が患者の特性を理解できるように診断書や紹介状を作成する．利用できる支援機関を紹介する．

発達障害の人が生涯使用できるサポートファイル（都道府県・市町村で配布されている）に，各発達期の状況と受けた検査や療育を保護者が記録することを勧める．学校や職場を移動する際の情報伝達で使用できる．

保護者にも患者同様に発達障害があり生活に困難がある，またはうつ病などの場合は保護者の治療を勧める．

4　関連諸機関の役割と連携

出生後は医療機関（産科・小児科・精神科），保健センターが訪問や健診で母子を支える．育児支援は主に子育て支援センターが対応する．保護者が育児困難を感じると保健センターや児童相談所へ相談する．障害が明らかになれば，児童発達支援センター・医療機関・児童相談所・児童発達支援事業所が対応する．家庭外や集団行動の経験は，保育園・幼稚園でなされる．就学相談は教育委員会が行う．義務教育期には，学業の保障は教育機関が対応する．高等教育期には，精神保健福祉センターや精神科・小児科などを受診する．就

Side Memo 29　親子教室の実際

ASDは遺伝的素因に環境が影響し症状が顕在化する．1歳半健診でASDを疑われ，親子のかかわりが弱いケースを親子教室（1歳半健診後のフォローグループ）で支援する．実施例を示す．

スタッフ：保健師，ケースワーカー，保育士，臨床心理士，STなど

頻度：週1回　○曜午前2時間　10回コース（10回終了後に方針を再検討）

親子教室のねらい：①親子がさまざまな遊びを経験する，②子どもが人とのかかわりを楽しめる，③親も子どもと楽しく遊べ，安心して子育てできる．

プログラム内容：①自由遊び，②体操・リトミック，③お集まり（グループの歌・名前呼び），④親子遊び（手遊び歌など），⑤設定遊び（小麦粉粘土・新聞紙ちぎり・ボールプール・トンネルくぐりなど週替わりプログラム），⑥紙芝居・出席ノート返し，⑦帰りの歌

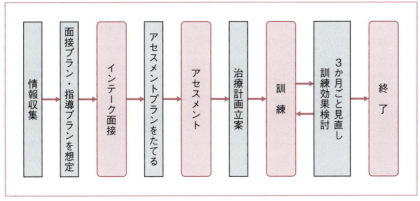

図3-6 言語指導の流れ

職時・就職後には公共職業安定所・地域障害者職業センターが職業上の問題へ対応する．生活全般には障害者生活支援センターが対応する．知的障害者更生相談所が，18歳以降の療育手帳交付判定を行う．行動上の問題がある知的障害のないASD成人には，精神科医が精神障害者手帳診断書を作成する．

発達障害者支援法や児童虐待防止法により，地域の関連機関が情報交換をする機会がもたれている．

B 言語聴覚士としての対応

ここでは言語聴覚士（以下，ST）の臨床業務の流れと対応について，医療機関での外来例を提示して解説する．

1 症例提示

1）症例

初診時4歳8か月，男児．

2）ケース概要

4歳時に他院から「ことばの遅れ」のため医学的精査目的で紹介．乳児期にけいれん反復の既往があり，視覚的な理解は良好な様子から，知的発達遅滞と他疾患の鑑別のためのST評価および言語治療の適否判断，適当であれば訓練開始という目的で依頼された．言語評価で発達障害を疑い，専門診療科にコンサルトしたところ自閉スペクトラム症（ASD）確定診断を受けた．言語指導（図3-6）を継続し，コミュニケーション発達は促進され，特別支援学級に就学され指導を終了した．

2 情報収集

インテーク面接（初回面接）までに，カルテより情報を収集し，児を診察した医師から情報を聴取した．

- 年齢：4歳8か月．
- 居住地：○○市．
- 主訴：言語表出困難．
- 既往歴：特記事項なし．
- 成育歴：在胎40週0日，出生時体重2,900g，周産期特記事項なし，乳児期に高熱継続，けいれん反復による入院治療の既往あり．粗大運動発達正常．
- 医学的検査所見：ABR（聴性脳幹反応）検査正常，脳波は一部に異常あり投薬開始されている．
- 画像所見：前院CT結果は異常なし．
- 他職種（PT, OT, 心理士，ケースワーカーなど）

からの情報：介入なし．
・医師からの情報：他院加治療のため詳細不明だが乳児期にけいれん反復により加療されていたようだ．視覚的な理解はまずまずだが言語表出がない．現症が，知的発達によるものか，ランドー−クレフナー症候群などの後天性による失語の可能性はないか．指導歴はなし．普通幼稚園に通園している．

インテーク面接を行う前の確認事項
①どこからの依頼で：依頼元
②何のために評価・治療し：依頼目的
③評価・治療はいつまでに終える必要があるか：期間

　①〜③の情報をふまえて，大まかなプランを考えてから面接に入る．依頼元が他施設からの精査依頼の場合やセカンドオピニオン目的による依頼では，短期間で評価し所見をまとめ依頼施設に返す必要がある．また，依頼目的が言語指導である場合と，投薬や手術など医学的治療の適否評価の場合とでは評価の重点ポイントが異なる場合もある．いずれにしろ大まかなプラン（場合によっては数通りのシミュレート）を立てたうえでインテーク面接に臨む．

　児の場合，保護者が希望すれば当院で言語指導を行うことになると思われた．発達・言語面の評価を行い，その結果から，コミュニケーション改善の具体的な方法を考え，他者に通じる実用的なコミュニケーションスキルを就学までの1年半で獲得できれば，と大まかなプランをもって面接に臨んだ．

3　インテーク面接

　インテーク面接の目的は患者およびその家族と信頼関係を結ぶこと（ラポールを形成するである）．まず患者や家族が何に困っているのか，何を言語聴覚療法に求めているのか「主訴」を聴取する．次に，主訴に関連した事前情報の確認や，言語および行動面の発達および現状の聴取などを行う．次に，保護者の承諾を得たうえで評価を開始し，今後の評価プラン，指導プランを説明するのがインテーク面接の枠組みである．

主訴：

わかっているのに，ことばが出ません．このままでは普通小学校に行かれるか心配です．

聴取した内容：
・理解：「お風呂入るよ」「新聞取って」程度はわかるが，それ以上複雑になるとわからない．
・要求：実物提示（テレビのリモコンをもってくるなど）が主．手が届かないものは，相手の手を引っ張って連れて行き，指をさして示す．要求阻害場面ではしくしく泣くが放っておくと落ち着く．嫌なときは具体的な行動などで示すことはなく泣くのみ．嫌そうな顔をしないので，気持ちがよみとれない．泣いたのを見て，嫌なんだとわかる．と言われている．
・ADL：排泄自立，更衣動作では前後左右わからず，ボタン不可，食事ではスプーンは回内握りで把持，偏食あり．
・遊び：ブロックをつなげて遊ぶ．それらを何かに見立てて遊ぶことはない．1歳代からテレビの競馬中継が好きで，競馬ブックを買って与えたところ数字に関心をもつようになった．
・情緒：競馬録画を見せてさえおけば機嫌がよいため，家庭で困っていることはない．幼稚園でも特に何も言われていないとのことであった．

行動観察：
親との面談中は，児は部屋にある玩具などで自由に遊ばせていた．STは親と面談をしながら，児の遊びの様子を観察した．児は，玩具や本に関心を示さなかった．持参した競馬新聞を開いては眺め，しゃがんでカーペットのドット模様を手で触ることを繰り返した．親が名前を呼ぶと「あー」と返事をし，STが声をかけるとSTに注目した．ちょうだいと手を差し出すと，もっているものを渡す行動がみられた．人形で遊びに誘うと，拒否はないが人形をもて遊ぶのみで，再現遊びなどの発展性はなかった．

面接時のポイント

- 最初に自分の名前を名乗り，今日の予定内容について大まかに説明する(「初回ですのでご家族から今までの経過などを伺います．その後，お子さんの様子を拝見します」など)．
- カルテ情報の確認や足りない情報を聴取する．保護者は何度も同じことを聞かれていることに留意し，「今まで何度もお話しされていることだとは思いますが，お子さんを拝見するうえで必要ですので，確認させていただきます」といった言葉を添える配慮をするとよい．
- 最初に主訴を聴取することが多い．「今回，こちらにご相談にいらした理由をお聞かせください」または「現在，言葉に関してご心配なことは何ですか」など，相手が話しやすい雰囲気を心がける．時折，相槌を打ったり相手のことばを繰り返して確認しながら，相手の話をまとめていく．話が拡散しすぎないようある程度コントロールしながら(しかし誘導せず)，必要なことを聞き取る必要がある．言語化できる児に対しては直接話を聞くことも多い．また，ある程度親の話がわかる年齢の児の面接の場合は，親子分離して面接を実施するなどの配慮も必要である．
- 今後何をいつまでするかなど，次回以降の流れ・見通しを家族に説明し同意を得ることも必要．

本児の場合，聴取と行動観察から，言語面だけでなく発達全体の遅れを有している可能性が考えられた．またそれらは定型発達から脳炎などの後天的な要因で低下した形跡はなかった．行動面では，興味の偏りがあり，関心がある事柄(数字)には他の能力と比べて比較的高い能力を示していた．「知的発達障害＋ASD」も念頭におきアセスメントを開始することとした．

表 3-11　アセスメント結果

新版K式発達検査2001	姿勢・運動と認知・適応領域は軽度域の遅滞，言語・社会領域の遅れは中等度
津守・稲毛式乳幼児精神発達診断法	全体発達には遅れが認められた．これで，児は言語表出面のみでなく，全体発達に遅れを伴うことがわかった
WPPSI-Ⅲ知能検査動作性課題	PIQ(動作性IQ) = 60. 動作性課題においても明らかな発達の遅れが認められた

4 アセスメント(評価)

アセスメントの目的は，障害の有無および種類を鑑別し，訓練の必要性について判定し，訓練目標と方針を決定することにある．まず標準化され信頼性のある検査を用いて鑑別診断を行い，必要に応じて掘り下げ検査を実施する．

1) 全般発達のアセスメント

児に直接実施する検査として，**新版K式発達検査2001**(表 3-11，図 3-7)を使用した．結果は，姿勢・運動と認知・適応領域は軽度域の遅滞，言語・社会領域の遅れは中等度の遅滞が認められた．また，保護者から**津守・稲毛式乳幼児精神発達診断法**(表 3-11)の質問紙を聴取した．そこでも全体発達には遅れが認められた．これで，児は言語表出面のみでなく，全体発達に遅れを伴うことが認められた．また**WPPSI-Ⅲ知能検査**(表 3-11)の動作性課題を実施したところ，動作性課題においても明らかな発達の遅れが認められた．

Topics 37　ランドー-クレフナー(Landau-Kleffner)症候群

言語性聴覚失認を呈する小児失語症．正常に発達していた小児が，てんかん発作などを契機に，語音認知困難となり，発語が減少あるいは意味不明の発語となる．発作がない場合もあるが，脳波上，高度のてんかん性異常を呈する．

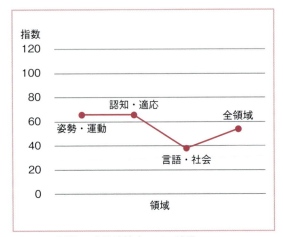

図3-7 新版K式発達検査2001結果

表3-12 国リハ式＜S-S法＞言語発達遅滞検査結果

段階	発達年齢	項目	受信面	発信面
助詞	5：11	助詞		
語順	4：2	語順		
三語連鎖	3：1, 2：4	大小＋対象＋動作		
		動作主＋対象＋動作		
二語連鎖	2：1	色＋事物		
		大小＋事物		
		動作主＋動作		
		対象＋動作		
音声記号	2：10	色 3/4		
	2：1	大小		
	1：10	動作語成人語 3/5		
	2：1	身体部位		
	1：10	事物名称成人語 12/16		
	1：7	事物名称成人語 3/16	✓	

✓は通過項目．

2）言語面のアセスメント

児の治療計画立案のために，言語面の掘り下げ検査を行った．

国リハ式＜S-S＞言語発達遅滞検査(表3-12)では，事物の基礎概念レベルは通過可能で，言語受信面は絵カードで名称・動作語とも数語であった．発信面は[a:]という発声のみで有意味語は認められなかった．言語面は受信発信両面に大きな遅れが認められた．両者は受信＞発信傾向であったものの乖離は認められなかった．**口腔運動模倣**ではSTの動作に注目し，口の開閉は何とか模倣可能だが，舌挺出は模倣不可とかなり拙劣な状況であった．それ以外にも，実物，写真，絵カード，文字（数字）の受容の様子，具体的事物操作，文字導入を念頭にパズルを用いて形態照合など認知面の掘り下げチェックを行った．

評価を終え，STとしての所見をもったうえで，処方医と話し合い，親に勧めて専門診療科を受診してもらい，「知的障害＋特定不能の自閉スペクトラム症」確定診断となった．アセスメントの結果はSTから親に説明を行った．

5 治療計画の立案

治療計画：主訴，疾患，家族背景や環境，児の発達や行動面などを総合的に判断して問題点を抽出し，その問題点を解決するための長期ゴール，短期ゴールを立案し，訓練頻度および訓練時間を決め，ゴール・訓練頻度・訓練回数などを保護者に説明し，同意を得る治療契約である．

 Side Memo 30　子ども指導のポイント

- 見通しをもたせる（視覚提示：終わりがわかることで安心して取り組める）．
- 児が安心して取り組める定番の課題を入れる．新規課題は，初回は慣れるだけでよしとし徐々に導入．
- 取り組んでほしいが児が嫌いな課題（児の場合は口腔動作）は手をかえ品をかえ，つまりポイントは外さず方法を変えて根気よく継続してみよう．
- 得意な課題と不得意な課題をまぜ，最後は必ず得意な課題で終わらせると次の指導につながる．
- 新規課題は失敗させないような適度な介助を行う（エラー学習を防ぐ）．

長期ゴールは，児の場合は「相手にわかるコミュニケーションスキルの獲得」であり，それを達成するための短期ゴール（一般に3か月間で行える具体的な課題）を立案し指導を開始した．

親はインテーク面接では，児への対応で困っていることはそれほどない，ということであったが，2回目以降から徐々に親の内面の悩みを話されるようになった．児の遅れはわかっていたこと，乳児期にけいれん治療を経験し，以降は生きていてくれるだけでいいと自分自身に言い聞かせてきたこと，などである．STは傾聴しつつ，今後，就学など児が社会に出て行く際に，例えば嫌なときには「いや」と相手に伝え，相手にわかってもらえる手段をこれから一緒に考えて練習していきましょう，など具体的に話し，共同作業をしていくことを伝えた．また親の承諾を得て幼稚園と面談を行った．以降は，定期的に園と連絡をとり，連携をもちながら，環境調整を行った．

6　訓練と短期ゴール見直し

3か月ごとに訓練の効果を検討し，新たな短期ゴールを設定し，長期ゴールを目指して就学まで継続指導を行った．指導は親やその他の家族に同席してもらい，毎回，課題意図について説明を行った．家庭や幼稚園での様子を聴取し，家庭での対応を親と話し合った．専門診療科医師も定期的に診察・対応方法について指導を行った．専門診療科医師に，定期カンファレンスで児の状態・指導方法について報告し連携をとった．

当初は視覚モードを使用したアプローチを主とし，文字刺激による音産生を目指して認知面の訓練，ゼスチャーを併用した受信語彙の拡大訓練，食物などを使用した口腔動作刺激から開始した．指導2か月，模倣で[waNwaN]が出て（自発では[aNaN]これが初語），1モーラ語（目[me]や歯[ha]など）を発信しようとする変化がみられた．3か月で初めてラッパを吹くことができ，同時に全母音の産生が可能となった．5か月には三語連鎖受信が可能となり，STのオノマトペ模倣が盛んとなってきた．10か月には簡単な意思は音声で伝えることができるようになり，絵本の文字が読むようになった．1年2か月で日本語の語音ほぼすべて産生可能となった．身近な事物名称は言えるようになり，意思は「いや」「いたい」「だっこ」「あっち」「こわい」などはっきり話すが，質問に答えることは困難であった．1年6か月後にはカタカナと一部漢字も読み，書字にも意欲的で，日常のコミュニケーションは音声言語のやり取りで可能となった（図3-8，表3-13）．発達検査などの再評価でも大きな伸びが認められた（図3-9）．競馬新聞は（難しい漢字を除き）声に出して読み楽しんでいる．

7　まとめ

STの臨床業務は，子どもと環境がよりよいコミュニケーションを行え，子どもがその能力を十全に発揮できるよう，具体的で，実際に役に立つ手段を獲得できるように援助することにある．そこには評価や訓練にとどまらず，子どもの発達全体を援助するための環境調整も含まれる．実際の臨床では，さまざまな問題を抱えた家族と相対することもあると思われる．STのみで抱え込まず，医師，PT，OT，心理士，看護師，ケースワーカーとチームを組み，学校の教員や地域の発達センターなどと連携をとって援助していく姿勢が望まれる．

参考文献

1) 小寺富子（監）：言語聴覚療法臨床マニュアル，第2版，協同医書出版社，2004
2) バーンスタイン DK，ティーガーマン E（編）：子どもの言語とコミュニケーション，東信堂，1994
3) 笹沼澄子（監），大石敬子（編）：子どものコミュニケーション障害，大修館書店，1998

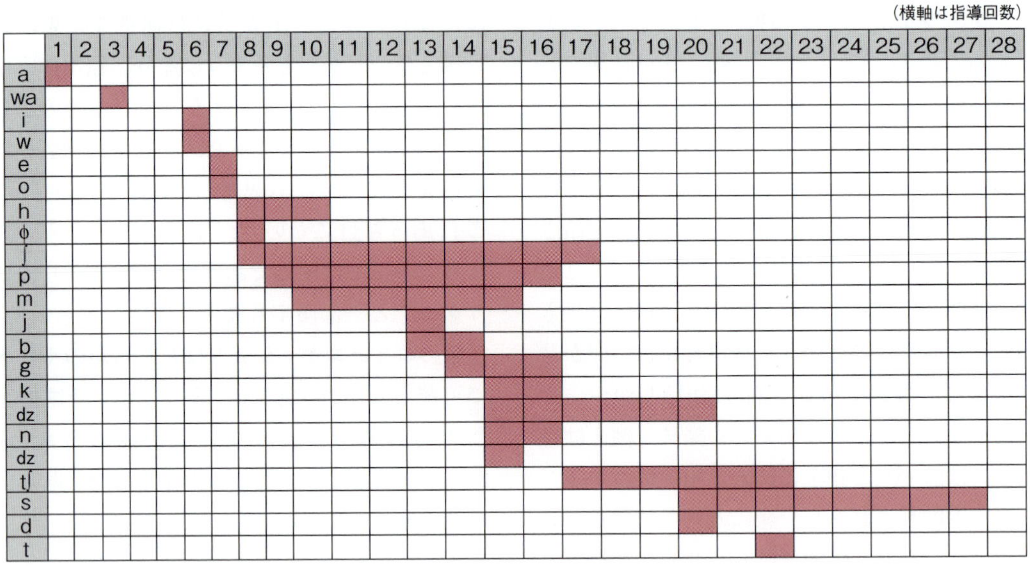

構音の獲得は，主に母音→声門音→唇音→軟口蓋音→舌音の順であった．

図 3-8　構音発達の変化

表 3-13a　S-S 言語受信面の変化

			4歳8か月	5歳8か月
助詞	5:11	助詞		
語順	4:2	語順		
三語連鎖	3:1, 2:4	大小＋対象＋動作		✓
		動作主＋対象＋動作		✓
二語連鎖	2:1	色＋事物		✓
		大小＋事物		✓
		動作主＋動作		✓
		対象＋動作		✓
音声記号	2:10	色 3/4		✓
	2:1	大小		✓
	1:10	動作語成人語 3/5		✓
	2:1	身体部位		✓
	1:10	事物名称成人語 12/16		✓
	1:7	事物名称成人語 3/16	✓	✓

表 3-13b　S-S 言語発信面の変化

			4歳8か月	5歳8か月
助詞	5:11	助詞		
語順	4:2	語順		
三語連鎖	3:1, 2:4	大小＋対象＋動作		
		動作主＋対象＋動作		
二語連鎖	2:1	色＋事物		✓
		大小＋事物		✓
		動作主＋動作		✓
		対象＋動作		✓
音声記号	2:10	色 3/4		✓
	2:1	大小		✓
	1:10	動作語成人語 3/5		✓
	2:1	身体部位		✓
	1:10	事物名称成人語 12/16		✓
	1:7	事物名称成人語 3/16		✓

4歳8か月初期評価時と5歳8か月時比較．✓は通過した項目．1年後には通過項目が増えている．

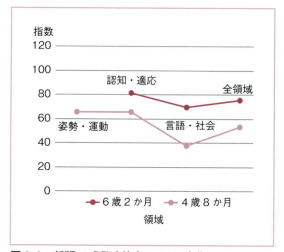

図3-9 新版K式発達検査2001の変化
4歳8か月初期評価時と6歳2か月時比較．認知・適応領域は，DQ66→82へ．言語・社会領域はDQ38→70に変化した．

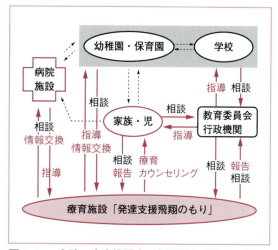

図3-10 病院・療育機関内で他職種と連携する例
〔福田恵美子，八鍬秀美：発達障害のリハビリテーション 地域における実践．総合リハビリテーション 41：24, 2013 より改変〕

C 多職種連携

1 多職種連携とは

　療育における働く形の1つである．患者1人に対し医師を中核として医療専門チームが同じ目標に向かって，連携しながら療育を進めることをいう．多職種連携は大きく2つの形態に分かれる．「病院・療育機関内で他職種と連携する」（図3-10）「病院・療育機関が他機関の職種と連携する」（図3-11）の2タイプであり，多くの機関は両タイプ併用での療育（図3-12 → 245頁）を実践

している．小規模病院・療育機関では開設当初は主に前者を採ることになるが，発達障害児の療育に取り組んでいく中で多職種の専門家をスタッフとして迎え，病院・機関内での連携を柱に，外部機関とも連携する形に発展していくケースもみられる．

2 多職種連携が求められる背景

　近年，発達障害を主訴に療育を求める児や家族が増え，それに伴い多職種が連携して療育にあたることが求められてきている．大きな理由としては，まず療育の選択肢が多くなり，児や家族の療育に対するニーズが多様化してきたこと，それに伴い，より高い専門性が求められるようになったことがあげられる．一方，専門性が高くなればなるほど，児や家族の希望に沿いながら療育目的を達成させるためには，多くの職種からのサポートが不可欠となり，多職種が連携してのチーム療育の必要性につながってきた．

3 STと多職種連携

　ここでは，発達障害児に質の高い支援を提供す

> **Topics 38 多職種連携への動き**
>
> 　WHOが必要性を示し，1980〜90年代にかけ多職種連携（interprofessional work），多職種教育（interprofessional education）に関する報告書を提示した．わが国では2009年，厚生労働省に「チーム医療の推進に関する検討会」が立ち上がり，2010年にガイドラインが報告された．超高齢社会に伴う介護，地域・在宅医療への取り組みの中で，近年必要性が高まっている．

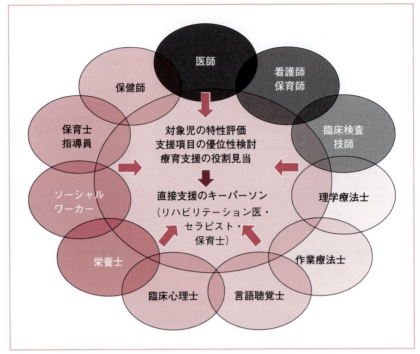

図 3-11 病院・療育機関が他機関の職種と連携するセンターの例
〔宮尾益知, 橋本圭司(編):発達障害のリハビリテーション, p65, 医学書院, 2017より〕

るため, 言語聴覚士(ST)が働く各々の場で他の専門職とともに児に対する到達目標に向け取り組んでいる実際について紹介する.

1) 療育機関での取り組み

NPO法人発達支援センターは小児期の発達遅滞に関する地域支援の一部分を担って他機関と連携し運営している. 園長(保育士)を中心に児の家族, 本人のニーズ, 教育機関のニーズを踏まえ専門職種を交えた情報収集と評価に基づき支援を行っている. 1コマのセッション内で個別対応と集団対応, および多職種が専門的にかかわる療育形態をとっている. STは相談支援担当の非常勤職員として, 小集団場面で特定の児を観察する. 必要に応じ諸検査を実施し, 保育士・指導員に言語領域に関する助言, 支援方法のモデルを示す役割を担う.

また同センターが開催する地域の保育士・教員を対象とした学習会に講師として参加し, 具体的な言語領域に関する支援方法を提案している. 参加者からの質問は発声・構音の誘導方法から, サイン言語の提案時期, 作文力向上支援, 吃音児のリラクゼーション法まで多岐にわたることから, 広範囲に及ぶ専門性を要求される. サイン習得を円滑化するための手指の動かし方, 発声・リラクゼーション場面の四肢の緊張緩和方法, 作文支援では鉛筆の持ち方など, 質問によっては同席する作業療法士(OT)に助言を求めることもあり, 多職種と協同して回答している.

2) 眼科受診を契機に LD 支援を開始 (図 3-12)

(1) 症例:小1男子

児は幼児期より文字に興味を示さず, 就学を前に母親の特訓で名前だけ書けるようになる. 入学後もいっこうにひらがなの読み書きに取り組まず, 授業に集中できない様子が目立ち始める. 文字を見るときに目を細めたり顔をしかめたりするようになる.「目が悪いのではないか」と学校より

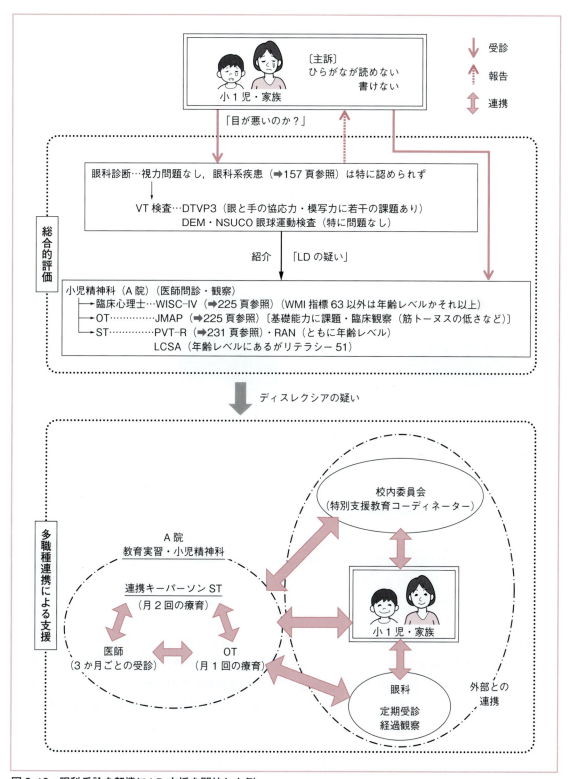

図 3-12 眼科受診を契機に LD 支援を開始した例

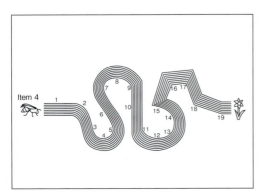

図3-13a　目と手の供応(Eye-Hand Coordination)の課題

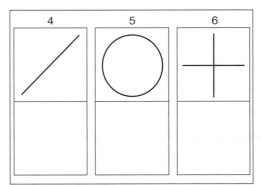

図3-13b　模写(Copying)の課題

〔DTVP-3 : Developmental Test of Visual Perception. Third Edition, PRO-ED, 2013〕

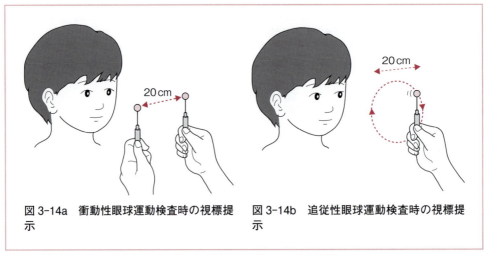

図3-14a　衝動性眼球運動検査時の視標提示

図3-14b　追従性眼球運動検査時の視標提示

〔玉井　浩(監)：学習につまずく子どもの見る力．明治図書出版，2010 より転載〕

指摘を受け，眼科を受診する．

(2) 総合的評価

①眼科での診察
- 眼科系疾患は認められず．
- 視能訓練士(ORT)による視知覚および眼球運動検査を実施．
  →フロスティッグ視知覚発達検査3(DTVP3)における運動協応視知覚技能課題で，「目と手の協応」「模写」(図3-13)に若干の遅れ．
  →眼球運動検査(DEM・NSUCO)，衝動性眼球運動検査，追従性運動検査(図3-14)はいずれも年齢レベル．

「学習障害(LD)」の疑いで，小児精神科(以降，A院)を紹介される．

②小児精神科での診察

問診および眼科の検査結果をもとに「読字障害(ディスレクシア)」を疑い以下の検査を指示する．
- 臨床心理士によるWISC-Ⅳ(➡225頁参照)の実施．
  →ワーキングメモリーのみ目立って低い．
- OTではJMAPの実施．

→体性感覚系に課題が認められたものの総じて年齢レベル．
- STによるPVT-R(➡231頁参照)，RAN課題，LCSA(➡189頁参照)の実施
　　→LCSAのリテラシーが目立って低い．

(3) 支援

多職種連携により児に効果的支援を進めるための具体的連携場面に医師が参加することは事実上困難なため，キーパーソンとしてSTが指名される．

　①院内連携
- 医師(受診は3か月に1回)はST，OTの支援経過を確認し，検査や以降のストラテジーを検討指示する．
- ST(月2回の療育)は音韻意識を育て読み書き力の向上を図る．
- OT(月1回の療育)は，抗重力姿勢を育て書字力の向上を図る．
　　→医師とST，OTは毎支援時にカルテ上で意見交換を行う．3か月に1回程度，医師・STが意見交換を行う．
　　→ST，OTは日常的に情報を交換し，月1回程度，意見交換を行う．

　②他院との連携
- 眼科で半年に1回程度，視覚運動能力の経過観察を行う．
　　→眼科受診時，A院より支援経過報告書を提出し，眼科より検査結果報告を受ける（いずれも母親を介して行う）．

　③在籍校との連携
- 両親の依頼により，医師が児についての検査結果報告書および意見書を提出する．

- 在籍校校長より**校内委員会**で話してほしいとの希望があり，母親同席を条件にA院よりSTが出向き，児の合理的支援について意見交換を行う．
- 担任と両親は毎日連絡帳を通して情報交換を行い，担任とA院は月2回，母親が持参する連絡帳を通して意見交換する．
- 学期に1回，**特別支援教育コーディネーター**，両親，A院STで意見交換を行う．

3) まとめ

　各職種や各機関はそれぞれの領域別に評価を行う．多職種連携とはそれらの結果を集めるだけでなく，総合的に評価し関係機関が情報・意見交換を継続的に行うことである．効率的な支援の実現につながる．

　多職種連携を効率的に進めるには患者1人に対しキーパーソンが必要である．

　STは個別に小さな部屋で支援を行う形が主であり，また話す，聞く，読む，書くなどの支援内容が前面に出るため，就学・進路・学業にかかわる保護者の悩み相談窓口になることが多い．多職種連携のキーパーソンの役目を担い，関連機関との調整にあたることを求められる．

　キーパーソンとしての仕事を進めるには，以下の点が肝要となる．

- 他職種に自らの専門職を理解してもらうため，より専門性を磨く．
- 自職の限界を知り，支援内容によっては，他職種に依頼する．
- 他職種に対する理解を進め，どの課題をどの職

Topics 39　RAN課題

Rapid Automatized Naming．小学1～6年生が対象．音想起の速度を評価する検査．1～9数字と2～4モーラの9単語（線描画）からなる刺激群の呼称スピードを評価する．

Topics 40　校内委員会

発達障害を含む障害のある幼児，児童，生徒の実態把握や支援のあり方，関係機関との連携などについて検討を行うため，学校内（園内）に置かれる委員会である．2014年度に実施した文部科学省の調査では，公立幼稚園で93.5％，小中学校で100％，高等学校で99.5％設置されている．

種に依頼するか判断をする．
- 他職種同士が関連する場合，互いに専門職であるがゆえの葛藤が生ずることは想定されることから，互いの違いを受け入れるよう調整を進める努力を怠らない．

多職種連携の継続を可能にするには，連携方法の工夫が求められる．関係する全職種が一堂に会しての意見交換を頻回にもつことは，現実的でない．日常的に行われている情報および意見交換の活用は効果的かつ効率的である．

4) 課題

STが多様な専門職同士をつなぎ，チームをまとめ，コーディネート能力を発揮できる人的資源となるには，専門職としての能力以外に以下の点が重要である．
- 基本的コミュニケーション能力．
- 専門性や個性が異なる相手に有効にアプローチする能力．
- メンバー間の葛藤を解決する能力．
- ケース会議などを促進する能力．
- 連携のリーダーシップをとる能力．

上記のスキルは自然に身につくものではなく，学習とトレーニングが必要といわれている．多職種連携に求められるスキルを身につけるための多職種連携教育（interprofessional education；IPE）をST養成課程に位置づけることが急がれる．

現在は，連携に伴う時間が勤務として保障されていない機関も多く，個人のサービスに負うところが大きい．連携に要する時間を保険適用として制度化することも求められる．

参考文献

1) 宮尾益知，橋本圭司（編）：発達障害のリハビリテーション，医学書院，2017
2) 福原麻希：チーム医療を成功させる10か条，中山書店，2013
3) 深浦順一，他（編）：言語聴覚療法技術ガイド，文光堂，2017
4) 高橋秀寿（監）：小児リハビリテーション評価マニュアル，診断と治療社，2015
5) 松岡千代：チームアプローチに求められるコミュニケーションスキル．認知症ケア事例ジャーナル 3：401-408，2011
6) 日本LD学会（編）：発達障害辞典，丸善出版，2016

Topics 41　特別支援教育コーディネーター

各学校の校長に指名された教員で，校内関係者および関連機関，保護者の窓口となるコーディネーター的な役割を担う．

第 **4** 章

診療の現場から

A はじめに

　小児神経・療育の外来に来るときの家族の気持ち，子どもの気持ちを想像してみよう．みんな来たくて来ているのではない．不安で緊張していることであろう．

　われわれは，まず家族，子どもの不安，緊張を理解し，不安や緊張が軽減消失するように接していかなければいけない．常にそのことを意識しながら診療にあたっている．その診療の流れを紹介する．

B 診察の実際

1 待合室

　医師が最初に会うのは，待合室である．まず，待合室で待っている子どもと家族を呼ぶ前に，待合室での様子を観察する．両親と一緒に来ているのか，座る位置，表情や雰囲気，子どもの様子（座っているのか，立っているのか，ゲームをしているのか）などを観察する．次に，名前を呼ぶ．呼んだときの反応も観察する．呼ぶときには，笑顔で名前を呼び，医師が自己紹介し，病院に来てくれたことに「ありがとう」と感謝の気持ちを伝えることも，子どもと家族の緊張をとるためには必要である．

2 診察室

　診察室では，導入場面を観察する．スムーズに入室するか，嫌がってなかなか入ろうとしないか，最初入室を拒むが次第に慣れるか，逃げ出したり泣いたりしないか，母親と離れないか，母親のいうことに従うか，歩き回って席につかないか，落ち着かないでソワソワしているか，周囲に関心がないかなどを観察する．

　筆者は，小学生以上で1人でいることができる子どもには，診察室から一度出てもらい，絵を描いてもらうことにしている．HTP法（House-Tree-Person法）を行い，評価している．そして，親と面接し問診をする．母親が医師に伝えることは，多くは困っていることであり，子どもからみると母親が医師に悪口を言っているようなものである．そのため，その後，医師と子どもがラポールを形成するためにも子どもはその場にいないほうが望ましい．

　問診では，主訴，紹介先，家族構成，両親の職業，経過，感覚過敏の有無などを聞く．

　家族構成や両親の職業を聞くときには，経済状況を推測し，父親は子育てに協力しているか，祖父母や父親などから母親が追い込まれていないかを探っていく．

　経過を聞くときには，集団での対人関係，遊びなどを聞く．集団での対人関係は母親が園や学校から聞いた情報を伝えるものであるが，できれば園や学校から手紙などで直接様子を書いてもらうことが望ましい．母親には，朝の支度，スーパー，公園，外食など母親が直接接している様子を聞くようにしている．そのなかで，母親の子育ての不安を探り，母親をねぎらい不安を軽減していくようにする．

　次に子どもを診察し，医師とのやり取りを観察する．ラポールが形成できるか，最初から親しむのか，人見知りはあるか，泣いたり恐れたりするか，口をきかないか，反抗的か，なれなれしいか，甘えるか，依存的か，緊張しているか，物おじせず自立的かなどを観察する．

3 子どもとのかかわり方

　子どもは，病院に来たくて来ているのではない．親に言われて仕方なく来ているのである．筆者は，このことを常に肝に銘じている．1回目の

診察のときには，緊張の強い子どもも多く，そのときはあまり質問はせずに，仲良くなることを重視する．

幼児に対しては，子どもの**行動を実況中継して賞賛**するやり方を母親に実行してもらい，母親をほめ，母親に子どもとのかかわり方を伝えていく[1]．小学生以上の子どもには，筆者は，マジックを取り入れている．マジックを教え，それを子どもが母親に披露する．子どもと母親との関係性，説明能力，理解能力，巧緻性などが観察できる．また自然と笑いが起き，それがいい雰囲気を作っていく．マジックに興味を示さない子どもには，その子どもが興味を示すことに合わせていく．ジャニーズや運動，虫取りなど，子どもに合わせて，診察室の外で遊んだり，病院のベンチで一緒に座り，語り合うこともある．

4 親とのかかわり方

子どもに障害があるとわかったとき，母親は自分を責めるという．ことばの遅れがあったり，発達障害と診断が下されたときなど，母親は産んだ責任を考えるという．その母親にわれわれが伝えたことばが母親を追い込んでしまうことがある．その母親の不安や怒りを，安心で包み込むことが大切である．

中学生の男の子の話である．知能検査の結果説明に両親が訪れた．病院に来た理由は，勉強が苦手ということであった．成績は，3が多くて2が少しあるということであった．母親は，「私が妹ばかりかまって，ほっといてしまい，あの子はテレビばかり見ていたんです．だから，今もテレビばかり見て，友達ともあまり遊ばないし，私の育て方が悪かったんでしょうか？」と涙を浮かべながら質問してきた．

筆者は説明を加えた．

「全体でいえば，中の下かな．でも，中の下は世の中にごまんといる．家にばかりいて，友達とあまり遊ばないといっても，学校の集団活動はきちんとできているし，友達もいる．小さいとき，テレビばかり見せていたといっても，幼稚園や学校は行っていて，社会性を学ぶ機会はいっぱいある．それって普通のことだし，まったくお母さんのせいじゃない．家にいるのが好きなんだよね．お母さんが，今まで自分のせいだと思っていたんだったら，それは大きな勘違い．今までつらかっただろうね．もっと早く来ればよかったのにね」．

お母さんは，肩を震わせ，声を押し殺して泣いた．

それから，母親は，

「私も，同じくらいの成績，この子とおんなじだった気がします」．

筆者は，

「お母さん，それじゃあ安心だね．だって，お母さんは，学校卒業して，結婚して，子育てしているんだから．主婦も立派な仕事だよ．いい見本がここにあるんだから大丈夫ってことだよ」と説明し，母親は，笑顔で帰っていった．

親のたった1つの願いは，「わが子のしあわせ」．

その親や子どもの笑顔を引き出すのが，われわれの仕事である．

引用文献

1) 小沢浩, 他：行動実況中継賞賛法による自閉症児の発達. 小児科診療 77：1842-1846, 2014

参考文献

1) 田中哲："育つ"こと"育てる"こと, いのちのことば社, 2016
2) 小沢浩, 他：マジック作戦が有効だった不登校の1例. 小児科臨床 69：1865-1869, 2016

第 5 章

小児を取り巻く環境

A はじめに

わが国においては，いまだかつて人類が経験したことのない少子高齢化が進んでいる．1950(昭和25)年のわが国の総人口は8,411万人であったが，2017(平成29)年総人口は1億2,670万人と増加している．一方，15歳未満の小児人口は1950(昭和25)年には2,979万人と35%であったが，2016(平成28)年には1,578万人と12.4%に減少している．すなわち出生数が，第一次ベビーブーム期〔1947(昭和22)～1949(昭和24)年〕には約270万人，第二次ベビーブーム期〔1971(昭和46)～1974(昭和49)年〕には約210万人であったが，1984(昭和59)年には150万人を割り込み，2017(平成29)年には94万人となっている．

合計特殊出生率でみると第一次ベビーブーム期には4.3を超えていたが，急激に減少し第二次ベビーブーム期を含めほぼ2.1台で推移していた．1989(昭和64/平成元年)年にはそれまで最低であった1966(昭和41)年の1.58を下回る1.57を記録，さらに2005(平成17)年には過去最低の1.26まで落ち込んだ．2017(平成29)年には1.43とやや上昇している．このように少子高齢化は進行しているが，食い止め改善させるためにはどのような方策をとればよいのだろうか．政府官報である「平成29年少子化社会対策白書」の統計(図5-1，5-2)から考えていくこととする．

B 婚姻・出産の状況

婚姻件数は，第一次ベビーブームが25歳前後の年齢を超えた1970(昭和45)年から1974(昭和

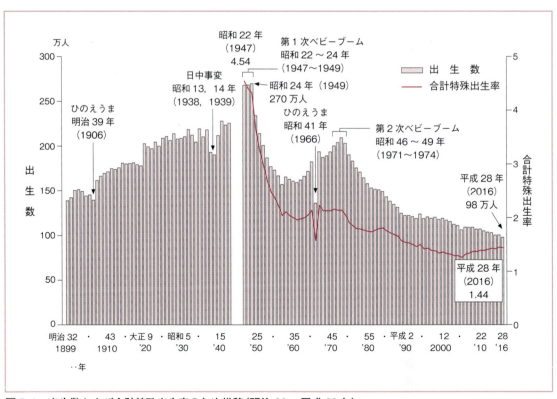

図 5-1　出生数および合計特殊出生率の年次推移(明治32～平成28年)
〔資料：厚生労働省「人口動態統計」〕

49)年にかけて年間100組を超え，婚姻率(人口1,000人あたりの婚姻件数)も10.0以上であった．1978(昭和53)年以降2010(平成22)年までは，年間70万台で増減を繰り返していたが，2011(平成23)年以降は年間60万組台で推移している．婚姻率も5.1と過去最低となっている．未婚率も高く，年齢(5歳階級)別にみると，2015(平成27)年は，30～34歳では男性はおよそ2人に1人(47.1%)，女性はおよそ3人に1人(34.6%)が未婚であり，35～39歳では，男性はおよそ3人に1人(35.0%)，女性はおよそ4人に1人(23.9%)が未婚となっている．出生率の低下の要因は，未婚化と夫婦の行動の変化(有配偶出生率の低下)にほぼ分解されている．平均初婚年齢は，男性，女性ともに上昇を続けており，晩婚化が進行している．2015(平成27)年で男性が31.1歳，女性が29.4歳となっており，男性は2.9歳，女性は3.9歳上昇している．また出生時の母親の年齢も出生順位別に見てみると，2015(平成27)年において第一子が30.7歳，第二子が32.5歳，第三子が33.5歳と上昇傾向が続き，30年前と比較すると第一子では4歳，第二子では3.4歳，第三子では2.1歳とそれぞれ上昇している．結婚に対する意識もいずれ結婚しようと考えている未婚者(18～34歳)の割合は，男性85.7%，女性89.3%であり30年間を見ても若干の低下はあるものの，男女とも依然として高い水準を維持している．未婚者の独身でいる理由からは，男性で「自由や気楽さを失いたくない」「異性とうまくつきあえない」が上昇しており，女性では「異性とうまくつきあえない」が上昇している．若い世代の所得の状況では，2012(平成24)年と1997(平成9)年を比べると，20代では250万未満の雇用者の割合が増加しており，30代では400万未満の雇用者の割合が増加しており，若い世代の所得分布は低所得層にシフトしていることがわかる．若年者の完全失業率の割合も，近年男女とも低下しているものの，全年齢計よりも高い水準になっている．また非正規雇用の割合についてみると，上昇してきており15～24歳の男性では全年齢層よりも高い水準になっている．

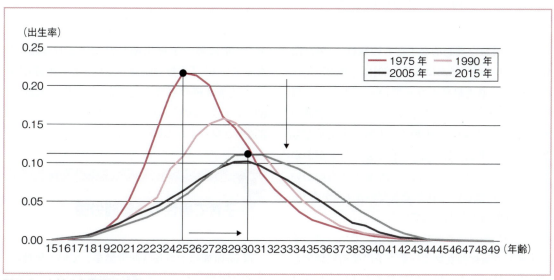

図5-2　女性の年齢別出生率
〔資料：国立社会保障・人口問題研究所「人口統計資料集2017」を基に内閣府作成〕

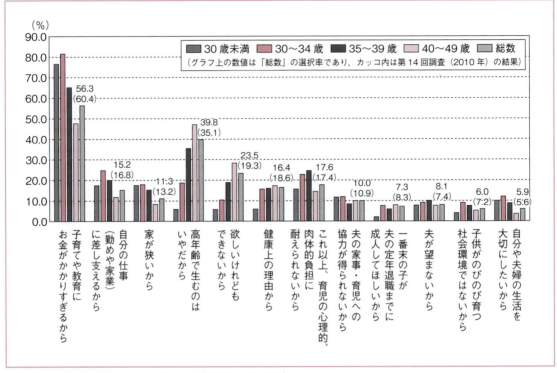

図 5-3　妻の年齢別にみた，理想の子供数をもたない理由
〔資料：国立社会保障・人口問題研究所「第15回出生動向基本調査（夫婦調査）」(2015年)
注：対象は予定子供数が理想子供数を下回る初婚どうしの夫婦．予定子供数が理想子供数を下回る夫婦の割合は30.3％〕

C　出産・子育てを巡る意識など

　夫婦に尋ねた理想的な子どもの数は，1987（昭和62）年より低下傾向にあり，2015（平成27）年には2.32人と過去最低となっている．また，夫婦が実際にもつつもりの子どもの数も，過去最低の2.01人となっている．理想子ども数を予定子ども数が下回る理由としては，「子どもにお金がかかりすぎるから」が最も多く，「高年齢で生むのがいやだから」「欲しいけれどできないから」があり，それぞれ前回より上昇している．

　女性の出産前後の就業を巡る状況では，第一子を出産した有配偶女性で，第一子出産前に就業していた女性のうち，出産後に就業を継続した女性の割合は4割前後で推移してきたが，2010（平成22）年から2014（平成26）年に第一子を出産した女性では，53.1％と大幅に上昇している．また，育児休暇を利用して就業を継続した女性の割合は，上昇してきており，2010（平成22）年から2012（平成24）年に第一子を出産した女性では39.2％となっている．「正規の職員」と「パート・派遣」に分けて就業継続の割合を見ると，「正規の職員」は69.1％であるのに対して，「パート・派遣」は25.2％となっている（図 5-3）．

D　子育て男性の長時間労働

　週60時間以上の長時間労働をしている男性は，どの年齢層においても2005（平成17）年以降ほぼ減少傾向になる．しかしながら子育て期にある

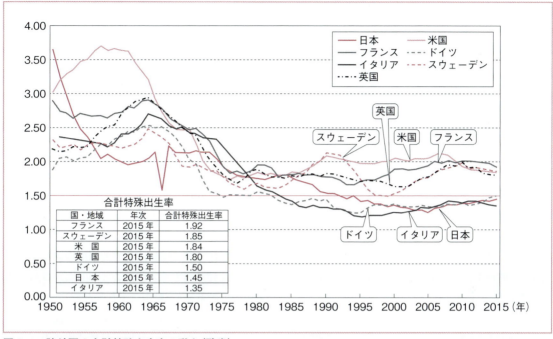

図 5-4　諸外国の合計特殊出生率の動き（欧米）
〔資料：1959年まで United Nations "Demographic Yearbook" など，1960年以降は OECD Family database（2017年5月更新版）および厚生労働省「人口動態統計」を基に内閣府作成〕

30代，40代の男性については2016（平成28）年でそれぞれ15％以上が60時間以上の就業時間となっており，他の年齢層に比べて高い水準になっている．

E 男性の家事・育児時間

夫の休日の家事・育児時間と第二子の以降の出生状況を見ると，両者には正の相関がみられる．男性の家事関連時間は67分になっており，先進国中最低の水準に留まっている．

F 国際比較

諸外国（フランス，スウェーデン，米国，英国，ドイツ，イタリア）の合計特殊出生率の推移を見ると，1960（昭和35）年まではすべての国が2.0以上の水準であった．その後1970（昭和45）年から1980（昭和55）年にかけて，全体として低下傾向となった．その背景には，子どもの養育コストの増大，結婚・出産に対する価値観の変化，避妊の普及などがあったと指摘されている．1990（平成2）年頃からは，合計特殊出生率が回復する国もみられるようになってきている（図5-4）．

特にフランスやスウェーデンでは，出生率が1.5～1.6台まで低下した後，回復傾向になり，フランスが2015（平成27）年1.92，スウェーデンが1.85となっている．これらの国の家族政策の特徴をみると，フランスではかつて家族手当などの経済的支援が特徴であったが，1990年代以降保育の充実にシフトしその後さらに出産・子育てと就労に関して幅広い選択ができるような環境整備，すなわち「両立支援」を強める方向で政策が進められてきた．スウェーデンでは，比較的早い時期か

ら経済的支援と合わせ，保育や育児休業制度といった「両立支援」の政策が進められてきた．また，ドイツでは，依然として経済的支援が中心となっているが，近年「両立支援」へと転換を図り，育児休業制度や保育の充実などを打ち出している．アジアの国や地域は，経済成長が著しく，時系列データの利用が可能なタイ，シンガポール，韓国，香港，および台湾の出生率の推移を見ると，1970年の時点ではいずれの国もわが国の水準を上回っていたが，その後出生率は低下傾向にあり，現在では人口置換水準を下回る水準となっている．出生率はタイが2013年で1.4，シンガポールが2015年で1.24，韓国が1.24，香港が1.20，台湾が1.18とわが国の1.45を下回る水準となっている．

G 子ども子育てに関する法律

これからのわが国の子ども施策については，「子ども子育て支援法」(平成29年6月)，「次世代育成支援対策支援法」(平成29年3月)(「付録 関連法規」参照，以下同)に示されているように，急速な少子化の進行ならびに家庭および環境の変化に関して，支援を行う基本理念を定めている．加えて発達障害の理解の普及に加えて，制度として「障害者基本法」(昭和45年，最終改正平成26年6月)などが整備された．

1 次世代育成支援対策法

『次世代育成支援対策法』は，わが国における急速な少子化の進行などをふまえ，次代の社会を担う子どもが健やかに生まれ，かつ，育成される環境の整備を図るため，国による行動計画策定指針，ならびに地方公共団体および事業主による行動計画の策定など，次世代育成支援対策を迅速かつ重点的に推進するために必要な措置を講じることが定められた．また基本理念として，保護者が子育てについての第一義的な責任を有するという基本的認識の下に，家庭その他の場において，子育ての意義についての理解が深められ，かつ，子育てに伴う喜びが実感されるように配慮して行われなければならないこととした．基本理念を実行するための行動計画として，主務大臣は基本理念に則り，地方公共団体及び事業主が行動計画を策定するにあたって拠るべき行動計画策定指針を策定する．市町村および都道府県は，この行動計画策定指針に則して，地域における子育て支援，親子の健康の確保，教育環境の整備，子育て家庭に適した居住環境の確保，仕事と家庭の両立などについて行動計画を策定することとした．さらに事業主の行動計画(一般事業主行動計画)では，従業員の仕事と家庭の両立などに関し，上記の行動計画策定指針に則して，目標，目標達成のために事業主が講じる措置の内容などを記載した行動計画を策定することとした．

さらに行動計画の策定・実施を支援することを目的に次世代育成支援対策推進センターを設けることが定められた．地方公共団体，事業主，住民その他の次世代育成支援対策の推進を図るための活動を行う者は，次世代育成支援対策地域協議会を組織することが定められた．

2 子ども子育て支援制度

子ども子育て支援法制度とは，「子ども・子育て支援法」「認定こども園法の一部改正」「子ども・子育て支援法及び認定こども園法の一部改正法の施行に伴う関係法律の整備等に関する法律」の子ども・子育て関連3法に基づく制度である．

子ども・子育て関連3法の主なポイント

①認定こども園，幼稚園，保育所を通じた共通の給付(「施設型給付」)および小規模保育等への給付(「地域型保育給付」)の創設：地域型保育給付は，都市部における待機児童解消とともに，子

どもの数が減少傾向にある地域における保育機能の確保に対応する．
② 認定こども園制度の改善（幼保連携型認定こども園の改善など）：幼保連携型認定こども園について，認可・指導監督を一本化し，学校及び児童福祉施設としての法的に位置づける．認定こども園の財政措置を「施設型給付」に一本化する．
③ 地域の実情に応じた子ども・子育て支援（利用者支援，地域子育て支援拠点，放課後児童クラブなどの「地域子ども・子育て支援事業」）の充実：教育・保育施設を利用する子どもの家庭だけでなく，在宅の子育て家庭を含むすべての家庭及び子どもを対象とする事業として，市町村が地域の実情に応じて実施していく．
④ 基礎自治体（市町村）が実施主体：市町村は地域のニーズに基づき計画を策定，給付・事業を実施し，国・都道府県は実施主体の市町村を重層的に支える．
⑤ 社会全体による費用負担：消費税率の引き上げによる，国及び地方の恒久財源の確保を前提としている．

3 政府の推進体制

政府は，制度ごとにバラバラな政府の推進体制を整備する機関として，内閣府に「子ども・子育て本部」を設置した．

H 子ども・子育て会議の設置

有識者，地方公共団体，事業主代表・労働者代表，子育て当事者，子育て支援当事者など（子ども・子育て支援に関する事業に従事する者）が，子育て支援の政策プロセスなどに参画・関与することができる仕組みとして，国に「子ども・子育て会議」を設置した．

付録

関連法規(条文の抜粋とコメント)
身体障害者障害程度等級表

関連法規（条文の抜粋とコメント）

1. 次世代育成支援対策推進法（抄）
（平成15年法律第120号）
最終改正：平成29年3月31日公布
（平成29年法律第14号）

第一章　総則

（目的）
第一条　この法律は，我が国における急速な少子化の進行並びに家庭及び地域を取り巻く環境の変化にかんがみ，次世代育成支援対策に関し，基本理念を定め，並びに国，地方公共団体，事業主及び国民の責務を明らかにするとともに，行動計画策定指針並びに地方公共団体及び事業主の行動計画の策定その他の次世代育成支援対策を推進するために必要な事項を定めることにより，次世代育成支援対策を迅速かつ重点的に推進し，もって次代の社会を担う子どもが健やかに生まれ，かつ，育成される社会の形成に資することを目的とする．

（定義）
第二条　この法律において「次世代育成支援対策」とは，次代の社会を担う子どもを育成し，又は育成しようとする家庭に対する支援その他の次代の社会を担う子どもが健やかに生まれ，かつ，育成される環境の整備のための国若しくは地方公共団体が講ずる施策又は事業主が行う雇用環境の整備その他の取組をいう．

（基本理念）
第三条　次世代育成支援対策は，父母その他の保護者が子育てについての第一義的責任を有するという基本的認識の下に，家庭その他の場において，子育ての意義についての理解が深められ，かつ，子育てに伴う喜びが実感されるように配慮して行われなければならない．

（国及び地方公共団体の責務）
第四条　国及び地方公共団体は，前条の基本理念（次条及び第七条第一項において「基本理念」という．）にのっとり，相互に連携を図りながら，次世代育成支援対策を総合的かつ効果的に推進するよう努めなければならない．

（事業主の責務）
第五条　事業主は，基本理念にのっとり，その雇用する労働者に係る多様な労働条件の整備その他の労働者の職業生活と家庭生活との両立が図られるようにするために必要な雇用環境の整備を行うことにより自ら次世代育成支援対策を実施するよう努めるとともに，国又は地方公共団体が講ずる次世代育成支援対策に協力しなければならない．

（国民の責務）
第六条　国民は，次世代育成支援対策の重要性に対する関心と理解を深めるとともに，国又は地方公共団体が講ずる次世代育成支援対策に協力しなければならない．

第二章　行動計画
第一節　行動計画策定指針

第七条　主務大臣は，次世代育成支援対策の総合的かつ効果的な推進を図るため，基本理念にのっとり，次条第一項の市町村行動計画及び第九条第一項の都道府県行動計画並びに第十二条第一項の一般事業主行動計画及び第十九条第一項の特定事業主行動計画（次項において「市町村行動計画等」という．）の策定に関する指針（以下「行動計画策定指針」という．）を定めなければならない．

2　行動計画策定指針においては，次に掲げる事項につき，市町村行動計画等の指針となるべきものを定めるものとする．

一　次世代育成支援対策の実施に関する基本的な事項
二　次世代育成支援対策の内容に関する事項
三　その他次世代育成支援対策の実施に関する重要事項

3　主務大臣は，少子化の動向，子どもを取り巻く環境の変化その他の事情を勘案して必要があると認めるときは，速やかに行動計画策定指針を変更するものとする．

4　主務大臣は，行動計画策定指針を定め，又はこれを変更しようとするときは，あらかじめ，子ども・子育て支援法（平成二十四年法律第六十五号）第七十二条に規定する子ども・子育て会議の意見を聴くとともに，次条第一項の市町村行動計画及び第九条第一項の都道府県行動計画に係る部分について総務大臣に協議しなければならない．

5　主務大臣は，行動計画策定指針を定め，又はこれを変更したときは，遅滞なく，これを公表しなければならない．

第二節　市町村行動計画及び都道府県行動計画

（市町村行動計画）
第八条　市町村は，行動計画策定指針に即して，五年ごとに，当該市町村の事務及び事業に関し，五年を一期として，地域における子育ての支援，母性並びに乳児及び幼児の健康の確保及び増進，子どもの心身の健やかな成長に資する教育環境の整備，子どもを育成する家庭に適した良質な住宅及び良好な居住環境の確保，職業生活と家庭生活との両立の推進その他の次世代育成支援対策の実施に関する計画（以下「市町村行動計画」という．）を策定することができる．

（中略）

（都道府県行動計画）
第九条　都道府県は，行動計画策定指針に即して，五年ごとに，当該都道府県の事務及び事業に関し，五年を一期と

して，地域における子育ての支援，保護を要する子どもの養育環境の整備，母性並びに乳児及び幼児の健康の確保及び増進，子どもの心身の健やかな成長に資する教育環境の整備，子どもを育成する家庭に適した良質な住宅及び良好な居住環境の確保，職業生活と家庭生活との両立の推進その他の次世代育成支援対策の実施に関する計画(以下「都道府県行動計画」という.)を策定することができる.
　　(中略)
(都道府県の助言等)
第十条　都道府県は，市町村に対し，市町村行動計画の策定上の技術的事項について必要な助言その他の援助の実施に努めるものとする.
2　主務大臣は，都道府県に対し，都道府県行動計画の策定の手法その他都道府県行動計画の策定上重要な技術的事項について必要な助言その他の援助の実施に努めるものとする.
(市町村及び都道府県に対する交付金の交付等)
第十一条　国は，市町村又は都道府県に対し，市町村行動計画又は都道府県行動計画に定められた措置の実施に要する経費に充てるため，厚生労働省令で定めるところにより，予算の範囲内で，交付金を交付することができる.
2　国は，市町村又は都道府県が，市町村行動計画又は都道府県行動計画に定められた措置を実施しようとするときは，当該措置が円滑に実施されるように必要な助言その他の援助の実施に努めるものとする.
第三節　一般事業主行動計画
(一般事業主行動計画の策定等)
第十二条　国及び地方公共団体以外の事業主(以下「一般事業主」という.)であって，常時雇用する労働者の数が百人を超えるものは，行動計画策定指針に即して，一般事業主行動計画(一般事業主が実施する次世代育成支援対策に関する計画をいう．以下同じ．)を策定し，厚生労働省令で定めるところにより，厚生労働大臣にその旨を届け出なければならない．これを変更したときも同様とする.
2　一般事業主行動計画においては，次に掲げる事項を定めるものとする.
　　一　計画期間
　　二　次世代育成支援対策の実施により達成しようとする目標
　　三　実施しようとする次世代育成支援対策の内容及びその実施時期
3　第一項に規定する一般事業主は，一般事業主行動計画を策定し，又は変更したときは，厚生労働省令で定めるところにより，これを公表しなければならない.
4　一般事業主であって，常時雇用する労働者の数が百人以下のものは，行動計画策定指針に即して，一般事業主行動計画を策定し，厚生労働省令で定めるところにより，厚生労働大臣にその旨を届け出るよう努めなければならな

い．これを変更したときも同様とする.
5　前項に規定する一般事業主は，一般事業主行動計画を策定し，又は変更したときは，厚生労働省令で定めるところにより，これを公表するよう努めなければならない.
6　第一項に規定する一般事業主が同項の規定による届出又は第三項の規定による公表をしない場合には，厚生労働大臣は，当該一般事業主に対し，相当の期間を定めて当該届出又は公表をすべきことを勧告することができる.
(一般事業主行動計画の労働者への周知等)
第十二条の二　前条第一項に規定する一般事業主は，一般事業主行動計画を策定し，又は変更したときは，厚生労働省令で定めるところにより，これを労働者に周知させるための措置を講じなければならない.
　　(中略)
(一般事業主に対する国の援助)
第十八条　国は，第十二条第一項又は第四項の規定により一般事業主行動計画を策定する一般事業主又はこれらの規定による届出をした一般事業主に対して，一般事業主行動計画の策定，公表若しくは労働者への周知又は当該一般事業主行動計画に基づく措置が円滑に実施されるように必要な助言，指導その他の援助の実施に努めるものとする.
　　(以下略)

2．子ども・若者育成支援推進法(抄)
(平成21年法律第71号)
最終改正：平成27年9月11日公布
(平成27年法律第66号)

第一章　総則
(目的)
第一条　この法律は，子ども・若者が次代の社会を担い，その健やかな成長が我が国社会の発展の基礎をなすものであることにかんがみ，日本国憲法及び児童の権利に関する条約の理念にのっとり，子ども・若者をめぐる環境が悪化し，社会生活を円滑に営む上での困難を有する子ども・若者の問題が深刻な状況にあることを踏まえ，子ども・若者の健やかな育成，子ども・若者が社会生活を円滑に営むことができるようにするための支援その他の取組(以下「子ども・若者育成支援」という.)について，その基本理念，国及び地方公共団体の責務並びに施策の基本となる事項を定めるとともに，子ども・若者育成支援推進本部を設置すること等により，他の関係法律による施策と相まって，総合的な子ども・若者育成支援のための施策(以下「子ども・若者育成支援施策」という.)を推進することを目的とする.
(基本理念)
第二条　子ども・若者育成支援は，次に掲げる事項を基本理念として行われなければならない.

一　一人一人の子ども・若者が，健やかに成長し，社会とのかかわりを自覚しつつ，自立した個人としての自己を確立し，他者とともに次代の社会を担うことができるようになることを目指すこと．

二　子ども・若者について，個人としての尊厳が重んぜられ，不当な差別的取扱いを受けることがないようにするとともに，その意見を十分に尊重しつつ，その最善の利益を考慮すること．

三　子ども・若者が成長する過程においては，様々な社会的要因が影響を及ぼすものであるとともに，とりわけ良好な家庭的環境で生活することが重要であることを旨とすること．

四　子ども・若者育成支援において，家庭，学校，職域，地域その他の社会のあらゆる分野におけるすべての構成員が，各々の役割を果たすとともに，相互に協力しながら一体的に取り組むこと．

五　子ども・若者の発達段階，生活環境，特性その他の状況に応じてその健やかな成長が図られるよう，良好な社会環境（教育，医療及び雇用に係る環境を含む．以下同じ．）の整備その他必要な配慮を行うこと．

六　教育，福祉，保健，医療，矯正，更生保護，雇用その他の各関連分野における知見を総合して行うこと．

七　修学及び就業のいずれもしていない子ども・若者その他の子ども・若者であって，社会生活を円滑に営む上での困難を有するものに対しては，その困難の内容及び程度に応じ，当該子ども・若者の意思を十分に尊重しつつ，必要な支援を行うこと．

（国の責務）
第三条　国は，前条に定める基本理念（以下「基本理念」という．）にのっとり，子ども・若者育成支援施策を策定し，及び実施する責務を有する．

（地方公共団体の責務）
第四条　地方公共団体は，基本理念にのっとり，子ども・若者育成支援に関し，国及び他の地方公共団体との連携を図りつつ，その区域内における子ども・若者の状況に応じた施策を策定し，及び実施する責務を有する．

（法制上の措置等）
第五条　政府は，子ども・若者育成支援施策を実施するため必要な法制上又は財政上の措置その他の措置を講じなければならない．

（年次報告）
第六条　政府は，毎年，国会に，我が国における子ども・若者の状況及び政府が講じた子ども・若者育成支援施策の実施の状況に関する報告を提出するとともに，これを公表しなければならない．

　　（以下略）

3. 子どもの貧困対策の推進に関する法律（抄）
（平成 25 年法律第 64 号）

第一章　総則

（目的）
第一条　この法律は，子どもの将来がその生まれ育った環境によって左右されることのないよう，貧困の状況にある子どもが健やかに育成される環境を整備するとともに，教育の機会均等を図るため，子どもの貧困対策に関し，基本理念を定め，国等の責務を明らかにし，及び子どもの貧困対策の基本となる事項を定めることにより，子どもの貧困対策を総合的に推進することを目的とする．

（基本理念）
第二条　子どもの貧困対策は，子ども等に対する教育の支援，生活の支援，就労の支援，経済的支援等の施策を，子どもの将来がその生まれ育った環境によって左右されることのない社会を実現することを旨として講ずることにより，推進されなければならない．

2　子どもの貧困対策は，国及び地方公共団体の関係機関相互の密接な連携の下に，関連分野における総合的な取組として行われなければならない．

（国の責務）
第三条　国は，前条の基本理念（次条において「基本理念」という．）にのっとり，子どもの貧困対策を総合的に策定し，及び実施する責務を有する．

（地方公共団体の責務）
第四条　地方公共団体は，基本理念にのっとり，子どもの貧困対策に関し，国と協力しつつ，当該地域の状況に応じた施策を策定し，及び実施する責務を有する．

（国民の責務）
第五条　国民は，国又は地方公共団体が実施する子どもの貧困対策に協力するよう努めなければならない．

（法制上の措置等）
第六条　政府は，この法律の目的を達成するため，必要な法制上又は財政上の措置その他の措置を講じなければならない．

（子どもの貧困の状況及び子どもの貧困対策の実施の状況の公表）
第七条　政府は，毎年一回，子どもの貧困の状況及び子どもの貧困対策の実施の状況を公表しなければならない．

　　（以下略）

4. 障害者基本法(抄)

(昭和45年法律第84号)
最終改正：平成25年6月26日公布
(平成25年法律第65号)

第一章　総則
(目的)
第一条　この法律は，全ての国民が，障害の有無にかかわらず，等しく基本的人権を享有するかけがえのない個人として尊重されるものであるとの理念にのつとり，全ての国民が，障害の有無によつて分け隔てられることなく，相互に人格と個性を尊重し合いながら共生する社会を実現するため，障害者の自立及び社会参加の支援等のための施策に関し，基本原則を定め，及び国，地方公共団体等の責務を明らかにするとともに，障害者の自立及び社会参加の支援等のための施策の基本となる事項を定めること等により，障害者の自立及び社会参加の支援等のための施策を総合的かつ計画的に推進することを目的とする．

(定義)
第二条　この法律において，次の各号に掲げる用語の意義は，それぞれ当該各号に定めるところによる．
一　障害者　身体障害，知的障害，精神障害(発達障害を含む．)その他の心身の機能の障害(以下「障害」と総称する．)がある者であつて，障害及び社会的障壁により継続的に日常生活又は社会生活に相当な制限を受ける状態にあるものをいう．
二　社会的障壁　障害がある者にとつて日常生活又は社会生活を営む上で障壁となるような社会における事物，制度，慣行，観念その他一切のものをいう．

(地域社会における共生等)
第三条　第一条に規定する社会の実現は，全ての障害者が，障害者でない者と等しく，基本的人権を享有する個人としてその尊厳が重んぜられ，その尊厳にふさわしい生活を保障される権利を有することを前提としつつ，次に掲げる事項を旨として図られなければならない．
一　全て障害者は，社会を構成する一員として社会，経済，文化その他あらゆる分野の活動に参加する機会が確保されること．
二　全て障害者は，可能な限り，どこで誰と生活するかについての選択の機会が確保され，地域社会において他の人々と共生することを妨げられないこと．
三　全て障害者は，可能な限り，言語(手話を含む．)その他の意思疎通のための手段についての選択の機会が確保されるとともに，情報の取得又は利用のための手段についての選択の機会の拡大が図られること．

(差別の禁止)
第四条　何人も，障害者に対して，障害を理由として，差別することその他の権利利益を侵害する行為をしてはならない．
2　社会的障壁の除去は，それを必要としている障害者が現に存し，かつ，その実施に伴う負担が過重でないときは，それを怠ることによつて前項の規定に違反することとならないよう，その実施について必要かつ合理的な配慮がされなければならない．
3　国は，第一項の規定に違反する行為の防止に関する啓発及び知識の普及を図るため，当該行為の防止を図るために必要となる情報の収集，整理及び提供を行うものとする．

(国際的協調)
第五条　第一条に規定する社会の実現は，そのための施策が国際社会における取組と密接な関係を有していることに鑑み，国際的協調の下に図られなければならない．

(国及び地方公共団体の責務)
第六条　国及び地方公共団体は，第一条に規定する社会の実現を図るため，前三条に定める基本原則(以下「基本原則」という．)にのつとり，障害者の自立及び社会参加の支援等のための施策を総合的かつ計画的に実施する責務を有する．

(国民の理解)
第七条　国及び地方公共団体は，基本原則に関する国民の理解を深めるよう必要な施策を講じなければならない．

(国民の責務)
第八条　国民は，基本原則にのつとり，第一条に規定する社会の実現に寄与するよう努めなければならない．

(障害者週間)
第九条　国民の間に広く基本原則に関する関心と理解を深めるとともに，障害者が社会，経済，文化その他あらゆる分野の活動に参加することを促進するため，障害者週間を設ける．
2　障害者週間は，十二月三日から十二月九日までの一週間とする．
3　国及び地方公共団体は，障害者の自立及び社会参加の支援等に関する活動を行う民間の団体等と相互に緊密な連携協力を図りながら，障害者週間の趣旨にふさわしい事業を実施するよう努めなければならない．

(施策の基本方針)
第十条　障害者の自立及び社会参加の支援等のための施策は，障害者の性別，年齢，障害の状態及び生活の実態に応じて，かつ，有機的連携の下に総合的に，策定され，及び実施されなければならない．
2　国及び地方公共団体は，障害者の自立及び社会参加の支援等のための施策を講ずるに当たつては，障害者その他の関係者の意見を聴き，その意見を尊重するよう努めなけ

ればならない．

（障害者基本計画等）
第十一条　政府は，障害者の自立及び社会参加の支援等のための施策の総合的かつ計画的な推進を図るため，障害者のための施策に関する基本的な計画（以下「障害者基本計画」という．）を策定しなければならない．

2　都道府県は，障害者基本計画を基本とするとともに，当該都道府県における障害者の状況等を踏まえ，当該都道府県における障害者のための施策に関する基本的な計画（以下「都道府県障害者計画」という．）を策定しなければならない．

3　市町村は，障害者基本計画及び都道府県障害者計画を基本とするとともに，当該市町村における障害者の状況等を踏まえ，当該市町村における障害者のための施策に関する基本的な計画（以下「市町村障害者計画」という．）を策定しなければならない．

4　内閣総理大臣は，関係行政機関の長に協議するとともに，障害者政策委員会の意見を聴いて，障害者基本計画の案を作成し，閣議の決定を求めなければならない．

5　都道府県は，都道府県障害者計画を策定するに当たつては，第三十六条第一項の合議制の機関の意見を聴かなければならない．

6　市町村は，市町村障害者計画を策定するに当たつては，第三十六条第四項の合議制の機関を設置している場合にあつてはその意見を，その他の場合にあつては障害者その他の関係者の意見を聴かなければならない．

7　政府は，障害者基本計画を策定したときは，これを国会に報告するとともに，その要旨を公表しなければならない．

8　第二項又は第三項の規定により都道府県障害者計画又は市町村障害者計画が策定されたときは，都道府県知事又は市町村長は，これを当該都道府県の議会又は当該市町村の議会に報告するとともに，その要旨を公表しなければならない．

9　第四項及び第七項の規定は障害者基本計画の変更について，第五項及び前項の規定は都道府県障害者計画の変更について，第六項及び前項の規定は市町村障害者計画の変更について準用する．

（法制上の措置等）
第十二条　政府は，この法律の目的を達成するため，必要な法制上及び財政上の措置を講じなければならない．

（年次報告）
第十三条　政府は，毎年，国会に，障害者のために講じた施策の概況に関する報告書を提出しなければならない．

第二章　障害者の自立及び社会参加の支援等のための基本的施策

（医療，介護等）
第十四条　国及び地方公共団体は，障害者が生活機能を回復し，取得し，又は維持するために必要な医療の給付及びリハビリテーションの提供を行うよう必要な施策を講じなければならない．

2　国及び地方公共団体は，前項に規定する医療及びリハビリテーションの研究，開発及び普及を促進しなければならない．

3　国及び地方公共団体は，障害者が，その性別，年齢，障害の状態及び生活の実態に応じ，医療，介護，保健，生活支援その他自立のための適切な支援を受けられるよう必要な施策を講じなければならない．

4　国及び地方公共団体は，第一項及び前項に規定する施策を講ずるために必要な専門的技術職員その他の専門的知識又は技能を有する職員を育成するよう努めなければならない．

5　国及び地方公共団体は，医療若しくは介護の給付又はリハビリテーションの提供を行うに当たつては，障害者が，可能な限りその身近な場所においてこれらを受けられるよう必要な施策を講ずるものとするほか，その人権を十分に尊重しなければならない．

6　国及び地方公共団体は，福祉用具及び身体障害者補助犬の給付又は貸与その他障害者が日常生活及び社会生活を営むのに必要な施策を講じなければならない．

7　国及び地方公共団体は，前項に規定する施策を講ずるために必要な福祉用具の研究及び開発，身体障害者補助犬の育成等を促進しなければならない．

（年金等）
第十五条　国及び地方公共団体は，障害者の自立及び生活の安定に資するため，年金，手当等の制度に関し必要な施策を講じなければならない．

（教育）
第十六条　国及び地方公共団体は，障害者が，その年齢及び能力に応じ，かつ，その特性を踏まえた十分な教育が受けられるようにするため，可能な限り障害者である児童及び生徒が障害者でない児童及び生徒と共に教育を受けられるよう配慮しつつ，教育の内容及び方法の改善及び充実を図る等必要な施策を講じなければならない．

2　国及び地方公共団体は，前項の目的を達成するため，障害者である児童及び生徒並びにその保護者に対し十分な情報の提供を行うとともに，可能な限りその意向を尊重しなければならない．

3　国及び地方公共団体は，障害者である児童及び生徒と障害者でない児童及び生徒との交流及び共同学習を積極的に進めることによつて，その相互理解を促進しなければならない．

4　国及び地方公共団体は，障害者の教育に関し，調査及び研究並びに人材の確保及び資質の向上，適切な教材等の提供，学校施設の整備その他の環境の整備を促進しなければならない．

(療育)
第十七条　国及び地方公共団体は，障害者である子どもが可能な限りその身近な場所において療育その他これに関連する支援を受けられるよう必要な施策を講じなければならない．
2　国及び地方公共団体は，療育に関し，研究，開発及び普及の促進，専門的知識又は技能を有する職員の育成その他の環境の整備を促進しなければならない．

(職業相談等)
第十八条　国及び地方公共団体は，障害者の職業選択の自由を尊重しつつ，障害者がその能力に応じて適切な職業に従事することができるようにするため，障害者の多様な就業の機会を確保するよう努めるとともに，個々の障害者の特性に配慮した職業相談，職業指導，職業訓練及び職業紹介の実施その他必要な施策を講じなければならない．
2　国及び地方公共団体は，障害者の多様な就業の機会の確保を図るため，前項に規定する施策に関する調査及び研究を促進しなければならない．
3　国及び地方公共団体は，障害者の地域社会における作業活動の場及び障害者の職業訓練のための施設の拡充を図るため，これに必要な費用の助成その他必要な施策を講じなければならない．

(雇用の促進等)
第十九条　国及び地方公共団体は，国及び地方公共団体並びに事業者における障害者の雇用を促進するため，障害者の優先雇用その他の施策を講じなければならない．
2　事業主は，障害者の雇用に関し，その有する能力を正当に評価し，適切な雇用の機会を確保するとともに，個々の障害者の特性に応じた適正な雇用管理を行うことによりその雇用の安定を図るよう努めなければならない．
3　国及び地方公共団体は，障害者を雇用する事業主に対して，障害者の雇用のための経済的負担を軽減し，もつてその雇用の促進及び継続を図るため，障害者が雇用されるのに伴い必要となる施設又は設備の整備等に要する費用の助成その他必要な施策を講じなければならない．

(住宅の確保)
第二十条　国及び地方公共団体は，障害者が地域社会において安定した生活を営むことができるようにするため，障害者のための住宅を確保し，及び障害者の日常生活に適するような住宅の整備を促進するよう必要な施策を講じなければならない．

(公共的施設のバリアフリー化)
第二十一条　国及び地方公共団体は，障害者の利用の便宜を図ることによつて障害者の自立及び社会参加を支援するため，自ら設置する官公庁施設，交通施設(車両，船舶，航空機等の移動施設を含む．次項において同じ．)その他の公共的施設について，障害者が円滑に利用できるような施設の構造及び設備の整備等の計画的推進を図らなければならない．
2　交通施設その他の公共的施設を設置する事業者は，障害者の利用の便宜を図ることによつて障害者の自立及び社会参加を支援するため，当該公共的施設について，障害者が円滑に利用できるような施設の構造及び設備の整備等の計画的推進に努めなければならない．
3　国及び地方公共団体は，前二項の規定により行われる公共的施設の構造及び設備の整備等が総合的かつ計画的に推進されるようにするため，必要な施策を講じなければならない．
4　国，地方公共団体及び公共的施設を設置する事業者は，自ら設置する公共的施設を利用する障害者の補助を行う身体障害者補助犬の同伴について障害者の利用の便宜を図らなければならない．

(情報の利用におけるバリアフリー化等)
第二十二条　国及び地方公共団体は，障害者が円滑に情報を取得し及び利用し，その意思を表示し，並びに他人との意思疎通を図ることができるようにするため，障害者が利用しやすい電子計算機及びその関連装置その他情報通信機器の普及，電気通信及び放送の役務の利用に関する障害者の利便の増進，障害者に対して情報を提供する施設の整備，障害者の意思疎通を仲介する者の養成及び派遣等が図られるよう必要な施策を講じなければならない．
2　国及び地方公共団体は，災害その他非常の事態の場合に障害者に対しその安全を確保するため必要な情報が迅速かつ的確に伝えられるよう必要な施策を講ずるものとするほか，行政の情報化及び公共分野における情報通信技術の活用の推進に当たつては，障害者の利用の便宜が図られるよう特に配慮しなければならない．
3　電気通信及び放送その他の情報の提供に係る役務の提供並びに電子計算機及びその関連装置その他情報通信機器の製造等を行う事業者は，当該役務の提供又は当該機器の製造等に当たつては，障害者の利用の便宜を図るよう努めなければならない．

(相談等)
第二十三条　国及び地方公共団体は，障害者の意思決定の支援に配慮しつつ，障害者及びその家族その他の関係者に対する相談業務，成年後見制度その他の障害者の権利利益の保護等のための施策又は制度が，適切に行われ又は広く利用されるようにしなければならない．
2　国及び地方公共団体は，障害者及びその家族その他の関係者からの各種の相談に総合的に応ずることができるようにするため，関係機関相互の有機的連携の下に必要な相談体制の整備を図るとともに，障害者の家族に対し，障害

者の家族が互いに支え合うための活動の支援その他の支援を適切に行うものとする．

(経済的負担の軽減)

第二十四条　国及び地方公共団体は，障害者及び障害者を扶養する者の経済的負担の軽減を図り，又は障害者の自立の促進を図るため，税制上の措置，公共的施設の利用料等の減免その他必要な施策を講じなければならない．

(文化的諸条件の整備等)

第二十五条　国及び地方公共団体は，障害者が円滑に文化芸術活動，スポーツ又はレクリエーションを行うことができるようにするため，施設，設備その他の諸条件の整備，文化芸術，スポーツ等に関する活動の助成その他必要な施策を講じなければならない．

(防災及び防犯)

第二十六条　国及び地方公共団体は，障害者が地域社会において安全にかつ安心して生活を営むことができるようにするため，障害者の性別，年齢，障害の状態及び生活の実態に応じて，防災及び防犯に関し必要な施策を講じなければならない．

(消費者としての障害者の保護)

第二十七条　国及び地方公共団体は，障害者の消費者としての利益の擁護及び増進が図られるようにするため，適切な方法による情報の提供その他必要な施策を講じなければならない．

2　事業者は，障害者の消費者としての利益の擁護及び増進が図られるようにするため，適切な方法による情報の提供等に努めなければならない．

(選挙等における配慮)

第二十八条　国及び地方公共団体は，法律又は条例の定めるところにより行われる選挙，国民審査又は投票において，障害者が円滑に投票できるようにするため，投票所の施設又は設備の整備その他必要な施策を講じなければならない．

(司法手続における配慮等)

第二十九条　国又は地方公共団体は，障害者が，刑事事件若しくは少年の保護事件に関する手続その他これに準ずる手続の対象となつた場合又は裁判所における民事事件，家事事件若しくは行政事件に関する手続の当事者その他の関係人となつた場合において，障害者がその権利を円滑に行使できるようにするため，個々の障害者の特性に応じた意思疎通の手段を確保するよう配慮するとともに，関係職員に対する研修その他必要な施策を講じなければならない．

(国際協力)

第三十条　国は，障害者の自立及び社会参加の支援等のための施策を国際的協調の下に推進するため，外国政府，国際機関又は関係団体等との情報の交換その他必要な施策を講ずるように努めるものとする．

第三章　障害の原因となる傷病の予防に関する基本的施策

第三十一条　国及び地方公共団体は，障害の原因となる傷病及びその予防に関する調査及び研究を促進しなければならない．

2　国及び地方公共団体は，障害の原因となる傷病の予防のため，必要な知識の普及，母子保健等の保健対策の強化，当該傷病の早期発見及び早期治療の推進その他必要な施策を講じなければならない．

3　国及び地方公共団体は，障害の原因となる難病等の予防及び治療が困難であることに鑑み，障害の原因となる難病等の調査及び研究を推進するとともに，難病等に係る障害者に対する施策をきめ細かく推進するよう努めなければならない．

(以下略)

5．障害を理由とする差別の解消の推進に関する法律(抄)
(平成25年法律第65号)

第一章　総則

(目的)

第一条　この法律は，障害者基本法(昭和四十五年法律第八十四号)の基本的な理念にのっとり，全ての障害者が，障害者でない者と等しく，基本的人権を享有する個人としてその尊厳が重んぜられ，その尊厳にふさわしい生活を保障される権利を有することを踏まえ，障害を理由とする差別の解消の推進に関する基本的な事項，行政機関等及び事業者における障害を理由とする差別を解消するための措置等を定めることにより，障害を理由とする差別の解消を推進し，もって全ての国民が，障害の有無によって分け隔てられることなく，相互に人格と個性を尊重し合いながら共生する社会の実現に資することを目的とする．

(以下略)

6．児童憲章
(制定日：昭和26年5月5日)

　われらは，日本国憲法の精神にしたがい，児童に対する正しい観念を確立し，すべての児童の幸福をはかるために，この憲章を定める．

　児童は，人として尊ばれる．

　児童は，社会の一員として重んぜられる．

　児童は，よい環境の中で育てられる．

一　すべての児童は，心身ともに健やかにうまれ，育てられ，その生活を保障される．

二　すべての児童は，家庭で，正しい愛情と知識と技術を

もつて育てられ，家庭に恵まれない児童には，これにかわる環境が与えられる．
三　すべての児童は，適当な栄養と住居と被服が与えられ，また，疾病と災害からまもられる．
四　すべての児童は，個性と能力に応じて教育され，社会の一員としての責任を自主的に果たすように，みちびかれる．
五　すべての児童は，自然を愛し，科学と芸術を尊ぶように，みちびかれ，また，道徳的心情がつちかわれる．
六　すべての児童は，就学のみちを確保され，また，十分に整つた教育の施設を用意される．
七　すべての児童は，職業指導を受ける機会が与えられる．
八　すべての児童は，その労働において，心身の発育が阻害されず，教育を受ける機会が失われず，また，児童としての生活がさまたげられないように，十分に保護される．
九　すべての児童は，よい遊び場と文化財を用意され，悪い環境からまもられる．
十　すべての児童は，虐待・酷使・放任その他不当な取扱からまもられる．あやまちをおかした児童は，適切に保護指導される．
十一　すべての児童は，身体が不自由な場合，または精神の機能が不充分な場合に，適切な治療と教育と保護が与えられる．
十二　すべての児童は，愛とまことによつて結ばれ，よい国民として人類の平和と文化に貢献するように，みちびかれる．

> [コメント]
> 児童憲章は，日本国憲法の精神に基づき，児童に対する正しい観念を確立し，すべての児童の幸福を図るために定められた児童の権利宣言である．1951年（昭和26年）5月5日，広く全国各都道府県にわたり，各界を代表する協議員236名が，児童憲章制定会議に参集して，この3つの基本綱領と12条の本文から成る児童憲章を制定した．

7. 児童福祉法(抄)

（昭和22年法律第164号）
最終改正：平成30年6月27日公布
（平成30年法律第66号）

第一章　総則
第一条　全て児童は，児童の権利に関する条約の精神にのつとり，適切に養育されること，その生活を保障されること，愛され，保護されること，その心身の健やかな成長及び発達並びにその自立が図られることその他の福祉を等しく保障される権利を有する．
第二条　全て国民は，児童が良好な環境において生まれ，かつ，社会のあらゆる分野において，児童の年齢及び発達の程度に応じて，その意見が尊重され，その最善の利益が優先して考慮され，心身ともに健やかに育成されるよう努めなければならない．
○2　児童の保護者は，児童を心身ともに健やかに育成することについて第一義的責任を負う．
○3　国及び地方公共団体は，児童の保護者とともに，児童を心身ともに健やかに育成する責任を負う．
第三条　前二条に規定するところは，児童の福祉を保障するための原理であり，この原理は，すべて児童に関する法令の施行にあたつて，常に尊重されなければならない．
第一節　国及び地方公共団体の責務
第三条の二　国及び地方公共団体は，児童が家庭において心身ともに健やかに養育されるよう，児童の保護者を支援しなければならない．ただし，児童及びその保護者の心身の状況，これらの者の置かれている環境その他の状況を勘案し，児童を家庭において養育することが困難であり又は適当でない場合にあつては児童が家庭における養育環境と同様の養育環境において継続的に養育されるよう，児童を家庭及び当該養育環境において養育することが適当でない場合にあつては児童ができる限り良好な家庭的環境において養育されるよう，必要な措置を講じなければならない．
第三条の三　（中略）
第二節　定義
第四条　この法律で，児童とは，満十八歳に満たない者をいい，児童を左のように分ける．
　一　乳児　満一歳に満たない者
　二　幼児　満一歳から，小学校就学の始期に達するまでの者
　三　少年　小学校就学の始期から，満十八歳に達するまでの者
○2　この法律で，障害児とは，身体に障害のある児童，知的障害のある児童，精神に障害のある児童（発達障害者支援法（平成十六年法律第百六十七号）第二条第二項に規定する発達障害児を含む．）又は治療方法が確立していない疾病その他の特殊の疾病であつて障害者の日常生活及び社会生活を総合的に支援するための法律（平成十七年法律第百二十三号）第四条第一項の政令で定めるものによる障害の程度が同項の厚生労働大臣が定める程度である児童をいう．
第五条　この法律で，妊産婦とは，妊娠中又は出産後一年以内の女子をいう．
第六条　この法律で，保護者とは，第十九条の三，第五十七条の三第二項，第五十七条の三の三第二項及び第五十七条の四第二項を除き，親権を行う者，未成年後見人その他の者で，児童を現に監護する者をいう．
第六条の二　この法律で，小児慢性特定疾病とは，児童又

は児童以外の満二十歳に満たない者(以下「児童等」という.)が当該疾病にかかつていることにより,長期にわたり療養を必要とし,及びその生命に危険が及ぶおそれがあるものであつて,療養のために多額の費用を要するものとして厚生労働大臣が社会保障審議会の意見を聴いて定める疾病をいう.

○2 この法律で,小児慢性特定疾病医療支援とは,都道府県知事が指定する医療機関(以下「指定小児慢性特定疾病医療機関」という.)に通い,又は入院する小児慢性特定疾病にかかつている児童等(政令で定めるものに限る.以下「小児慢性特定疾病児童等」という.)であつて,当該疾病の状態が当該小児慢性特定疾病ごとに厚生労働大臣が社会保障審議会の意見を聴いて定める程度であるものに対し行われる医療(当該小児慢性特定疾病に係るものに限る.)をいう.

第六条の二の二 この法律で,障害児通所支援とは,児童発達支援,医療型児童発達支援,放課後等デイサービス,居宅訪問型児童発達支援及び保育所等訪問支援をいい,障害児通所支援事業とは,障害児通所支援を行う事業をいう.

○2 この法律で,児童発達支援とは,障害児につき,児童発達支援センターその他の厚生労働省令で定める施設に通わせ,日常生活における基本的な動作の指導,知識技能の付与,集団生活への適応訓練その他の厚生労働省令で定める便宜を供与することをいう.

○3 この法律で,医療型児童発達支援とは,上肢,下肢又は体幹の機能の障害(以下「肢体不自由」という.)のある児童につき,医療型児童発達支援センター又は独立行政法人国立病院機構若しくは国立研究開発法人国立精神・神経医療研究センターの設置する医療機関であつて厚生労働大臣が指定するもの(以下「指定発達支援医療機関」という.)に通わせ,児童発達支援及び治療を行うことをいう.

○4 この法律で,放課後等デイサービスとは,学校教育法(昭和二十二年法律第二十六号)第一条に規定する学校(幼稚園及び大学を除く.)に就学している障害児につき,授業の終了後又は休業日に児童発達支援センターその他の厚生労働省令で定める施設に通わせ,生活能力の向上のために必要な訓練,社会との交流の促進その他の便宜を供与することをいう.

○5 この法律で,居宅訪問型児童発達支援とは,重度の障害の状態その他これに準ずるものとして厚生労働省令で定める状態にある障害児であつて,児童発達支援,医療型児童発達支援又は放課後等デイサービスを受けるために外出することが著しく困難なものにつき,当該障害児の居宅を訪問し,日常生活における基本的な動作の指導,知識技能の付与,生活能力の向上のために必要な訓練その他の厚生労働省令で定める便宜を供与することをいう.

○6 この法律で,保育所等訪問支援とは,保育所その他の児童が集団生活を営む施設として厚生労働省令で定めるものに通う障害児又は乳児院その他の児童が集団生活を営む施設として厚生労働省令で定めるものに入所する障害児につき,当該施設を訪問し,当該施設における障害児以外の児童との集団生活への適応のための専門的な支援その他の便宜を供与することをいう.

(以下略)

コメント

この法律ではほかに,障害児相談支援,障害児支援利用援助,子育て短期支援事業,乳児家庭全戸訪問事業,養育支援訪問事業,地域子育て支援拠点事業,一時預かり事業,家庭的保育事業,病児保育事業なども定められている.

8. 母子保健法(抄)

(昭和40年法律第141号)
最終改正:平成28年6月3日公布
(平成28年法律第63号)

第一章 総則

(目的)

第一条 この法律は,母性並びに乳児及び幼児の健康の保持及び増進を図るため,母子保健に関する原理を明らかにするとともに,母性並びに乳児及び幼児に対する保健指導,健康診査,医療その他の措置を講じ,もつて国民保健の向上に寄与することを目的とする.

(以下略)

(実施の委託)

第八条の二 市町村は,この法律に基づく母子保健に関する事業の一部について,病院若しくは診療所又は医師,助産師その他適当と認められる者に対し,その実施を委託することができる.

(連携及び調和の確保)

第八条の三 都道府県及び市町村は,この法律に基づく母子保健に関する事業の実施に当たつては,学校保健安全法(昭和三十三年法律第五十六号),児童福祉法その他の法令に基づく母性及び児童の保健及び福祉に関する事業との連携及び調和の確保に努めなければならない.

(中略)

(母子健康手帳)

第十六条 市町村は,妊娠の届出をした者に対して,母子健康手帳を交付しなければならない.

2 妊産婦は,医師,歯科医師,助産師又は保健師について,健康診査又は保健指導を受けたときは,その都度,母子健康手帳に必要な事項の記載を受けなければならない.乳児又は幼児の健康診査又は保健指導を受けた当該乳児又は幼児の保護者についても,同様とする.

3 母子健康手帳の様式は,厚生労働省令で定める.

4　前項の厚生労働省令は，健康診査等指針と調和が保たれたものでなければならない．

(妊産婦の訪問指導等)
第十七条　第十三条第一項の規定による健康診査を行つた市町村の長は，その結果に基づき，当該妊産婦の健康状態に応じ，保健指導を要する者については，医師，助産師，保健師又はその他の職員をして，その妊産婦を訪問させて必要な指導を行わせ，妊娠又は出産に支障を及ぼすおそれがある疾病にかかつている疑いのある者については，医師又は歯科医師の診療を受けることを勧奨するものとする．
2　市町村は，妊産婦が前項の勧奨に基づいて妊娠又は出産に支障を及ぼすおそれがある疾病につき医師又は歯科医師の診療を受けるために必要な援助を与えるように努めなければならない．

(低体重児の届出)
第十八条　体重が二千五百グラム未満の乳児が出生したときは，その保護者は，速やかに，その旨をその乳児の現在地の市町村に届け出なければならない．

(未熟児の訪問指導)
第十九条　市町村長は，その区域内に現在地を有する未熟児について，養育上必要があると認めるときは，医師，保健師，助産師又はその他の職員をして，その未熟児の保護者を訪問させ，必要な指導を行わせるものとする．
2　第十一条第二項の規定は，前項の規定による訪問指導に準用する．

(養育医療)
第二十条　市町村は，養育のため病院又は診療所に入院することを必要とする未熟児に対し，その養育に必要な医療(以下「養育医療」という．)の給付を行い，又はこれに代えて養育医療に要する費用を支給することができる．
　　　(中略)

第三章　母子健康包括支援センター
第二十二条　市町村は，必要に応じ，母子健康包括支援センターを設置するように努めなければならない．
2　母子健康包括支援センターは，第一号から第四号までに掲げる事業を行い，又はこれらの事業に併せて第五号に掲げる事業を行うことにより，母性並びに乳児及び幼児の健康の保持及び増進に関する包括的な支援を行うことを目的とする施設とする．
　一　母性並びに乳児及び幼児の健康の保持及び増進に関する支援に必要な実情の把握を行うこと．
　二　母子保健に関する各種の相談に応ずること．
　三　母性並びに乳児及び幼児に対する保健指導を行うこと．
　四　母性及び児童の保健医療又は福祉に関する機関との連絡調整その他母性並びに乳児及び幼児の健康の保持及び増進に関し，厚生労働省令で定める支援を行うこと．
　五　健康診査，助産その他の母子保健に関する事業を行うこと(前各号に掲げる事業を除く．)．
　　　(以下略)

> [コメント]
> 本法ではほかに，母子保健の向上に関する措置として，知識の普及，保健指導，新生児の訪問指導についても定められている．

9．学校教育法(抄)
昭和22年法律第26号
最終改正：平成30年6月1日公布
(平成30年法律第39号)

第一章　総則
第一条　この法律で，学校とは，幼稚園，小学校，中学校，義務教育学校，高等学校，中等教育学校，特別支援学校，大学及び高等専門学校とする．
第二条　学校は，国(国立大学法人法(平成十五年法律第百十二号)第二条第一項に規定する国立大学法人及び独立行政法人国立高等専門学校機構を含む．以下同じ．)，地方公共団体(地方独立行政法人法(平成十五年法律第百十八号)第六十八条第一項に規定する公立大学法人(以下「公立大学法人」という．)を含む．次項及び第百二十七条において同じ．)及び私立学校法(昭和二十四年法律第二百七十号)第三条に規定する学校法人(以下「学校法人」という．)のみが，これを設置することができる．
　　　(中略)
第十一条　校長及び教員は，教育上必要があると認めるときは，文部科学大臣の定めるところにより，児童，生徒及び学生に懲戒を加えることができる．ただし，体罰を加えることはできない．

(参考)生徒に対する体罰禁止に関する教師の心得　(略)
　　　(中略)

第二章　義務教育
第十六条　保護者(子に対して親権を行う者(親権を行う者のないときは，未成年後見人)をいう．以下同じ．)は，次条に定めるところにより，子に九年の普通教育を受けさせる義務を負う．
第十七条　保護者は，子の満六歳に達した日の翌日以後における最初の学年の初めから，満十二歳に達した日の属する学年の終わりまで，これを小学校，義務教育学校の前期課程又は特別支援学校の小学部に就学させる義務を負う．ただし，子が，満十二歳に達した日の属する学年の終わり

までに小学校の課程，義務教育学校の前期課程又は特別支援学校の小学部の課程を修了しないときは，満十五歳に達した日の属する学年の終わり(それまでの間においてこれらの課程を修了したときは，その修了した日の属する学年の終わり)までとする．
② 保護者は，子が小学校の課程，義務教育学校の前期課程又は特別支援学校の小学部の課程を修了した日の翌日以後における最初の学年の初めから，満十五歳に達した日の属する学年の終わりまで，これを中学校，義務教育学校の後期課程，中等教育学校の前期課程又は特別支援学校の中学部に就学させる義務を負う．
　(中略)

第八章　特別支援教育
　第七十二条　特別支援学校は，視覚障害者，聴覚障害者，知的障害者，肢体不自由者又は病弱者(身体虚弱者を含む．以下同じ．)に対して，幼稚園，小学校，中学校又は高等学校に準ずる教育を施すとともに，障害による学習上又は生活上の困難を克服し自立を図るために必要な知識技能を授けることを目的とする．
　(中略)
　第七十六条　特別支援学校には，小学部及び中学部を置かなければならない．ただし，特別の必要のある場合においては，そのいずれかのみを置くことができる．
　(中略)
　第七十八条　特別支援学校には，寄宿舎を設けなければならない．ただし，特別の事情のあるときは，これを設けないことができる．
　第八十一条　幼稚園，小学校，中学校，義務教育学校，高等学校及び中等教育学校においては，次項各号のいずれかに該当する幼児，児童及び生徒その他教育上特別の支援を必要とする幼児，児童及び生徒に対し，文部科学大臣の定めるところにより，障害による学習上又は生活上の困難を克服するための教育を行うものとする．
② 小学校，中学校，義務教育学校，高等学校及び中等教育学校には，次の各号のいずれかに該当する児童及び生徒のために，特別支援学級を置くことができる．
　一　知的障害者
　二　肢体不自由者
　三　身体虚弱者
　四　弱視者
　五　難聴者
　六　その他障害のある者で，特別支援学級において教育を行うことが適当なもの
③ 前項に規定する学校においては，疾病により療養中の児童及び生徒に対して，特別支援学級を設け，又は教員を派遣して，教育を行うことができる．
　(以下略)

10. 学校保健安全法(抄)
(昭和 33 年法律第 56 号)
最終改正：平成 27 年 6 月 24 日公布
(平成 27 年法律第 46 号)

第一章　総則
(目的)
第一条　この法律は，学校における児童生徒等及び職員の健康の保持増進を図るため，学校における保健管理に関し必要な事項を定めるとともに，学校における教育活動が安全な環境において実施され，児童生徒等の安全の確保が図られるよう，学校における安全管理に関し必要な事項を定め，もつて学校教育の円滑な実施とその成果の確保に資することを目的とする．
　(中略)

第二章　学校保健
第一節　学校の管理運営等
(学校保健に関する学校の設置者の責務)
第四条　学校の設置者は，その設置する学校の児童生徒等及び職員の心身の健康の保持増進を図るため，当該学校の施設及び設備並びに管理運営体制の整備充実その他の必要な措置を講ずるよう努めるものとする．
　(中略)
(保健室)
第七条　学校には，健康診断，健康相談，保健指導，救急処置その他の保健に関する措置を行うため，保健室を設けるものとする．
第二節　健康相談等
(健康相談)
第八条　学校においては，児童生徒等の心身の健康に関し，健康相談を行うものとする．
(保健指導)
第九条　養護教諭その他の職員は，相互に連携して，健康相談又は児童生徒等の健康状態の日常的な観察により，児童生徒等の心身の状況を把握し，健康上の問題があると認めるときは，遅滞なく，当該児童生徒等に対して必要な指導を行うとともに，必要に応じ，その保護者(学校教育法第十六条に規定する保護者をいう．第二十四条及び第三十条において同じ．)に対して必要な助言を行うものとする．
　(中略)
第三節　健康診断
(就学時の健康診断)
第十一条　市(特別区を含む．以下同じ．)町村の教育委員会は，学校教育法第十七条第一項の規定により翌学年の初めから同項に規定する学校に就学させるべき者で，当該市町村の区域内に住所を有するものの就学に当たつて，その

健康診断を行わなければならない．

第十二条　市町村の教育委員会は，前条の健康診断の結果に基づき，治療を勧告し，保健上必要な助言を行い，及び学校教育法第十七条第一項に規定する義務の猶予若しくは免除又は特別支援学校への就学に関し指導を行う等適切な措置をとらなければならない．

（児童生徒等の健康診断）

第十三条　学校においては，毎学年定期に，児童生徒等（通信による教育を受ける学生を除く．）の健康診断を行わなければならない．

　　（中略）

第四節　感染症の予防

（出席停止）

第十九条　校長は，感染症にかかつており，かかつている疑いがあり，又はかかるおそれのある児童生徒等があるときは，政令で定めるところにより，出席を停止させることができる．

（臨時休業）

第二十条　学校の設置者は，感染症の予防上必要があるときは，臨時に，学校の全部又は一部の休業を行うことができる．

　　（以下略）

> [コメント]
> 本法ではほかにも，学校保健技師，学校医についても定められている．

11．児童虐待の防止等に関する法律（抄）
（平成12年法律第82号）
最終改正：平成29年6月21日公布
（平成29年法律第69号）

（目的）

第一条　この法律は，児童虐待が児童の人権を著しく侵害し，その心身の成長及び人格の形成に重大な影響を与えるとともに，我が国における将来の世代の育成にも懸念を及ぼすことにかんがみ，児童に対する虐待の禁止，児童虐待の予防及び早期発見その他の児童虐待の防止に関する国及び地方公共団体の責務，児童虐待を受けた児童の保護及び自立の支援のための措置等を定めることにより，児童虐待の防止等に関する施策を促進し，もって児童の権利利益の擁護に資することを目的とする．

（児童虐待の定義）

第二条　この法律において，「児童虐待」とは，保護者（親権を行う者，未成年後見人その他の者で，児童を現に監護するものをいう．以下同じ．）がその監護する児童（十八歳に満たない者をいう．以下同じ．）について行う次に掲げる行為をいう．

一　児童の身体に外傷が生じ，又は生じるおそれのある暴行を加えること．

二　児童にわいせつな行為をすること又は児童をしてわいせつな行為をさせること．

三　児童の心身の正常な発達を妨げるような著しい減食又は長時間の放置，保護者以外の同居人による前二号又は次号に掲げる行為と同様の行為の放置その他の保護者としての監護を著しく怠ること．

四　児童に対する著しい暴言又は著しく拒絶的な対応，児童が同居する家庭における配偶者に対する暴力（配偶者（婚姻の届出をしていないが，事実上婚姻関係と同様の事情にある者を含む．）の身体に対する不法な攻撃であって生命又は身体に危害を及ぼすもの及びこれに準ずる心身に有害な影響を及ぼす言動をいう．第十六条において同じ．）その他の児童に著しい心理的外傷を与える言動を行うこと．

（児童に対する虐待の禁止）

第三条　何人も，児童に対し，虐待をしてはならない．

（国及び地方公共団体の責務等）

第四条　国及び地方公共団体は，児童虐待の予防及び早期発見，迅速かつ適切な児童虐待を受けた児童の保護及び自立の支援（児童虐待を受けた後十八歳となった者に対する自立の支援を含む．第三項及び次条第二項において同じ．）並びに児童虐待を行った保護者に対する親子の再統合の促進への配慮その他の児童虐待を受けた児童が家庭（家庭における養育環境と同様の養育環境及び良好な家庭的環境を含む．）で生活するために必要な配慮をした適切な指導及び支援を行うため，関係省庁相互間その他関係機関及び民間団体の間の連携の強化，民間団体の支援，医療の提供体制の整備その他児童虐待の防止等のために必要な体制の整備に努めなければならない．

2　国及び地方公共団体は，児童相談所等関係機関の職員及び学校の教職員，児童福祉施設の職員，医師，歯科医師，保健師，助産師，看護師，弁護士その他児童の福祉に職務上関係のある者が児童虐待を早期に発見し，その他児童虐待の防止に寄与することができるよう，研修等必要な措置を講ずるものとする．

3　国及び地方公共団体は，児童虐待を受けた児童の保護及び自立の支援を専門的知識に基づき適切に行うことができるよう，児童相談所等関係機関の職員，学校の教職員，児童福祉施設の職員その他児童虐待を受けた児童の保護及び自立の支援の職務に携わる者の人材の確保及び資質の向上を図るため，研修等必要な措置を講ずるものとする．

　　（中略）

（児童虐待の早期発見等）

第五条　学校，児童福祉施設，病院その他児童の福祉に業

務上関係のある団体及び学校の教職員，児童福祉施設の職員，医師，歯科医師，保健師，助産師，看護師，弁護士その他児童の福祉に職務上関係のある者は，児童虐待を発見しやすい立場にあることを自覚し，児童虐待の早期発見に努めなければならない．

（中略）

（児童虐待に係る通告）

第六条　児童虐待を受けたと思われる児童を発見した者は，速やかに，これを市町村，都道府県の設置する福祉事務所若しくは児童相談所又は児童委員を介して市町村，都道府県の設置する福祉事務所若しくは児童相談所に通告しなければならない．

（中略）

（出頭要求等）

第八条の二　都道府県知事は，児童虐待が行われているおそれがあると認めるときは，当該児童の保護者に対し，当該児童を同伴して出頭することを求め，児童委員又は児童の福祉に関する事務に従事する職員をして，必要な調査又は質問をさせることができる．この場合においては，その身分を証明する証票を携帯させ，関係者の請求があったときは，これを提示させなければならない．

（中略）

（警察署長に対する援助要請等）

第十条　児童相談所長は，第八条第二項の児童の安全の確認を行おうとする場合，又は同項第一号の一時保護を行おうとし，若しくは行わせようとする場合において，これらの職務の執行に際し必要があると認めるときは，当該児童の住所又は居所の所在地を管轄する警察署長に対し援助を求めることができる．都道府県知事が，第九条第一項の規定による立入り及び調査若しくは質問をさせ，又は臨検等をさせようとする場合についても，同様とする．

（中略）

（資料又は情報の提供）

第十三条の四　地方公共団体の機関及び病院，診療所，児童福祉施設，学校その他児童の医療，福祉又は教育に関係する機関（地方公共団体の機関を除く．）並びに医師，歯科医師，保健師，助産師，看護師，児童福祉施設の職員，学校の教職員その他児童の医療，福祉又は教育に関連する職務に従事する者は，市町村長，都道府県の設置する福祉事務所の長又は児童相談所長から児童虐待に係る児童又はその保護者の心身の状況，これらの者の置かれている環境その他児童虐待の防止等に係る当該児童，その保護者その他の関係者に関する資料又は情報の提供を求められたときは，当該資料又は情報について，当該市町村長，都道府県の設置する福祉事務所の長又は児童相談所長が児童虐待の防止等に関する事務又は業務の遂行に必要な限度で利用し，かつ，利用することに相当の理由があるときは，これを提供することができる．ただし，当該資料又は情報を提供することによって，当該資料又は情報に係る児童，その保護者その他の関係者又は第三者の権利利益を不当に侵害するおそれがあると認められるときは，この限りでない．

（以下略）

12. 子ども・子育て支援法（抄）
（平成24年法律第65号）
最終改正：平成30年6月27日公布
（平成30年法律第66号）

第一章　総則

（目的）

第一条　この法律は，我が国における急速な少子化の進行並びに家庭及び地域を取り巻く環境の変化に鑑み，児童福祉法（昭和二十二年法律第百六十四号）その他の子どもに関する法律による施策と相まって，子ども・子育て支援給付その他の子ども及び子どもを養育している者に必要な支援を行い，もって一人一人の子どもが健やかに成長することができる社会の実現に寄与することを目的とする．

（基本理念）

第二条　子ども・子育て支援は，父母その他の保護者が子育てについての第一義的責任を有するという基本的認識の下に，家庭，学校，地域，職域その他の社会のあらゆる分野における全ての構成員が，各々の役割を果たすとともに，相互に協力して行われなければならない．

（中略）

（市町村等の責務）

第三条　（中略）

3　国は，市町村が行う子ども・子育て支援給付及び地域子ども・子育て支援事業その他この法律に基づく業務が適正かつ円滑に行われるよう，市町村及び都道府県と相互に連携を図りながら，子ども・子育て支援の提供体制の確保に関する施策その他の必要な各般の措置を講じなければならない．

（以下略）

13. 母子及び父子並びに寡婦福祉法（抄）
（昭和39年法律第129号）
最終改正：平成28年6月3日公布
（平成28年法律第63号）

第一章　総則

（目的）

第一条　この法律は，母子家庭等及び寡婦の福祉に関する原理を明らかにするとともに，母子家庭等及び寡婦に対

し，その生活の安定と向上のために必要な措置を講じ，もつて母子家庭等及び寡婦の福祉を図ることを目的とする．

(基本理念)
第二条　全て母子家庭等には，児童が，その置かれている環境にかかわらず，心身ともに健やかに育成されるために必要な諸条件と，その母子家庭の母及び父子家庭の父の健康で文化的な生活とが保障されるものとする．
2　寡婦には，母子家庭の母及び父子家庭の父に準じて健康で文化的な生活が保障されるものとする．
　　　（中略）

(母子・父子自立支援員)
第八条　都道府県知事，市長(特別区の区長を含む．)及び福祉事務所を管理する町村長(以下「都道府県知事等」という．)は，社会的信望があり，かつ，次項に規定する職務を行うに必要な熱意と識見を持つている者のうちから，母子・父子自立支援員を委嘱するものとする．
　　　（中略）

(福祉事務所)
第九条　福祉事務所は，この法律の施行に関し，主として次の業務を行うものとする．
　一　母子家庭等及び寡婦の福祉に関し，母子家庭等及び寡婦並びに母子・父子福祉団体の実情その他必要な実情の把握に努めること．
　二　母子家庭等及び寡婦の福祉に関する相談に応じ，必要な調査及び指導を行うこと，並びにこれらに付随する業務を行うこと．

(児童委員の協力)
第十条　児童福祉法に定める児童委員は，この法律の施行について，福祉事務所の長又は母子・父子自立支援員の行う職務に協力するものとする．
　　　（中略）

第三章　母子家庭に対する福祉の措置
(母子福祉資金の貸付け)
第十三条　都道府県は，配偶者のない女子で現に児童を扶養しているもの又はその扶養している児童(配偶者のない女子で現に児童を扶養しているものが同時に民法第八百七十七条の規定により二十歳以上である子その他これに準ずる者を扶養している場合におけるその二十歳以上である子その他これに準ずる者を含む．以下この項及び第三項において同じ．)に対し，配偶者のない女子の経済的自立の助成と生活意欲の助長を図り，あわせてその扶養している児童の福祉を増進するため，次に掲げる資金を貸し付けることができる．
　一　事業を開始し，又は継続するのに必要な資金
　二　配偶者のない女子が扶養している児童の修学に必要な資金
　三　配偶者のない女子又はその者が扶養している児童が事業を開始し，又は就職するために必要な知識技能を習得するのに必要な資金
　四　前三号に掲げるもののほか，配偶者のない女子及びその者が扶養している児童の福祉のために必要な資金であつて政令で定めるもの
　　　（中略）

第七章　母子・父子福祉施設
(母子・父子福祉施設)
第三十八条　都道府県，市町村，社会福祉法人その他の者は，母子家庭の母及び父子家庭の父並びに児童が，その心身の健康を保持し，生活の向上を図るために利用する母子・父子福祉施設を設置することができる．

(施設の種類)
第三十九条　母子・父子福祉施設の種類は，次のとおりとする．
　一　母子・父子福祉センター
　二　母子・父子休養ホーム
2　母子・父子福祉センターは，無料又は低額な料金で，母子家庭等に対して，各種の相談に応ずるとともに，生活指導及び生業の指導を行う等母子家庭等の福祉のための便宜を総合的に供与することを目的とする施設とする．
3　母子・父子休養ホームは，無料又は低額な料金で，母子家庭等に対して，レクリエーションその他休養のための便宜を供与することを目的とする施設とする．
　　　（以下略）

コメント
　本法ではほかにも，母子家庭就業支援事業等，母子家庭自立支援給付金，母子家庭生活向上事業，父子福祉資金の貸付け，父子家庭日常生活支援事業，公営住宅の供給に関する特別の配慮等，父子家庭就業支援事業等，父子家庭自立支援給付金についても定められている．

身体障害者障害程度等級表

| 級別 | 視覚障害 | 聴覚又は平衡機能の障害 || 音声機能言語機能又はそしゃく機能の障害 | 肢体不自由 ||| 乳幼児期以前の非進行性の脳病変による運動機能障害 ||
		聴覚障害	平衡機能障害		上肢機能障害	下肢機能障害	体幹機能障害	上肢機能障害	移動機能障害
一級	両眼の視力（万国式試視力表によって測ったものをいい，屈折異常のある者については，きょう正視力について測ったものをいう。以下同じ。）の和が0.01以下のもの				1 両上肢の機能を全廃したもの 2 両上肢を手関節以上で欠くもの	1 両下肢の機能を全廃したもの 2 両下肢を大腿の二分の一以上で欠くもの	体幹の機能障害により坐っていることができないもの	不随意運動・失調等により上肢を使用する日常生活動作がほとんど不可能なもの	不随意運動・失調等により歩行が不可能なもの
二級	1 両眼の視力の和が0.02以上0.04以下のもの 2 両眼の視野がそれぞれ10度以内でかつ両眼による視野について視能率による損失率が95％以上のもの	両耳の聴力レベルがそれぞれ100db以上のもの（両耳全ろう）			1 両上肢の機能の著しい障害 2 両上肢のすべての指を欠くもの 3 一上肢を上腕の二分の一以上で欠くもの 4 一上肢の機能を全廃したもの	1 両下肢の機能の著しい障害 2 両下肢を下腿の二分の一以上で欠くもの	1 体幹の機能障害により坐位又は起立位を保つことが困難なもの 2 体幹の機能障害により立ち上がる事が困難なもの	不随意運動・失調等により上肢を使用する日常生活動作が極度に制限されるもの	不随意運動・失調等により歩行が極度に制限されるもの
三級	1 両眼の視力の和が0.05以上0.08以下のもの 2 両眼の視野がそれぞれ10度以内でかつ両眼による視野について視能率による損失率が90％以上のもの	両耳の聴力レベルが90db以上のもの（耳介に接しなければ大声語を理解し得ないもの）	平衡機能の極めて著しい障害	音声機能，言語機能又はそしゃく機能のそう失	1 両上肢のおや指及びひとさし指を欠くもの 2 両上肢のおや指及びひとさし指の機能を全廃したもの 3 一上肢の機能の著しい障害 4 一上肢のすべての指を欠くもの 5 一上肢のすべての指の機能を全廃したもの	1 両下肢をショパー関節以上で欠くもの 2 一下肢を大腿の二分の一以上で欠くもの 3 一下肢の機能を全廃したもの	体幹の機能障害により歩行が困難なもの	不随意運動・失調等により上肢を使用する日常生活動作が著しく制限されるもの	不随意運動・失調等により歩行が家庭内での日常生活活動に制限されるもの
四級	1 両眼の視力の和が0.09以上0.12以下のもの 2 両眼の視野がそれぞれ10度以内のもの	1 両耳の聴力レベルが80db以上のもの（耳介に接しなければ話声語を理解し得ないもの） 2 両耳による普通話声の最良の語音明瞭度が50％以下のもの		音声機能，言語機能又はそしゃく機能の著しい障害	1 両上肢のおや指を欠くもの 2 両上肢のおや指の機能を全廃したもの 3 一上肢の肩関節，肘関節又は手関節のうち，いずれか一関節の機能を全廃したもの 4 一上肢のおや指及びひとさし指を欠くもの 5 一上肢のおや指及びひとさし指の機能を全廃したもの 6 おや指又はひとさし指を含めて一上肢の三指を欠くもの 7 おや指又はひとさし指を含めて一上肢の三指の機能を全廃したもの 8 おや指又はひとさし指を含めて一上肢の四指の機能の著しい障害	1 両下肢のすべての指を欠くもの 2 両下肢のすべての指の機能を全廃したもの 3 一下肢を下腿の二分の一以上で欠くもの 4 一下肢の機能の著しい障害 5 一下肢の股関節又は膝関節の機能を全廃したもの 6 一下肢が健側に比して，10cm以上又は健側の長さの十分の一以上短いもの		不随意運動・失調等による上肢の機能障害により社会での日常生活活動が著しく制限されるもの	不随意運動・失調等により社会での日常生活活動が著しく制限されるもの

級	視覚障害	聴覚・平衡機能障害		音声・言語・そしゃく機能障害	上肢	下肢	体幹	上肢機能	移動機能
		聴覚	平衡機能					乳幼児期以前の非進行性の脳病変による運動機能障害	
五級	1 両眼の視力の和が0.13以上0.2以下のもの 2 両眼による視野の二分の一以上が欠けているもの		平衡機能の著しい障害		1 両上肢のおや指の機能の著しい障害 2 一上肢の肩関節，肘関節又は手関節のうち，いずれか一関節の機能の著しい障害 3 一上肢のおや指を欠くもの 4 一上肢のおや指の機能を全廃したもの 5 一上肢のおや指及びひとさし指の機能の著しい障害 6 おや指又はひとさし指を含めて一上肢の三指の機能の著しい障害	1 一下肢の股関節又は膝関節の機能の著しい障害 2 一下肢の足関節の機能を全廃したもの 3 一下肢が健側に比して5cm以上又は健側の長さの十五分の一以上短いもの	体幹の機能の著しい障害	不随意運動・失調等による上肢の機能障害により社会での日常生活活動に支障のあるもの	不随意運動・失調等により社会での日常生活活動に支障のあるもの
六級	一眼の視力が0.02以下，他眼の視力が0.6以下のもので，両眼の視力の和が0.2を越えるもの	1 両耳の聴力レベルが70db以上のもの（40cm以上の距離で発声された会話語を理解し得ないもの） 2 一側耳の聴力レベルが90db以上，他側耳の聴力レベルが50db以上のもの			1 一上肢のおや指の機能の著しい障害 2 ひとさし指を含めて一上肢の二指を欠くもの 3 ひとさし指を含めて一上肢の二指の機能を全廃したもの	1 一下肢をリスフラン関節以上で欠くもの 2 一下肢の足関節の機能の著しい障害		不随意運動・失調等により上肢の機能の劣るもの	不随意運動・失調等により移動機能の劣るもの
七級					1 一上肢の機能の軽度の障害 2 一上肢の肩関節，肘関節又は手関節のうち，いずれか一関節の機能の軽度の障害 3 一上肢の手指の機能の軽度の障害 4 ひとさし指を含めて一上肢の二指の機能の著しい障害 5 一上肢のなか指，くすり指及び小指を欠くもの 6 一上肢のなか指，くすり指及び小指の機能を全廃したもの	1 両下肢のすべての指の機能の著しい障害 2 一下肢の機能の軽度の障害 3 一下肢の股関節，膝関節又は足関節のうち，いずれか一関節の機能の軽度の障害 4 一下肢のすべての指を欠くもの 5 一下肢のすべての指の機能を全廃したもの 6 一下肢が健側に比して3cm以上又は健側の長さの二十分の一以上短いもの		上肢に不随意運動・失調等を有するもの	上肢に不随意運動・失調等を有するもの

備考
1. 同一の等級について2つの重複する障害がある場合は，一級上の級とする．ただし，2つの重複する障害が特に本表中に指定せられているものは，当該級とする．
2. 肢体不自由においては，七級に該当する障害が1以上重複する場合は，六級とする．
3. 異なる等級について2以上の重複する障害がある場合については，障害の程度を勘案して当該等級より上の級とすることができる．
4. 「指を欠くもの」とは，おや指については指骨間関節，その他の指については第一指骨間関節以上を欠くものをいう．
5. 「指の機能障害」とは，中手指節関節以下の障害をいい，おや指については，対抗運動障害をも含むものとする．
6. 上肢又は下肢欠損の断端の長さは，実用長（上腕においては腋窩より，大腿において坐骨結節の高さより計測したもの）をもって計測したものをいう．
7. 下肢の長さは，前腸骨棘より内くるぶし下端までを計測したものをいう．

索引

欧文

数字

1型・2型糖尿病　119
1歳半健診　186
13トリソミー　34
18トリソミー　34
22q11.2欠失症候群　37

A

AABR(automated auditory brainstem response)　13
AAC(augmentative and alternative communication)　185, 189, 219
ABA(applied behavior analysis)　219
ABR(auditory brainstem response)　13, 50, 195
ADEM(acute disseminated encephalomyelitis)　71
ADHD(attention-deficit hyperactivity disorder)　184, 219
ADHD評価スケール(ADHD-RS)　220, 231, 232
AKI(acute kidney injury)　140
ALL(acute lymphoblastic leukemia)　146
Alport症候群　139
AML(acute myelogeneous leukemia)　147
ANSD(auditory neuropathy spectrum disorders)　195
Apgarスコア　53
ASD(autism spectrum disorder)　215

B

B型肝炎　99
BA(biliary atresia)　113
Becker型筋ジストロフィー症　74
Beckwith-Wiedemann症候群　37
Bell麻痺　74
BOA(behavioral observation audiometry)　13, 195
Bowman囊　130

C

CARS小児自閉症評定尺度，新装版　231, 232
CBCL(child behavior checklist)　220
CDH(congenital diaphragmatic hernia)　108
CHARGE症候群　38
CKD(chronic kidney disease)　140
Coombsの分類　124
COR(conditioned orientation reflex)　13, 195
Cornelia de Lange症候群　38

D

DAM(Draw a Man Test)　227, 228
DenverⅡデンバー発達判定法　13, 14, 224, 225
DMN(default mode network)　223
DN-CAS認知評価システム　228, 229
Doman-Delacatoの理論　3
Down症候群　34
DQ(developmental quotient)　12
Dravet症候群　68
Duchenne型筋ジストロフィー　74

E

Ewing肉腫　151

F

Fallot四徴症　79, 85
Fanconi症候群　133
Friedreich運動失調症　69
Frostig視知覚検査　228, 230

G

Gaucher病　43
GERD(gastroesophageal reflux disease)　107
GFR(glomerular filtration rate)　135, 140
GMFCS(Gross Motor Function Classification System)　180
Goodenough人物画知能検査　227, 228
Guillain-Barré症候群　73

H

Henoch-Schönlein症候群　129, 138
HIE(hypoxic ischemic encephalopathy)　54
Hirschsprung病　110, 210
Hodgkinリンパ腫　149

I

IBD(inflammatory bowel disease)　112
IBS(irritable bowel syndrome)　112, 154
ICF(国際生活機能分類)　168
IgA腎症　137
IgG　122
IQ(intelligence quotient)　12, 183
ITPA言語学習能力診断検査　228
IVH(intraventricular hemorrhage)　57

J

JIA(juvenile idiopathic arthritis)　128
JMAP(Japanese version of Miller Assessment for Preschoolers)　224, 225

JPAN(Japanese Playful Assessment for Neuropsychological Abilities) 228, 230

K

K式発達検査2001，新版 226, 227
KABC-Ⅱ心理・教育アセスメントバッテリー，日本版 228
KIDS乳幼児発達スケール 224, 225
Klinefelter症候群 35
Kohs立方体組み合わせテスト 227, 228
Krabbe病 69

L

Landau-Kleffner症候群 68, 238
LCスケール増補版 230, 231
LD・ADHD児診断のためのスクリーニングテスト 232
LD判断のための調査票(LDI-R) 232
Lennox-Gastaut症候群 67
Lesch-Nyhan症候群 45

M

McArdle病 42
Menkes病 45
Moro反射 11

N・O

Niemann-Pick病 44, 69
Noonan症候群 37
OAE(otoacoustic emission) 13, 195
OD(orthostatic dysregulation) 152

P

PARS-TR(Parent-interview ASD Rating Scale-Text Revision) 231, 232
PDA(patent ductus arteriosus) 60, 79
PECS(Picture Exchange Communication System) 219
Prader-Willi症候群 37
PVL(periventricular leukomalacia) 56, 178
PVT-R(Picture Vocabulary test-Revised) 230, 231

R

RAN課題 247
RAST(radio-allergo-sorbent test) 125

RDS(respiratory distress syndrome) 51, 59
Recklinghausen病 62
Rett症候群 69
Reye症候群 71
RF(rheumatic fever) 128
ROP(retinopathy of prematurity) 52, 157
Rubinstein-Taybi症候群 38

S

S-M社会生活能力検査第3版 232, 233
shuffling baby 12
SLD(specific learning disorder) 184, 220
SLE 128, 138
Smith-Lemli-Opitz症候群 39
Sotos症候群 37
SST(social skill training) 219
STRAW-R 231, 232
Sturge-Weber症候群 62

T

Tay-Sachs病 43, 69
TEACCH(Treatment and Education for Autistic and related Communication handicapped Children) 219
TOM心の理論課題発達検査　幼児・児童の社会認知スクリーニングテスト 228, 230
TORCH症候群 60, 100
TTN(transient tachypnea of the newborn) 59
Turner症候群 35

V

Vineland(ヴァインランド)-Ⅱ適応行動尺度，日本版 232
von Gierke病 42
VPD(Vaccine Preventable Disease) 22, 97

W

Waardenburg症候群 39
West症候群 67
Williams症候群 39
Wilms腫瘍 141, 151
Wilson病 45, 69
Wingの三つ組 216
WISC(Wechsler Intelligence Scale for Children) 183

WISC-Ⅳ知能検査，日本版 225, 226
WM(working memory) 223
WPPSI-Ⅲ知能検査 226, 227

X

X連鎖優性遺伝 33
X連鎖劣性遺伝 33

和文

あ

アデノイド肥大 90
アトピー性皮膚炎 126
アナフィラキシー 127
アプガー(Apgar)スコア 53
アミノ酸代謝異常症 39
アルポート(Alport)症候群 139
アレルギー 123
アレルギー性紫斑病 146
アレルギー性鼻炎 126
悪性リンパ腫 149

い

イレウス 210
インテーク面接 238
インフルエンザ 99
インフルエンザ脳症 71
いざり児 12
医療的ケア 179
胃食道逆流症(GERD) 107, 209
異物 92
遺伝医学の基礎 32
遺伝カウンセリング 34
遺伝子診断 39
遺伝子治療 41
遺伝疾患 31
遺伝性運動感覚ニューロパチー 70
遺糞症 154
育児 17
咽後膿瘍 90
咽頭炎，急性 89

う

ウィリアムズ(Williams)症候群 39
ウイルス肝炎 113
ウィルソン(Wilson)病 45, 69
ウィルムス(Wilms)腫瘍 141, 151
ウィング(Wing)の三つ組 216
ウエスト(West)症候群 67
ヴァインランド-Ⅱ適応行動尺度，日本版 232
運動障害 174

索 引

う
運動神経　3
運動発達　5

え
栄養　49
液性免疫　124
炎症性腸疾患(IBS)　112
嚥下反射　50
遠城寺式乳幼児分析的発達検査法
　　　9, 224, 225

お
オルニチントランスカルバミラーゼ
　　欠損症　41
おたふく風邪　101
応用行動分析(ABA)　219
黄疸　58
嘔吐　29, 105
　──, 心因性　154
横隔膜ヘルニア, 先天性　108
横断的標準身長・体重曲線　15
横紋筋肉腫　151
大島分類　204
大脇式知的障害児用知能検査法
　　227, 228
親面接式自閉スペクトラム症評定尺度
　テキスト改訂版(PARS-TR)
　　231, 232

か
ガラクトース血症　42
下垂体ホルモン　116
家族歴　27
過換気症候群　153
過敏性腸症候群(IBS)　112, 154
歌舞伎症候群　38
改訂版標準読み書きスクリーニング
　検査(STRAW-R)　231, 232
絵画語い発達検査(PVT-R)　230, 231
咳嗽, 心因性　153
拡大代替コミュニケーション(AAC)
　　185, 189, 219
核黄疸　58
覚醒反射　11
獲得免疫　121
学校感染症　97
学校教育法　271
学校保健安全法　272
川崎病　85
感音性難聴　193
感覚神経　3
感染経路　95
感染症, 先天性　100

感染症予防法　97
眼瞼反射　11

き
ギラン-バレー(Guillain-Barré)
　　症候群　73
気管狭窄, 先天性　92
気管支炎　93
気管支喘息　93, 125, 153
気管支軟化症　93
気道異物　19
気道狭窄, 先天性　92
奇形　36
器官形成臨界期　35
起立性調節障害(OD)　152
機能性ディスペプシア　154
機能性腹痛　154
虐待　24, 172
急性咽頭炎　89
急性喉頭蓋炎　92
急性骨髄性白血病(AML)　147
急性細気管支炎　93
急性散在性脳脊髄炎(ADEM)　71
急性腎障害(AKI)　140
急性脳症　71
急性腹痛　105
急性リンパ球性白血病(ALL)　146
吸啜反射　50
巨大児　47
共同注意　12
共同注視　187
金属代謝異常症　45
筋ジストロフィー　74

く
クームス(Coombs)の分類　124
クラインフェルター(Klinefelter)
　　症候群　35
クラッベ(Krabbe)病　69
クループ症候群　91
クレチン症　117
グッドイナフ(Goodenough)人物画
　　知能検査(DAM)　227, 228
くも膜下出血　58
くる病　77
　──, ビタミンD欠乏性　120
　──, 未熟児　52
空気感染　95
国リハ式＜S-S法＞言語発達遅滞
　検査　230

け
けいれん　30

　──, 熱性　65
　──, 憤怒　65
下痢　29, 105
痙直型麻痺　178
頸定　10
血尿　133
血便　29, 105
血友病　146
結節性硬化症　62
健常発達　5
健診
　──, 1歳半　186
　──, 乳児　17
　──, 乳幼児　19
言語・コミュニケーション発達
　スケール増補版　230, 231
言語指導の流れ　237
言語障害　184, 186
言語発達　10
言語理解　10
原因遺伝子　39
原始反射　10, 50
限局性学習症(SLD)　184, 220
現病歴　26

こ
コース(Kohs)立方体組み合わせ
　テスト　227, 228
コミュニケーションの複層性　188
コルネリア・デ・ランゲ(Cornelia de
　Lange)症候群　38
ゴーシェ(Gaucher)病　43
ゴナドトロピン　116
ことば
　── の遅れ　186
　── の障害への対応　189
子ども
　──, 育てにくい　2
　── の権利　2
子ども・子育て支援法　274
子ども・若者育成支援推進法　263
子ども子育て支援制度　258
子どもの行動チェックリスト(CBCL)
　　220
子どもの貧困対策の推進に関する法律
　　264
呼吸窮迫症候群(RDS)　51, 59
誤飲　19
誤嚥　209
口蓋扁桃肥大　90
口蓋裂　106
口唇裂　105
甲状腺機能低下症, 先天性　117

好酸球数　125
校内委員会　247
後鼻孔閉鎖　89
硬膜下血腫　58
構音障害　184
膠原病　127
膠質浸透圧　134
喉頭蓋炎，急性　92
喉頭軟化症　91
合計特殊出生率の年次推移　254
告知　171
国際生活機能分類(ICF)　168
極低出生体重児　47
骨形成不全症　76
骨減少症，未熟児　52
骨髄異形成症候群　145
骨導補聴器　195
骨肉腫　151

さ

ショック　78
　——，心原性　80
鎖肛(直腸肛門異常)　109
座位保持　10
再生不良性貧血　145
細気管支炎，急性　93
細菌性髄膜炎　100
細菌性肺炎　94
細菌尿　133
細胞性免疫　124
在胎期間　48
三項関係　12
三大アレルゲン　126

し

糸球体　130
糸球体濾過量(GFR)　135, 140
自然免疫　121
思春期早発症　116
思春期遅発症　116
視覚障害　190
視覚障害＋知的障害　201
視覚障害＋聴覚障害＋(知的障害)
　　　　　　　　　　　　202
脂質代謝異常　41
脂質蓄積症　43
紫斑病性腎炎　138
自己免疫疾患　127
自動聴性脳幹反応聴覚検査(AABR)
　　　　　　　　　　　　13
自閉スペクトラム症(ASD)　215
次世代育成支援対策支援法　258, 262
耳音響反射(OAE)　13, 195

児童の権利に関する条約　2
児童虐待の防止等に関する法律　273
児童憲章　268
児童福祉法　269
事故　19
質問-応答関係検査　230, 231
社会性の発達　12
社会的参照　12
若年性特発性関節リウマチ(JIA)　128
重症筋無力症　75
重症心身障害児　203
重複障害児　198
重複腎盂・尿管　143
主訴　26
出血性膀胱炎　142
出生前診断　33
出生数の年次推移　254
出席停止　98
準超重症障害児　204
書字障害　234
女性の年齢別出生率　255
小奇形　36
小児科学の対象　2
小児人工内耳適応基準　196
小児保健　16
正出生体重児　47
消化性潰瘍　110
障害児　162
　——，支援対象となる　166
　——，超重度　204
障害児・者福祉制度　164, 167
障害児支援　166
障害者基本法　265
障害受容　172
障害と認識されにくい困難　211
障害を理由とする差別の解消の推進に
　　関する法律　268
条件詮索反応検査(COR)　13, 195
常染色体異常症　34
常染色体優性遺伝　31
常染色体劣性遺伝　31
食育　18
食道異物　108
食道閉鎖，先天性　106
食物アレルギー　126
心因性嘔吐　154
心因性咳嗽　153
心筋炎　87
心原性ショック　80
心疾患，先天性　79, 82
心室中隔欠損　79, 82
心身症　152
心不全　79

心房中隔欠損　83
身体障害者障害程度等級(表)
　　　　　　　　　　　190, 276
身体所見　28
神経芽腫　149
神経膠腫　148
神経性やせ症　156
神経線維腫2型　62
神経皮膚症候群　62
新生児一過性多呼吸(TTN)　59
新生児仮死　53
新生児期　46
新生児聴覚スクリーニング　158, 196
新生児マススクリーニング　40, 121
新装版CARS小児自閉症評定尺度
　　　　　　　　　　　231, 232
新版K式発達検査2001　226, 227
人口動態統計　254
人工内耳　196
腎性糖尿　133
腎不全　139

す

スクラッチテスト　125
スタージ-ウェーバー(Sturge-
　　Weber)症候群　62
スミス-レムリ-オピッツ(Smith-
　　Lemli-Opitz)症候群　39
頭蓋内出血，小児期にみられる　68
頭痛　72
水腎症，先天性　142
水痘　99, 101
水頭症，先天性　63
水平感染　61
垂直感染　61
膵管・胆管合流異常　113
睡眠驚愕症型　156
睡眠時遊行症型　156
随意運動　173
髄鞘形成　3
髄膜炎　71, 100

せ

正常発達　5
生理的黄疸　58
声帯結節　159
声帯麻痺　91
声門下狭窄，先天性　91
成長　16
成長曲線　16
成長パターン　115
成長ホルモン系　116
性染色体異常症　35

性分化疾患　118
精巣水腫　144
精巣捻転　144
咳　29
脊髄小脳変性症　69
接触感染　95
摂食障害　156
先天奇形　35, 82
先天代謝異常　39
先天風疹症候群　36, 60
先天性横隔膜ヘルニア（CDH）　108
先天性感染症　100
先天性気管狭窄　92
先天性甲状腺機能低下症　117
先天性食道閉鎖　106
先天性心疾患　79, 82
先天性水腎症　142
先天性水頭症　63
先天性声門下狭窄　91
先天性トキソプラズマ症　36
先天性難聴　158
先天性副腎皮質過形成　118
先天性ミオパチー　75
先天性免疫不全症　123
染色体異常症　33
全身性エリテマトーデス（SLE）
　　128, 138
全身性自己免疫疾患　127
喘鳴　29

そ
ソトス（Sotos）症候群　37
粗大運動　5
粗大運動能力分類システム（GMFCS）
　　180
早産児　46
総肺静脈還流異常　79
臓器特異的自己免疫疾患　127
育てにくい子ども　2

た
ターナー（Turner）症候群　35
タンデムマススクリーニング　120
ダウン（Down）症候群　34
田中ビネー知能検査 V　183, 226, 227
多因子遺伝病　33
多職種連携　243
多発性嚢胞腎　142
胎芽病　35
胎児性アルコール症候群　36
代謝異常，先天性　39
脱水　131
単一遺伝子病　31

胆管・膵管合流異常　113
胆道拡張症　113
胆道閉鎖症（BA）　113
探索反射　50
蛋白尿　132

ち
チアノーゼ　78〜80
チック　155, 222
知的障害　182
知的障害＋視覚障害　201
知的障害＋聴覚障害　200
知能指数（IQ）　12, 183
窒息　19
中枢神経　3
中枢性尿崩症　117
注意欠如・多動症（ADHD）　184, 219
超重症児判定スコア　205
超重度障害児　204
超低出生体重児　47
腸回転異常症　109
腸重積症　111
腸閉塞　210
聴覚の発達　10
聴覚障害　192, 195, 207
　──，ことばの発達への影響　194
聴覚障害＋視覚障害＋（知的障害）
　　202
聴覚障害＋知的障害　200
聴性行動反応　10
聴性行動反応聴力検査（BOA）
　　13, 195
聴性行動反応の発達　11
聴性脳幹反応（ABR）　13, 50, 195

つ
つかまり立ち　10
津守式乳幼児精神発達質問紙
　　224, 225
追随注視　187

て
テイ－サックス（Tay-Sachs）病　43, 69
ディスペプシア，機能性　154
デュシェンヌ（Duchenne）型筋ジストロフィー　74
デンバー発達判定法（Denver Ⅱ）
　　13, 14, 224, 225
てんかん　65, 206
　──，点頭　67
　──，乳児ミオクローヌス　68
　──，光過敏性　68
低形成性貧血　145

低血糖　52
低酸素性虚血性脳症（HIE）　54
低出生体重児　46, 47
停留精巣　143
溺水　19
鉄欠乏性貧血　145
点頭てんかん　67
転倒　19
転落　19
伝音経路　194
伝音性難聴　193

と
トキソプラズマ症，先天性　36
ドラベ（Dravet）症候群　68
糖原病　41, 42
糖質代謝異常　42
糖尿病　133
　──，1型・2型　119
動脈管開存　84
動脈管開存症（PDA）　60
銅代謝異常症　45
特発性血小板減少性紫斑病　146
特別支援学校　199
特別支援教育　166
特別支援教育コーディネーター　247
読字障害　234

な
ナットクラッカー現象　133
生ワクチン　22
難聴　193, 207
　──，先天性　158

に
ニーマン-ピック（Niemann-Pick）病
　　44, 69
二分脊椎　64
日本版 KABC-Ⅱ心理・教育アセスメントバッテリー　228
日本版 Vineland（ヴァインランド）-Ⅱ
　適応行動尺度　232
日本版 WISC-Ⅳ知能検査　225, 226
日本版ミラー幼児発達スクリーニング検査（JMAP）　224, 225
乳児健診　17
乳児死亡率　47
乳児ミオクローヌスてんかん　68
乳幼児健診　19
　──のチェックポイント　20
乳幼児精神発達質問紙（津守式）
　　224, 225
尿細管間質性腎炎　139

索引

尿細管機能障害　139
尿糖　133
尿路感染症　141
認知プロセス　222

ぬ・ね

ヌーナン(Noonan)症候群　37
ネフローゼ症候群　137
ネフロン　130
ネマリンミオパチー　73
寝返り　10
熱性けいれん　65

の

脳室周囲白質軟化症(PVL)　56, 178
脳室内出血(IVH)　57
脳腫瘍　72, 148
脳性麻痺　173, 174
脳の発生　63, 173
膿尿　133

は

ハイリスク新生児　49
パッチテスト　125
馬蹄腎　142
肺炎，細菌性　94
肺形成不全　94
肺サーファクタント　51
肺動脈閉鎖　79
白血球尿　133
白血病　146
発達　3, 5
発達指数(DQ)　12
発達障害　172, 178, 214
発達障害認知　223
発達性協調運動症　221
発達性表出性言語障害　184
発達評価　12
──に用いる検査　224
発熱　29
鼻汁　29
半月体形成性糸球体腎炎　137
晩期合併症　147

ひ

ヒトゲノム　33
ヒトの脳の発生　173
ヒルシュスプルング(Hirschsprung)
　病　110, 210
ビタミンD欠乏性くる病　120
ビタミンK欠乏による出血　146
皮内テスト　125
皮膚筋炎・多発性筋炎　129

非ホジキンリンパ腫　150
肥厚性幽門狭窄症　108
飛沫感染　95
被虐待症候群　67
微細運動　5
表象能力の発達段階　207
標準身長・体重曲線　16
病歴聴取　26
昼間遺尿　154
貧血　145
　──，低形成性　145
　──，鉄欠乏性　145
　──，未熟児　52
　──，溶血性　145
光過敏性てんかん　68

ふ

ファブリー(Fabry)病　44
ファロー(Fallot)四徴症　79, 85
ファンコーニ(Fanconi)症候群　133
フェニルケトン尿症　40
フォン・ギールケ(von Gierke)病　42
フリードライヒ(Friedreich)運動
　失調症　69
フロスティッグ(Frostig)視知覚検査
　　　　　　　　228, 230
フロッピーインファント　72
ブドウ状肉腫　152
プラダー-ウィリー(Prader-Willi)
　症候群　37
ブリックテスト　125
不活化ワクチン　22
不整脈　87
浮腫　134
風疹　99, 101
副腎皮質過形成，先天性　118
腹痛　29, 105
　──，機能性　154
　──，急性　105
腹部片頭痛　155
福山型先天性筋ジストロフィー　74
二つ折れ姿勢　73
憤怒けいれん　65
分娩外傷　58

へ

ヘノッホ-シェーンライン(Henoch-
　Schönlein)症候群　129, 138
ヘルパーT細胞　124
ベッカー(Becker)型筋ジストロ
　フィー症　74

ベックウィズ-ヴィーデマン
　(Beckwith-Wiedemann)症候群
　　　　　　　　　　37
ベル(Bell)麻痺　74
ペルオキシソーム病　44
弁膜症　87
便色カード　104
便秘　210

ほ

ホモシスチン尿症　40
ホジキン(Hodgkin)リンパ腫　149
ボーマン(Bowman)嚢　130
ポンペ(Pompe)病　44
補助・代替コミュニケーション(AAC)
　　　　　　　185, 189, 219
補聴器導入　196
母子及び父子並びに寡婦福祉法　274
母子保健法　270
膀胱炎　142

ま

マッカードル(McArdle)病　42
麻疹　99, 101
慢性腎臓病(CKD)　140

み

ミトコンドリア脳筋症　75
ミトコンドリア病　41, 75
ミラー幼児発達スクリーニング検査，
　日本版(JMAP)　224, 225
未熟児くる病　52
未熟児骨減少症　52
未熟児貧血　52
未熟児無呼吸発作　59
未熟児網膜症(ROP)　52, 157

む

ムコ多糖症　43
ムンプス　101
無呼吸発作　59
無症候性蛋白尿・血尿　137

め

メチルマロン酸血症　41
メッケル憩室　110
メンケス(Menkes)病　45
免疫グロブリン　122
免疫不全症，先天性　123

も

モロー(Moro)反射　11
もやもや病　68

盲聾児　202
網膜症, 未熟児　52, 157
網膜芽細胞腫　151
問診　26

や

夜驚症　156
夜尿症　133, 154

ゆ

ユーイング(Ewing)肉腫　151
揺さぶられっこ症候群　24
有機酸代謝異常　41
遊戯聴力検査　13

よ

予防接種　22, 97
予防接種スケジュール　23
溶血性尿毒症症候群　138
溶血性貧血　145
溶連菌感染後急性糸球体腎炎　136

ら

ライ(Reye)症候群　71
ライソゾーム病　43, 69
ランドー-クレフナー(Landau-Kleffner)症候群　68, 238

り

リウマチ熱(RF)　128
流行性耳下腺炎　99, 101
療育　168
良性家族性血尿　139
隣接遺伝子症候群　33

る

ルービンスタイン-テイビ(Rubinstein-Taybi)症候群　38
ループス腎炎　138

れ

レックリングハウゼン(Recklinghausen)病　62
レッシュ-ナイハン(Lesch-Nyhan)症候群　45
レット(Rett)症候群　69
レノックス-ガストー(Lennox-Gastaut)症候群　67

わ

ワーキングメモリー(WM)　223
ワールデンブルグ(Waardenburg)症候群　39
ワクチン　22
ワクチンで防ぐことができる病気(VPD)　22, 97
ワクチンガイドライン　99
ワクチンギャップ　97